权威·前沿·原创

皮书系列为
"十二五""十三五"国家重点图书出版规划项目

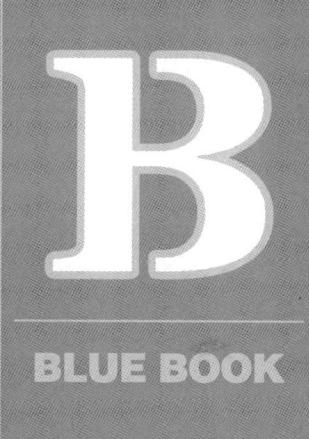

智库成果出版与传播平台

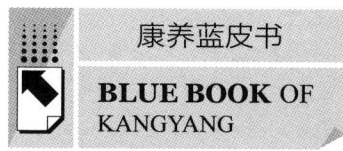

康养蓝皮书

BLUE BOOK OF KANGYANG

中国康养产业发展报告（2019）

ANNUAL REPORT ON KANGYANG INDUSTRY OF CHINA (2019)

主　编／何　莽
副主编／彭　菲　杜　洁　沈　山　崔永伟

社会科学文献出版社
SOCIAL SCIENCES ACADEMIC PRESS (CHINA)

图书在版编目(CIP)数据

中国康养产业发展报告.2019/何莽主编.--北京：社会科学文献出版社，2020.10
（康养蓝皮书）
ISBN 978-7-5201-7425-1

Ⅰ.①中… Ⅱ.①何… Ⅲ.①医疗保健事业-产业发展-研究报告-中国-2019 Ⅳ.①R199.2

中国版本图书馆CIP数据核字（2020）第189052号

康养蓝皮书
中国康养产业发展报告（2019）

主　　编／何　莽
副 主 编／彭　菲　杜　洁　沈　山　崔永伟

出 版 人／谢寿光
组稿编辑／任文武
责任编辑／连凌云

出　　版／社会科学文献出版社·城市和绿色发展分社（010）59367143
　　　　　地址：北京市北三环中路甲29号院华龙大厦　邮编：100029
　　　　　网址：www.ssap.com.cn
发　　行／市场营销中心（010）59367081　59367083
印　　装／三河市东方印刷有限公司
规　　格／开本：787mm×1092mm　1/16
　　　　　印张：25.5　字数：382千字
版　　次／2020年10月第1版　2020年10月第1次印刷
书　　号／ISBN 978-7-5201-7425-1
定　　价／128.00元

本书如有印装质量问题，请与读者服务中心（010-59367028）联系

▲ 版权所有 翻印必究

康养蓝皮书编委会

主　编　何　莽
副主编　彭　菲　杜　洁　沈　山　崔永伟
编　委（以姓氏笔画为序）
　　　　　王成慧　王学峰　牛玉欣　方远平　朱高儒
　　　　　李　星　杨政伟　杨德进　张凯旋　林芳花
　　　　　胡安安　甄　艳

主要编撰者简介

何 莽 中山大学旅游学院副院长，副教授，博士生导师，兼任广东省重大行政决策论证专家、中国老年学与老年医学学会康养委员会副主委。主要研究方向为康养旅游与大数据、流动性与健康、旅游扶贫与乡村振兴、休闲与运动管理等。作为"康养"概念界定者与"康养蓝皮书"编委会发起人，自2016年起担任主编，连续出版了2017年、2018年《康养蓝皮书：中国康养产业发展报告》，在康养业界和学界产生了较大的社会影响。《康养蓝皮书：中国康养产业发展报告》首次发布即引起社会高度关注，在当代中国经济与社会发展高端智库平台皮书数据库和中国皮书网的搜索排名中，"康养蓝皮书"的搜索点击率和下载量一直位居前十。"康养蓝皮书"所界定的康养概念及倡导的康养理念被社会广泛接受，在康养产业发展、康养旅游规划等领域具有重要的社会影响。

彭 菲 浙江大学哲学博士，加拿大阿尔伯塔大学交流研究生，现为中山大学旅游学院博士后，浙江省休闲学会会员。主要研究方向为康养旅游、积极老龄化、邻避效应。在国内外重要期刊、学术会议发表论文近20篇；主持、参与国家级和省部级课题6项，主持市、校级课题5项，其中2项被评为优秀课题；参与区域休闲、康养发展规划和咨询项目10余项。

杜 洁 现任全国中老年网总编，全国老龄办信息中心事业发展部副主任，中国广播艺术团顾问。主要负责中国老龄协会（全国老龄办）老年人才信息主办项目——"百家智慧健康养老共建单位"和"百家智慧健康养老共建社区"的推行和落实；统筹并落实"孝文化主题系列活动——《孝老情·跟党走》全国巡演"，目前已经成功举办40多场，社会效益显著；同时担任副主编出版了国家"十三五"重点图书出版规划项目《康养蓝皮书：中国康养产业发展报告》。

沈　山　博士，教授，城乡规划学和人文地理学硕士生导师，国家注册城乡规划师，江苏师范大学人文社会科学研究院副院长。住房和城乡建设部城乡建设标准化委员会专家委员，国土空间规划专业委员会专家委员，国家全域旅游示范区评估专家，云南省规划委员会专家委员，江苏省区域发展研究会常务理事。主要研究方向为地域文化与旅游规划、康养政策与市场战略、人文交流与风险判识。

崔永伟　农业农村部规划设计研究院、农业工程信息研究所副总工程师，高级经济师。主要研究方向为乡村振兴政策与规划、农业农村发展战略与信息化、康养农业发展。参加多项国际和国家级课题，主持完成亚行"中国政府农业投入政策研究"和农业农村部"农村社会事业监测评价指标体系研究""农业农村信息化研讨及推广服务""农业农村信息化宣传推广与主要发达国家农业信息化进展跟踪"等项目，主持近200个规划和可研咨询项目，负责50多个项目评审评估工作。已经发表中英文论文30余篇，出版著作5部。

摘 要

2019年，随着新一轮康养政策的出台和资本的持续注入，我国区域康养产业格局发生较大变动，越来越多的城市及其下辖区县加入康养产业规划与建设中，并在医养康养、旅居康养、智慧医疗、生态康养等领域持续发力，有力地推动了康养产业的融合发展。为了更好地把握我国区域康养产业发展现状，为康养产业规划和项目落地提供经验参考，康养产业项目调研团队在康养产业可持续发展能力评价体系基础上，评选出全国康养20强市和60强县。同时，以康养"资本与市场"为切入点，对区域康养产业发展趋势和典型案例进行深入分析，内容涉及康养旅游目的地、康养农业、森林康养、康养小镇、医养结合、康养设施设备等康养领域前沿话题，并选取具有康养产业发展潜力的特色区域，进行康养产业可持续发展能力的标准化分析和行业发展分析。最后在此基础上形成《中国康养产业发展报告（2019）》，全书共分为四个部分。

第一部分为总报告，以区域康养产业可持续发展能力评价和康养市场分析为核心。项目组通过对中国（不含港澳台地区）293个地级及以上城市和2800多个县（含县级市、市辖区）进行资料收集与实地走访，对区域康养政策库、大中型康养项目库、康养企业数据库进行长达一年的数据跟踪，修订并完善康养产业可持续发展能力评价体系，围绕康养资源、环境、设施以及康养发展水平构建4个一级指标、14个二级指标和49个三级指标，采用层次分析法和专家打分法评选出具有代表性的全国康养20强市和60强县。研究认为，尽管近年来我国康养市场发展迅速，但依然面临有效供给不足、经济基础薄弱、产业结构不完善、专业人才匮乏等问题，需以市场需求为导向，加快人才培育和市场规范化建设，强化技术支持和康养文化内涵式发

展,实现区域优势互补与合作共赢,将民众康养需求和老龄化危机转化为经济增长的动力。

第二部分为分报告,从学界视角出发,通过康养客源群体的基本特征和需求分析,从整体化、特色化、差异化视角探讨康养产业开发模式与路径,同时结合对旅居康养和医养结合两种康养产业发展模式的深入解读,对康养旅游目的地、农业与森林康养基地、康养小镇等康养产业发展的实地依托进行探索,提出构建康养旅游目的地体系的市场支撑和发展策略,从提升生态环境、完善康养设施、健全医养康养体制、加快人才培养等方面解决现有康养需求与市场发展不匹配等问题,以此推动康养产业创新和良性发展。

第三部分为专题篇,通过产业发展现状分析挖掘康养产业发展模式及资本介入的切入点。从产业与资本来看,康养产业发展具有盈利性空间,未来资本介入应以轻资产、重服务的企业类型为主;在资源与产业发展中,以洪雅玉屏山森林康养为实践立足点,从政策、资金、技术、人才、产品及市场五个方面探讨森林康养产业的可持续发展;在技术与创新方面,现有医疗机构和养老机构设施配备存在较大的供给缺口,康养设备设施不足成为制约康养产业发展的重要因素,可从康养软环境建设、设备智能化与人性化发展等方面破解康养产业供需失衡难题。

第四部分为案例篇,主要采用案例研究方法,对我国西北地区康养产业发展门户——宁夏回族自治区进行康养产业可持续发展能力评价以及区域标准化梳理和分析,同时对我国西北康养产业的新兴代表——新疆维吾尔自治区温泉县,西南康养产业发展典范——四川省广元市朝天区、重庆市石柱土家族自治县进行产业发展现状和对策分析。研究认为,案例地康养产业发展以良好的生态环境和资源基础为依托,通过乡村旅游经济带的打造向康养产业融合发展转型升级,未来康养产业发展将以生态环境为导向,以完善医疗和养老设施建设为支撑,突破人才资源和营商环境两大瓶颈,结合地方康养文化,形成具有地方特色的康养产业发展模式。

《中国康养产业发展报告(2019)》围绕"资本与市场"这一核心问题,通过对国内康养政策、资源与环境、业态与项目、需求与市场等方面进行分析，探讨区域如何充分利用当地资源优势，通过项目和产业园建设提速康养产业发展，促进大康养产业融合发展，以期为推动并完善中国康养产业体系建设、优化康养项目的区域布局提供借鉴参考。

关键词： 康养产业　康养需求　康养市场　产业投资　区域发展

脚下有泥土，未来有希望

——为《康养蓝皮书：中国康养产业发展报告（2019）》作序

在西部博士服务团活动开展二十周年之际，我荣幸地收到为《中国康养产业发展报告（2019）》作序的邀请。编委会主要由中组部和团中央选派的西部博士团发起和组成，从2017年他们开始自发地关注研究我国康养事业的发展，每年将调查研究成果汇集成报告，这种主动关注国家事业发展，勇于担当作为的精神可赞可嘉。他们脚踏实地在健康、养生和养老领域做基层调研，写出的研究报告不仅站位高，接地气，且科学性强，社会意义大。这份报告准确把握了我国康养产业格局的变化，对顶层设计和地方实践皆有深入研究，既能在理论高度持续创新，又能切中产业发展的要害，关注到资本与市场的核心问题，为推动康养产业的融合发展提供新思路，其价值主要体现在三个方面。

首先，能为健康中国战略凝聚智慧和力量。该报告很有预见性，以"康养"概念统摄"健康、养生、养老"，将其作为三个连续变量的维度来看待，认为健康维度包含了"健康—亚健康—临床"，养生维度由"养身—养心—养神"等构成，养老维度则关注从孕期至老年的全生命周期养护；通过三个维度与相应业态的对应，明晰了康养概念的内涵和边界，为相应政策制定提供了依据。这次新冠肺炎疫情发生后，人们越来越意识到健康的重要性，康养作为新的生活方式被越来越多的人认可和接受，可以说康养产业发展正当其时。

其次，具有引领时代风气的意义和价值。在这批年轻学者身上，能看到我党的优良传统，"脚下有泥，心中有底"，他们从象牙塔走向乡土，立足实际，"将论文写在祖国大地上"。他们发挥跨学科、跨部门的团队合作精

神,对200多个地级市和上千个区县进行深度调研,可以说他们是用脚步丈量中国康养产业,用心用情为健康中国战略服务。同时,这些博士们又充分利用了现代科技手段,基于全国中老年网的信息资源和大数据技术,构建了康养政策库、康养项目库、康养企业数据库并进行长达一年的数据跟踪,运用高校的科研优势,将基层工作实践经历和深厚的理论研究功底结合起来,构建了康养产业可持续发展能力评价体系,分析了各个地区和各类康养企业的发展水平,为康养产业发展提供学理解读,为政府发展康养经济提供决策参考。他们坚持知行合一,坚持理论与实践合一,不遗余力地推动中国康养产业发展,推动政产学研融合发展,展现出敢于引领时代风气的朝气和魄力,值得肯定。

再次,明晰了绿色高质量发展的重点和方向。这几年,我多次到贵州安顺、毕节,河南林州等地调研,看到了"绿水青山就是金山银山"的生动实践,了解到这些地方如何打赢脱贫攻坚战、实现乡村振兴。我发现自然资源丰富的地方,如果缺乏产业的支撑就很难激活发展的一池春水。该报告从"资本与市场"这一核心问题,探讨区域如何充分利用当地生态资源优势提速康养产业发展、促进大康养产业融合。对生态资源丰富的欠发达的地区来说,产业振兴是乡村振兴的基础,要因地制宜找到适合的产业,实现地区绿色高质量发展,康养产业即是一条可选择的出路。

办好中国的事情,关键在党,关键在人,这份报告即是一群敢为人先的有志青年所汇集的实践与智慧。希望这个报告,能切切实实给一些地方以启发,贡献出更多"绿水青山就是金山银山"的生动样本。

中共中央组织部原部长 张宝顺

2020年10月12日

前　言

一

突如其来的新冠肺炎疫情给我国诸多行业发展带来巨大冲击，同时也引发了人们对公共卫生、医疗和自身健康问题的关注，康养作为一种生活方式获得广泛认同，康养项目受到资本市场的热捧。这不由让我们想起 5 年前筹划编写《康养蓝皮书》时，康养概念尚未明晰，健康、养生、养老等相关概念内涵和边界模糊，相互独立的医疗卫生、健康管理和养老服务体系难以满足人们多层次、多样化的健康养老需求；那时政策上还没有"医养康养相结合"的提法，概念界定不清晰导致事业与产业边界不清晰，在如何建设、谁来服务、服务什么、如何协同等问题上，难以形成合力共促康养体系建设和康养产业发展。从市场发展来看，尽管目前呈现出市场细分化、服务内容专业化、体验产品多样化等发展趋势，很多企业仍以"康养"之名，行传统产业贴牌包装之实，如部分房地产业第一时间切入养老产业，但现有"地产＋养老"发展仍未突破"依靠养老产业叠加效应来卖房"的传统思维模式。此外，相较于"红红火火"的产业进程，我国面临供给侧和需求端错位发展的难题，进一步加剧需求端"未富先老"、供给侧"未备先老"的窘境。故而，防止康养市场过热或未热先乱的现象出现，实现康养产业可持续、健康发展，是我们共同面临的紧要课题。

近些年来，面对亚健康人群比重增加和全球人口老龄化等问题，我国相继出台"大健康"战略和"加快建设医养康养相结合的养老服务体系"等政策，构建了从健康到医学领域的顶层设计，同时进一步整合健康与养老服务平台和体系建设，将"文旅康养"作为产业转型升级和消费促进的着力

点与发力点。目前我国已初步形成京津冀、长三角、珠三角及川渝区等四大康养片区，诸多城市及乡村纷纷开展医养康养、智慧医疗、生态康养、旅居康养等产业布局，为解决当前社会健康、养老服务不平衡、不充分等发展问题，满足人民日益增长的康养需要提供重要的产业基础。随着新一轮康养政策的出台和资本的持续注入，万亿级康养需求驱动的蓝海市场画卷即将展开。

最让《康养蓝皮书》采编团队自豪的是，我们有幸见证并推动这一产业的发展。

二

自 2015 年开始筹划《康养蓝皮书》以来，经过近五年的不懈努力，我们已经连续三年发布《中国康养产业发展报告》的年度报告，对康养概念的界定和内涵的阐释成为行业共识，建构区域康养产业可持续发展能力指标体系，并在此基础上首创全国康养地级市榜单、全国康养强县榜单等，这些工作让 2017 年和 2018 年版《康养蓝皮书》获得社会各界的广泛好评和关注，同时也得到政界、业界和学界的一致肯定。

然而，船到中流浪更急，我们在编写 2019 版《康养蓝皮书》时，总有江郎才尽之感，面临着选题难创新、内容易重复等问题，尤其是《康养蓝皮书》编委会主要成员来自中组部西部博士服务团，其实是一个跨部门、跨专业、跨区域的兼职团队，坚持下来面临着诸多挑战。正如外交部原部长李肇星在《中国康养产业发展报告（2018）》序中写道："我赞赏康养蓝皮书不回避挑战，而用数据说明'老龄化既是挑战，更是机遇'。"我们充分发挥了博士服务团既能够联系基层，又有理论高度，还能形成多部门、多学科资源互补的优势，建立起了《康养蓝皮书》的调研基础和采编机制。

一是利用信息技术加强康养数据库建设。我们已经形成并在不断完善和更新区域康养产业可持续发展数据库、各市县区康养政策库、在建大中型康养项目库、240 万家康养企业库等，为后续康养产业发展年度报告撰写提供了强有力的支撑。

二是依托中山大学康养旅游与大数据研究团队打造出了跨学科、跨部门的合作平台，形成了包括教授、专职研究人员、研究生和本科生在内的近50人的人才梯队，能够实地走访全国各类康养产业发展示范区和康养产业基地，对康养政策数据库、大中型康养项目库、康养企业库等进行持续更新，发表系列康养相关学术成果，既实现了校地合作、社会服务，还实现了康养人才培养。

三是形成了会议研讨与报告编写相互结合、互相促进的机制。为提升《康养蓝皮书》的学术水平，拓宽稿件来源和提高质量，我们先后主办了2017年中国康养产业发展论坛、2018年健康与流动性学术研讨会、第二届健康与流动性学术研讨会暨2019年中国康养产业发展论坛，其中优秀会议论文及论坛主要成果皆入选同年《中国康养产业发展报告》中。已经初步形成《康养蓝皮书》与论坛互动的学术机制，有力推动了康养领域理论研究与实践，进一步把脉我国的康养产业发展态势，促进康养事业向更宽领域和更高层次推进和发展。

三

2019版《康养蓝皮书》聚焦于"资本与市场"，主要在2017版和2018版《康养蓝皮书》所构建的康养概念及康养产业可持续发展体系基础上，进一步探讨如何将全国各地的自然环境、养生文化、医疗设施等资源转化为康养产业发展优势，充分发挥亿万级康养"市场与资本"的发展潜力，在践行"绿水青山就是金山银山"理念的同时，促进我国健康、养老服务体系建设和康养产业可持续发展。经过反复论证，数易其稿，《中国康养产业发展报告（2019）》终于在2020年7月正式定稿，全书包含四大部分：总报告、分报告、专题篇和案例篇。

第一部分为总报告，重点探讨区域康养产业可持续发展能力评价和康养产业市场发展前景。项目组通过对中国（不含港澳台地区）293个地级及以

上城市和 2800 多个县（含县级市、市辖区）进行资料收集与实地走访，进一步丰富并完善康养产业可持续发展能力评价体系，围绕康养资源、环境、设施以及康养发展水平构建 4 个一级指标、14 个二级指标和 49 个三级指标，采用层次分析法和专家打分法评选出具有代表性的全国康养 20 强市和 60 强县。同时从供给、需求和渠道三个方面深入探讨，对康养产业发展进行需求与市场分析，并探讨目前康养市场所面临的问题及已取得的成就，对于指导康养产业下一步的科学发展具有重要意义。

第二部分为分报告，从学界视角出发，对区域康养产业发展的环境、资源、设施等要素进行深入探讨，主要围绕"养老目的地发展"、"旅居养老"、"森林康养"、"医养结合"与"康养小镇"等康养产业发展模式进行系统分析，并通过康养客源群体基本特征和需求分析，从整体化、特色化、差异化视角探讨康养产业开发模式与路径。研究进一步指出，需从提升生态环境、完善康养设施、健全医养康养体制、加快人才培养等方面解决现有康养需求与市场发展不匹配等问题，以此推动康养产业创新和良性发展。

第三部分为专题篇，以市场与资本为主题，通过分析产业发展现状，挖掘养老产业发展模式及资本介入切入点，分析康养行业的盈利性空间。在资源与产业中，以四川洪雅林场玉屏山为实践立足点，从政策、资金、技术、人才、产品及市场五个方面分析全国森林康养产业发展；在技术与创新方面，随着康养需求的日益高涨，康养供给的增速难以满足需求，存在明显的供需缺口，而设备设施不足是制约康养产业效果的关键因素，康养服务供给的个性化和智能化将成为"医养结合"的重要发展方向。

第四部分为案例篇，旨在通过案例分析为区域康养产业发展提供借鉴参考。根据区域康养产业可持续发展能力指标体系评估结果和康养产业项目团队的调研结果，选取具有康养产业发展特色和市场影响力的区域作为案例地，包括西北康养产业发展新名片——宁夏回族自治区，西北康养产业的新兴代表——新疆维吾尔自治区温泉县，西南康养产业快速崛起的发展代表——四川省广元市朝天区，以及少数民族文化与康养产业发展结合的典范——重庆市石柱县。研究认为，康养产业发展需要以良好的生态环境和资源基础为依托，通过乡村旅游经济带的打造向康养产业融合发展转型升级，未来康养产业发展将以生态环境为导向，以完善医疗和养老设施建设为支撑，突破人才资源和营商环境两大瓶颈，结合地方康养文化，形成具有地方特色的康养产业发展模式。

本书在编写过程中，贯彻多元价值理念，在推动中国康养产业体系建设和发展的初心下，有许多来自学界、业界的专家学者承担了康养产业可持续发展能力评价体系的统筹和分报告撰写工作，他们结合对区域康养产业发展趋势和典型案例的深入分析，从康养旅游目的地、康养农业、森林康养、康养小镇、医养结合、康养设施设备等前沿领域出发，或直接投稿，或帮忙改稿，或审稿提议。应该说，《中国康养产业发展报告（2019）》能够顺利出版，是大家共同努力的结果。期盼能为各地因地制宜推动康养产业发展提供决策支撑，并为各类康养企业的全国选址与区域布局提供战略参考。但由于时间和精力有限，加上主编自身水平原因，未能做到尽善尽美，本书存在不足之处，恳请各位读者不吝赐教。

何 莽

2020年8月16日于中山大学

目 录

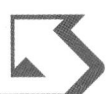

Ⅰ 总报告

B.1 2019年中国区域康养产业可持续发展能力评价报告
　　………………………………………………… 何 莽 彭 菲 / 001
B.2 2019年康养市场分析报告 …………… 康养产业调研项目组 / 051

Ⅱ 分报告

B.3 老年旅游目的地城市支撑体系构建研究 ………… 杨德进 等 / 070
B.4 旅游养老目的地发展模式研究 …………………… 胡安安 等 / 087
B.5 2019年中国康养农业基地发展报告 ……………… 崔永伟 等 / 110
B.6 森林康养产业发展：全球视野与浙江实践 ………… 吕佳颖 等 / 128
B.7 医养结合：康养服务业发展路径研究 ………… 杨国霞 沈 山 / 152
B.8 旅居养老发展模式与路径探讨 ………………… 王学峰 严进敏 / 162
B.9 康养小镇发展与实践：以广西巴马县甲篆镇为例 …… 谭华云 等 / 176

Ⅲ 专题篇

B.10 康养产业发展及资本投资机会 ………………… 杨政伟 黄凯伦 / 194

B.11 2019年森林康养产业发展实践探索 ………… 谢德智 王灿娜 / 228

B.12 从康养设备设施视角看产业发展难点 ……… 穆 婕 李珍妮 / 249

Ⅳ 案例篇

B.13 基于康养产业可持续发展能力评价体系的宁夏回族自治区
康养旅游标准化研究报告（2019）………………… 张仁汉 等 / 270

B.14 新疆温泉县康养产业发展报告（2019）………… 于宝升 等 / 287

B.15 蜀道亚高原：2019年广元朝天区曾家山生态康养
产业发展报告 ………………………………… 兰正辉 沈 山 / 303

B.16 风情土家 康养石柱：2019年重庆石柱康养
产业发展报告 ………………………………………… 马益鹏 等 / 314

后 记 …………………………………………………………… 何 莽 / 361

Abstract ……………………………………………………………… / 364
Contents …………………………………………………………… / 368

皮书数据库阅读 **使用指南**

总 报 告

General Reports

B.1
2019年中国区域康养产业可持续发展能力评价报告

何莽 彭菲*

摘 要： 在健康中国和人口老龄化背景下，我国现有医养康养体系建设涵盖养老服务保障、健康中国促进、医养康养消费三个核心方向，而市场与资本的渗入进一步驱动我国康养产业向产业融合、城乡融合、区域融合的方向发展。为了更好地对不同区域康养产业发展水平和可持续发展能力进行评估，项目团队在修订并完善康养产业可持续发展能力评价体系的基础上，围绕康养资源、环境、设施以及康养发展水平构建4个一级指标、14个二级指标和49个三级指标，并通过层次分析

---

* 何莽，管理学博士，中山大学旅游学院副院长、副教授，博士生导师，主要研究方向：康养旅游与大数据，流动性与健康，旅游扶贫与乡村振兴，休闲与运动管理；彭菲，哲学博士，中山大学旅游学院博士后，主要研究方向：康养旅游，积极老龄化，邻避效应。

法和专家打分法确定各项指标权重，最终评选出具有区域康养产业发展典范意义的康养20强市和康养60强县。研究认为，目前我国康养产业发展面临区域发展不平衡、市场与需求不匹配等问题，未来将更加注重以市场需求为导向，以智慧康养和情感照护为支撑，同时注重人才培养和市场规范，将老龄化危机转化为经济增长的动力，实现区域优势互补与合作共赢。

关键词： 康养产业　可持续发展能力　区域康养

一　康养产业与区域发展

联合国于2016年正式启动《2030年可持续发展议程》，指出人类健康可持续发展的目标是：确保健康的生活方式，促进各年龄段人群的福祉。随着现代社会生活方式改变、人口老龄化进程不断加快、生活压力与环境污染逐渐加重、医疗卫生条件逐步改善，人类的疾病谱系也发生了很大改变，预防和治疗手段不断改进，从早期人类社会的传染病防控，到现代社会的心脑血管疾病、糖尿病等慢性疾病防治，以及阿尔茨海默病等认知功能退化和情感障碍疾病患者照护。国家对积极健康生活理念的倡导和人民群众日益高涨的康养需求，催生了政府医疗卫生体系的不断完善和健康医药产业的快速发展。

自新中国成立后特别是改革开放以来，各级政府部门为保障民众基本健康和养老权益，相继出台一系列政策、法规，在医药卫生改革、养老服务保障等方面取得阶段性成效。党的十九大作出"实施健康中国战略"的重大决策部署，为康养产业发展和康养消费升级创造了更为良好的发展条件，越来越多的企业开始进军康养产业，不断探索康养产业开发建设的新模式，如靶向中医药研发、基因检测、智能穿戴等前沿领域，房企联合保险资本向养老方向扩张，打造"物联网＋大数据"高效健康管理平台等，在我国已初步形成千亿元级康养需求驱动的蓝海市场。特别是在后疫情时代，民众健康与养老服务需求将加速释放，进而为区域康养产业发展提供更广阔的发展空间。

（一）从完善养老服务到"医养康养"体系建设

党的十九届四中全会上提出"加快建设医养康养相结合的养老服务体系"，标志着"康养"正式被纳入国家顶层设计。总体上来看，我国现有医养康养体系建设涵盖"养老服务保障""健康中国促进""医养康养消费"三个核心任务，在探索具有中国特色的健康养老体系建设中经历了三个转型：一是从服务保障体系建设到引领消费服务升级；二是从医疗治疗转向突出"治未病"理念；三是从多个政府部门牵头推进到各部门间协同合作。

1. 养老服务体系建设

自2011年起，我国开始以向老年人提供制度性保障为目标，持续推进社会养老服务体系建设；至2019年，基本形成以"居家为基础、社区为依托、机构为补充、医养相结合的养老服务体系"。从我国养老服务体系发展与完善过程来看，主要围绕以下四个方面进行：一是在运营主体上放宽市场准入，鼓励、支持民间资本参与养老服务建设；二是以养老机构作为社会养老服务的重要载体，规范养老服务市场，提高养老服务质量；三是探索医疗卫生与养老服务的有效衔接，突出具有中国特色的中医药资源开发与利用；四是逐渐完善养老服务保障体系，包括金融支持、土地供应保障、保险保障（养老保险、基本医疗保险、商业保险等），以及包括大数据应用和"互联网+"的信息技术支持。其中，在群体保障上，我国以"应保尽保"为基本原则，统筹城乡基本养老、医疗保险制度，为有效满足老年人多样化、多层次的养老服务需求提供基本的物质保障。

2. 健康中国行动

2016年，中共中央、国务院印发并实施《"健康中国2030"规划纲要》，为我国卫生健康事业长远发展进行战略部署；2019年出台《关于实施

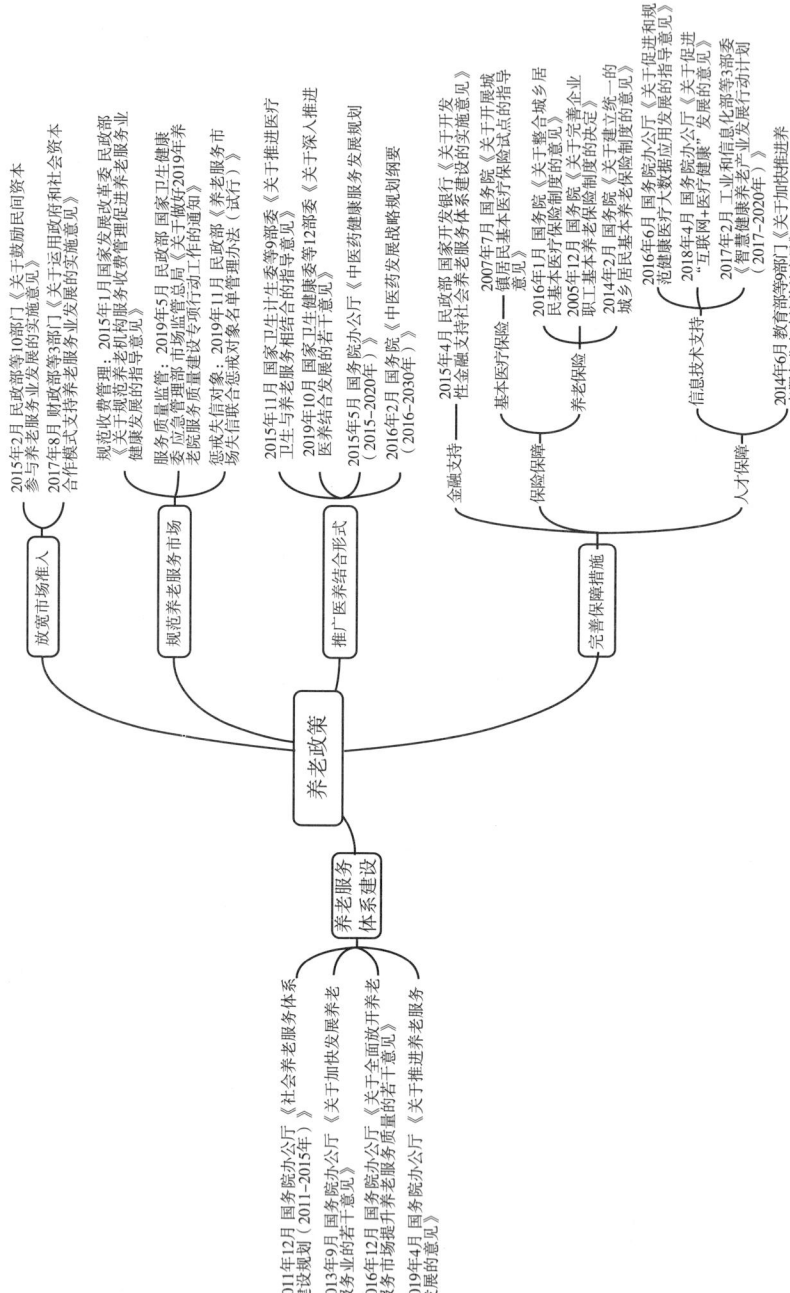

图 1 中国主要养老政策发展脉络

资料来源：项目团队整理。

健康中国行动的意见》，并成立健康中国行动推进委员会；同年第十三届全国人民代表大会常务委员会第十五次会议通过《中华人民共和国基本医疗卫生与健康促进法》，该法以"保基本、强基层、促健康"的理念保障我国民众最基本的健康权利，是我国首部以"制度"形式作为民众健康保障的基础性、综合性法律。健康中国战略的持续推进，意味着我国将建立以健康为目的、覆盖"预防—治疗—康复"全生命周期的健康服务体系。一方面，它将临床之前的预防和临床之后的康复都纳入健康体系中，健康促进由"治已病"向"治未病"方向转变；另一方面，从部分群体的"适当医疗"与卫生体系保障向全民"健康优化"的健康福利方向转变，让广大人民群众享有公平可及、系统连续的健康服务，将康养对象扩大到对个体全生命周期、健康全过程的养护；与此同时，我国将从依靠卫生健康体系保障向倡导社会全民健康参与转变，注重民众健康素养水平、自我健康管理和积极休闲能力的提升，继而实现以社区为单位的健康共治与成果共享。

3. 引领康养消费

在养老服务体系建设和健康中国战略的影响下，我国相继出台《关于进一步扩大旅游文化体育健康养老教育培训等领域消费的意见》（国务院办公厅，2016）、《关于进一步扩大养老服务供给 促进养老服务消费的实施意见》（民政部，2019）、《关于促进森林康养产业发展的意见》（国家林业和草原局等，2019）等相关政策，进一步整合旅游、文化、健康、养老等要素，形成"文旅康养"的产业融合，在促进民众身心健康的同时，充分激发市场活力和社会创造力，引领民众实现消费升级。然而，由于目前"医""养""康"分属不同专业领域，相应的政策出台和公共资源配置也归于卫生健康委、民政部、文旅部等不同部门，因此未来康养产业的体系发展要将国家发展改革委、财政部、教育部等多个部门纳入体系建设之中，并在各部门间建立协同合作机制。如目前我国已成立健康中国行动推进委员会，以及由民政部等21部门组成的养老服务部际联席会议制度，有利于我国相关政策出台和统一部署，促使各部门形成合力共促我国康养事业发展。

（二）康养产业划分

在医养康养结合、文旅产业融合的大背景下，健康、养生、养老的产业内涵和逐渐形成的医养、康养等产业边界开始趋于模糊，而相对独立的医疗卫生、养老服务体系不仅难以满足老年人多层次、多样化的健康养老需求，亦使得相关部门在推进医养康养结合工作中遭遇诸多阻碍。因此亟须统摄健康、养生、养老体系建设，使其在如何建设、谁来服务、服务什么、如何协同等问题上明确发展方向，以利于传统健康、养老模式趋向产业化体系化发展，呈现出市场更加细分化、服务内容专业化、体验产品多样化等特征。

1. 基于概念体系的产业划分

从概念辨析上来看，"健康"概念更为宽泛，是人类通过运动、药膳乃至医药治疗等工具性手段达到的目的性结果；然而，常人尤其是中老年人很难始终保持健康状态，大多处于以健康为目的的预防和养护阶段，"养生"是通过中医药、保健用品等调理方式和康养旅居等生活重塑，以提升生命质量为目标，让人们在日常生活方式中达到强身健体、颐养身心的目的；"养老"主要是专门为老年人提供的以延续生命长度和丰富度为目的的设施保障和系列服务。总的来看，健康、养生、养老均以维护人类身心健康和福祉为宗旨，所不同的是，健康注重个体的身心状态，养生与养老分别注重生命活力与长度，只有将以上三者相结合才能更好地使个体达到预防保健和健康促进的目的，继而实现对个体生命长度、丰度和自由度的全方位养护。相对来讲，康养概念更具有包容性，主要是结合外部环境以改善人的身体和心智并使其不断趋于最佳状态的行为活动，是健康、养生、养老等概念的统称[1]。它综合了中国传统养生文化、地方养生特色和西方医疗健康理念，不仅糅合了儒、释、道诸子百家思想精华，还汇聚了我国历代劳动人民防病健身的众多方法。

围绕人们对健康、养生、养老的核心诉求，逐渐形成以医疗科技为核心的健康产业、以中医药文化为内核的养生产业、以地产与服务为龙头的养老产业。健康产业主要指以医疗卫生和生物技术、生命科学为基础，以维护、改善和促进人民群众健康为目的，为社会公众提供与健康直接或密切相关的产品（货物和服务）的生产活动集合。养生产业的核心是通过中医药、保健用品等调理方式和康养旅居等生活重塑，以延续生命活力为目的，让人们在日常生活方式中达到强身健体、颐养身心的目的。养老产业则是专门为老年人提供以延续生命长度和丰富度为目的、具有全方位针对性的养老服务。随着产业发展和结构性调整，健康、养老、养生产业发展已超越以往单一的产业链结构，在技术和管理融合基础上联系更为紧密，各行业之间相互交叉和渗透使原有行业边界逐渐模糊或消失，形成大量新兴交叉业态和产业融合集群。因此，亟须建立康养产业体系，实现健康、养生、养老产业在资金、技术、资源方面的进一步整合，使之由单一功能向复合模式转型，由标准化产品向定制化产品转变，由客群市场向细分市场过渡，以满足更广阔的市场消费需求，创造更大的产业价值。

通常认为，康养产业是通过资源开发、科技应用、资本进入、服务供给等方式，旨在提高国民健康水平和福祉，为个体全生命周期提供预防疾病、促进健康、养护身心的产品与服务，换言之，各相关产业部门组成业态的总和即康养产业。目前国内对康养产业的发展认知主要集中在康养资源的开发与利用上，如森林康养、温泉康养、阳光康养等。同时，康养产业发展更加注重环境保护、绿色生态等系统性、地域性发展，在带动消费增长、打造品牌效应、促进乡村振兴等方面产生一定的价值效应。

2. 基于生命周期与康养需求划分

据国家统计局数据，2019年全国居民人均医疗保健消费支出为1902元，占总消费支出的8.8%，比上年增长12.9%，其中医疗保健和教育文化娱乐的增长幅度并列位于各消费类别的首位，意味着旅游、文化、体育、健康、养老、教育培训六大幸福产业供给与消费增势良好。

康养是贯穿人的一生、涵盖不同年龄段人群需求的连续性、系统性的行为过程，同时更注重以预防、调理和康复为目的的消费升级。从个体发展阶段来看[①]，可细分为母婴健康关爱、青少年健康成长、青壮年舒压减负、中

---

① 2018年，联合国世界卫生组织（WHO）对全球人体素质和平均寿命进行测定，对年龄划分标准作出了新的规定。规定提出新的年龄分段：未成年人：0~17岁；青年人：18~65岁；中年人：66~79岁；老年人：80~99岁；长寿老人：100岁以上。

青年养生保健、中老年休闲养老、高龄看护照顾等六种模式,其中养老产业是布局重点,孕幼、医美行业成新起之秀,康养产品也向多元化、大众化、共享化发展(见图2)。

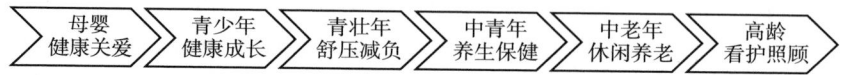

图2 全生命周期康养模式

母婴健康关爱模式(0~6岁):以月子中心为代表的服务机构,是近年来随着人们生活水平提高而兴起的中高端康养消费产品。它通过营养膳食、专业护理、心理调节、形体恢复等项目,提供产后恢复和宝宝专业照护,不仅利于宝宝健康成长和早期智力开发,还能够缓解产后焦虑和抑郁,促进健康健美体态恢复,减少产后不适。

青少年健康成长模式(7~18岁):青少年健康问题主要表现在心理健康问题以及由不良饮食习惯、缺乏体育锻炼、身体活动不足、久坐行为等引发的"小眼镜""小胖墩"等健康问题,它注重对青少年健康成长和健康教育的关注,可通过康养基地素拓康养、研学旅行等项目进行发展。

青壮年舒压减负模式(19~35岁):通常以独自、结伴、团队等形式外出旅行以逃离城市环境污染和日常工作压力,缓解办公室久坐、暴饮暴食、不规律作息等生活方式对身体的损害,多以运动康养形式进行身心放松,此类人群也是健美健身、极限运动、球类运动、水上运动、对抗运动等运动类消费的主力人群。

中青年养生保健模式(36~65岁):此类人群工作事业较为稳定,开始重视身体管理与自身保养,同时中年人康养模式常伴随着以子女成长、孝敬父母为核心的家庭休闲方式,通常选择温泉康养、森林康养等资源型康养进行康体保健。

中老年休闲养老模式(66~80岁):庞大的老年群体拥有最多的闲暇时间、一定的经济能力和较强的消费意愿,具有一定生活自理能力的老年人可以自主选择旅居养老、社区养老互助等养老形式颐养晚年。目前,养老服务和休闲模式已成为我国刚需，此类人群也是我国康养消费的主要目标群体。

高龄看护照顾模式（80岁以上）：高龄老年群体通常患有慢性疾病并有疾病突发和意外摔碰的可能，因此其康养目标主要以延续生命长度、维系生命质量为前提，康养模式以日常看护、养护和临终关怀为主，服务机构如养老机构、安宁疗护中心等。

3. 基于健康程度与康养市场划分

以上康养模式主要基于生命周期和不同阶段人群的康养需求进行划分，并不具有完全性和绝对性，随着康养市场需求的品质化、体验化、精神化呈现，基于自身健康程度且超越年龄阶段的康养消费市场也逐渐发展起来。

医疗美容模式：随着康养市场细分和产业不断扩展，以追求更高生活品质和审美享受为目的的美容、瘦身、养生、康体等晋升为新一代康养群体的消费目标，极大地推动了医美耗材与器械生产、医美机构和医美旅游的发展，形成较为完整的医美产业链，涌现了诸如韩国首尔（整形美容）、泰国清迈（SPA）、瑞士蒙特勒（羊胎素）等"美容+疗养"型国际旅游目的地。

亚健康与慢性病调理模式：此类人群通常采用传统中医药保健养生和养生旅游等形式，进行身体调理和健康管理。在国家政策支持下，中医药产品研发和产业链将会获得更大发展，越来越多的人群选择依托产业资源和适宜的养生气候进行疗养，与此同时，将健康体检和休闲旅游结合的体检旅行也将发挥更大的市场潜力。

医疗与康复模式：此模式是最为传统的康养产业形式，它通常以先进的医疗技术为核心，同时配套较为完善的康复设施和专业的医护人员，能够为患者提供专业化的医疗诊断、医护疗养和康复护理等医疗与服务产品。未来将会打破传统单一的产业链模式，形成集医院、康复中心、养老服务机构于一体的健康保障组团。

4. 基于传统行业发展的产业划分

此处对康养产业划分以《"健康中国2030"规划纲要》和各细分领域政策文件提出的重点任务为指导，以《国民经济行业分类》《健康服务业分类（试行）》《健康产业统计分类（2019）》为参照标准，依照我国对国民经济三大产业的划分和康养产品与服务在生产过程中所投入生产要素类型的不同,可将康养产业分为以生态农业和健康食品为核心的康养农业,以器械、设备、制药为主的康养制造业,以健康、养生、养老服务为内核的康养服务业。在此基础上,依据我国地方康养产业发展现状可进一步将现有康养产业内核分为四个方向(见图3)。

资源依托型康养产业:即依托良好的生态环境和气候条件,将阳光、森林、中医药、温泉等有益于人身心健康的康养资源与产业发展相结合,形成具有一定规模的产业集群,通常此类康养产业发展对资源依赖性较强,适用于远离城市污染的相对偏远地区,很多康养产品带有地方特色,如长白山人参、巴马黑猪肉等。我国典型的资源依托型康养产业发展包括森林康养、温泉康养、康养农业等。

技术支撑型康养产业:包括以基因测序、生物医药、医疗设备制造等为核心的医疗健康产业,以物联网、人工智能为主力的健康科技与数据应用产业,以及以新材料、新技术为动力的装备制造产业等,将进一步推动康养产业向高端技术普及、智慧生活应用方向发展,以提高人们的生活质量和福祉。此类代表性康养产业有生物医药、医疗器械与装备制造、智慧康养等。

资本进入型康养产业:养老服务产业是我国近年来发展较快的康养产业类型,除了国家基本养老保障,民间资本主要以养老地产布局、医养康养综合体打造、保险注入与养老社区升级等形式进入康养产业,就目前发展阶段来看,大型国企尤其是房企、险企具有较强的经济实力和风险承担能力,故而能够快速切入并引领国内康养产业发展。而康养产业与房地产等行业的创新融合,适应广大民众的康养消费需求,可大力推进养生旅游地产、养老康复地产、康养民宿和康养民居等产业板块发展,形成完备的康养房地产业的发展体系,其重点发展领域为健康养老保险、养老地产等。

服务导向型康养产业:以知识文化作为生产力,以服务为主要输出形式,为客群提供健康事务、健康管理等咨询服务,健康检测、医疗卫生等防治服务,养老看护、养老保险等照护服务,以及复合型康养服务人才教育与培养。具体产业内容包括医疗服务、养老服务、健康管理与咨询、美容美体等，以及康养旅游、休闲体育等产业发展。

在文旅融合大背景下，人们对高品质休闲、健康活力生活、绿色生态环境的核心诉求不仅催生了森林康养、养老服务等康养产业兴起，还有力促进了旅居康养、养老综合体等产业融合发展。传统医疗康养模式趋向产业化、体系化，养老服务模式、农村集体养老模式、月子中心模式等新型康养模式不断涌现，呈现出市场更加细分化、服务内容专业化、全家庭体验产品多样化等特征。而康养产业因其关联性强、覆盖领域广的特征，极易与文化事业、旅游产业、绿色农业融合创新，迸发出新的生机活力，呈现多种模式、多元开发的大康养产业市场，为我们探讨文旅融合视野下康养产业的发展提供了新思路。

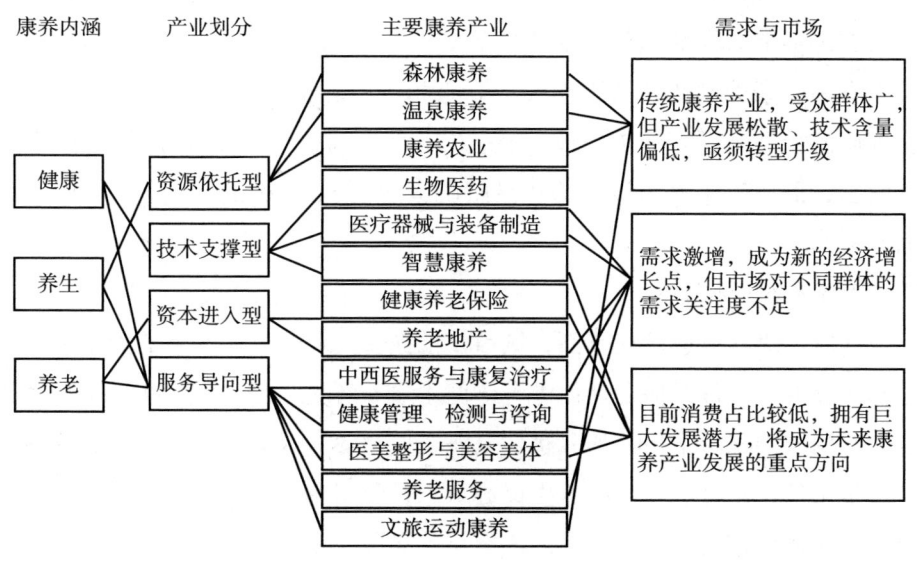

图3 康养产业及其划分

（三）区域康养产业可持续发展

中国康养产业的崛起，正逢其时，恰合民意，它既要求坚持走可持续发

展之路，又要对各产业间融合发展进行探索，具体主要包括三个方面：一是"康养+"产业之间的深度融合；二是城乡之间康养产业发展融合；三是超越行政边界的区域康养产业融合。

1. "康养+"产业深度融合

在资源配置方面，作为现代服务业和幸福产业的重要组成部分，康养产业正借助"文旅+""生态+"等产业力量走进人们生活，未来将会打通医疗、养生、养老、文化、旅游、体育等诸多业态，形成"康养+农业/旅游/运动/文化"等特色产业和康养产业融合互动局面，不仅赋予康养产业更多文化内涵和趣味，还为与康养相关的有机农业、中草药、养生运动等传统产业注入新的生机。如在未来"食、住、行、游、购、娱"六大旅游要素基础上，"养"可以作为新兴旅游要素，既是具有康养目的和目标导向的出行动机，亦是以颐养身心为目的的旅游过程，还是体现游客康养体验的旅游结果。在此基础上形成以旅游业本身所包含的行业为基础，关联康养农业、康养制造业及康养服务业等相关行业的泛旅游产业结构，进而实现旅游相关配套产业与农业、文化、运动等非配套性产业之间的深度融合发展，形成以康养为核心的新兴旅游吸引物，实现康养产业链和价值链的延伸。

2. 城乡融合发展

在城乡康养产业发展方面，城市往往拥有更加便利和完善的养老服务设施与医疗卫生条件，但是从促进身体健康康养环境角度来看，在生态环境和自然资源方面稍显不足，如北京、上海、广州等一线城市因其具有良好的医疗卫生条件，先进、开放的养生保健理念，吸引全国各地病人前来就医，可以说，这些城市具有更高的医疗健康与养老服务水平。相较而言，乡村在康养资源和环境方面有着得天独厚的优势，具有森林、温泉、农产品和中草药等自然资源，可用来打造优质的康养基地或康养小镇，但与城市相比，基础配套设施和医疗设施方面存在较大差距。另外，由于康养资源的不平衡性和区域特质，推动人们进行以健康、养生、养老为目的的流动，推动城乡居民消费双向流动，即城市居民康养度假消费流向乡村，农村居民医疗治疗消费流向城市。在预防为主、防治结合的康养理念下，只有加快城乡康养优势资源双向互补与共享，才能够从供给侧方面提升康养产业的品质，打造康养全景产业链，同时吸纳数量更多的就业人口进入农村，推动乡村康养产业升级发展。

3. 区域融合发展

在国家顶层设计的指导下，我国康养产业进入快速发展的阶段，各地政府争相打造康养产业发展平台，但若想实现康养产业的可持续性发展，还需要各地政府在合理统筹、长远规划的基础上，结合各自区域特征和经济发展优势，积极探索区域内部融合式的发展模式。如山东省根据省内康养产业发展布局，提出以济南、青岛、烟台为"三核引领"建设全省医养健康产业发展高地，同时结合各地产业特色和地域特点，打造健康食品（潍坊）、健康文化（济宁）、健康旅游（泰山）、医疗器械（威海）、养老养生（临沂）、生物医药（菏泽）等6个产业发展支撑点，以及蓝色海洋健康、运河养生健康、鲁中南山区健康三个产业集聚带，形成由点及面的全域康养产业发展态势。与此同时，在省内进行优势产业分工与互补，能够有效地将食品、医药、生物等上游研发产业链，与健康、养老、医疗等中游服务消费产业链和文化、艺术等下游产业链紧密结合起来，有力推动区域康养产业融合发展。

尽管目前我国康养产业发展取得了一定成绩，但在如何促进康养产业融合发展上尚存在一些不足。一方面，各地康养资源开发仍处于初级探索阶段，对康养产业的认知与利用主要停留在资源开发上，健康、养生、养老等产业链未能形成有效整合，康养产品设计上也未能充分考虑不同阶段康养消费者的核心诉求，出现同质化趋势。另一方面，由于各界人士对康养概念内涵和外延尚未达成共识，尚缺少成熟的理论体系指导和产业示范带动，由于不同区域经济发展水平和市场规模大小不同，在康养产业发展上也缺少全国统一、客观的量化评价标准，亟须通过康养产业可持续发展能力评价体系进行产业发展评估，共享康养产业可持续发展的成功经验，并为政府有关部门的决策者和规划者提供必要的资料和参考。

二 可持续发展与指标评价

为了更好地进行可持续发展问题研究，国际组织机构和学者设计出可持续发展评价指标体系，用于评价度量可持续发展的测度标准，主要包括经济增长、社会包容、环境保护三个方面。可持续发展评价指标体系能够准确描述区域可持续发展系统的状态和变化趋势，既体现了经济、社会、人口、资源和环境协调发展的主导思想，又是表征区域可持续发展系统指标中最敏感、便于度量和内涵丰富的主导性指标，是有效的政策导向的度量工具。

以健康为目的的可持续发展是与人类命运切身相关的可持续发展评价体系的重要组成部分。世界卫生组织经过调查研究指出，个体健康素养、生物基因遗传、社会文化与自然环境、医疗卫生水平是决定人类健康程度与寿命长短的关键变量。为了更好地对人类健康进行有效干预和促进，相关康养产业应运而生，如健康服务与管理、生物医药与基因测序、康养文旅与服务、医疗设施建设与医疗器械生产等。而由于自然环境、经济发展水平和社会政策等原因，部分产业在某一特定区域产生集聚现象，促成了区域康养产业的集聚与发展。为更好地衡量康养产业专业化发展结果并对康养产业可持续发展能力进行评估，亟须建立相应的康养产业可持续发展能力评价指标体系。

（一）评价方法

1. 评估对象与目标

本次调研以中国（不含港澳台地区）293个地级及以上城市（2019年）和2800多个县级行政单位①为区域尺度划分，康养产业项目组通过对国家统计局数据、《中国统计年鉴》和各省、市、县政府相关康养政策及统计公

---

① 县级行政单位包括县、市辖区、县级市、自治县、旗、自治旗、特区、林区，行政区划上由地级市、自治州、盟、直辖市管辖或由省直接管辖。

报等资料进行搜集与整理，并对我国康养产业发展重点区域进行实地考察与走访，建立康养产业可持续发展评价指标体系，对全国各地康养环境、康养资源、康养设施以及康养产业发展水平进行评估和比较，主要目标是对区域康养产业可持续发展能力和潜力进行有效评价，并为各地政府、企业发展康养产业提供指导性建议。

2. 评价原则

由于各区域经济发展水平和康养产业发展战略不同，难以进行直观比较，因此康养产业可持续发展评价指标体系的建立，有利于较为准确地描述区域康养产业发展的现状及变化趋势，同时为不同区域之间康养产业发展水平和潜力对比提供测度标准。总体来看，康养产业可持续发展评价指标体系选取能够综合反映影响区域康养产业可持续发展各要素（经济、社会、生态、环境等）及子要素状况特征的指标进行建构。

在评价过程中主要坚持以下三个原则：一是客观公正、标准统一，即所选取指标口径与国家统计局、生态环境部等部门制定的《健康产业统计分类（2019）》、《环境空气质量标准》（GB3095-2012）、《地表水环境质量标准》（GB3838-2002）等指标基本保持一致；二是以康养产业可持续发展为基本原则，除对49个三级指标进行数据跟踪外，对近五年内区域康养政策和项目落地情况进行跟踪调研，注重地方政府康养政策的连续性、康养项目可实施性以及生态环境保护性；三是坚持系统性原则，突出指标变量之间相互关联性及其交互作用，以各区域康养产业间交叉融合发展所引发的综合性社会影响效应作为重要考量。

3. 指标体系建立与评价方法

本报告采用跨学科研究视角，通过文献研究法、问卷调查法、层次分析法、专家打分法逐步建构康养产业可持续发展评价指标体系，邀请来自农业经济、旅游管理、城乡规划、老年学、地理学、人口学、社会学等不同领域专家进行权重打分。在指标体系建立过程中，康养产业项目组首先通过广泛的资料收集与整理、国内外专业文献查阅、相关指标体系评价与对比，选取资源、环境、设施、康养发展水平四大要素作为一级指标；其次参考国家统

计局等部门制定的相关指标和各地方政府常用统计数据，依照各影响因素之间的隶属关系和层次高低进行二、三层级指标细分，初步建立多层次、多要素的康养产业可持续发展评价系统；再次，向专家发放《指标检验及修正调查问卷》，问卷内容包括专家对各指标合理性的判断以及对各指标删减增改的建议，通过SPSS等软件对问卷数据进行整理和分析，修正并完善指标体系；最后，由专家对指标体系中各要素重要性程度进行两两比较和打分，通过对各层次指标项进行相应赋值，采用层次分析法确定各指标的权重矩阵表；同时为避免专家打分法的主观性，采取二次匿名评价方法，综合考量每个指标在整个指标体系中的相对重要性，通常指标权重越大，说明该指标在整个评价指标体系中的重要性就越突出。

（二）指标体系建立

项目组在参考大量文献资料和前人研究成果的基础上，结合康养产业的自身发展现状和特点，通过对各项指标进行打分和计算，发展并完善康养产业可持续发展能力评价指标体系，共涵盖康养资源、康养环境、康养设施、康养发展水平4个一级指标，其权重分别为20%、30%、20%、30%；同时建立与一级指标相对应的林草康养资源、水域康养资源、农业康养资源、其他康养资源，政策环境、文化环境、人居环境、气候环境，医疗设施情况、养老设施情况、休闲设施情况，以及区域健康水平、康养经济发展水平、康养品牌发展水平，共14个二级指标，以及与二级指标相对应的49个三级指标。

1. 康养资源

自然和文化资源是发展康养产业的重要前提，不论是发展森林康养、温泉康养还是阳光康养，都需要以一定的自然资源条件为依托，而若想实现对患病人群和亚健康群体的自然疗愈功效，不仅需要较高的自然资源禀赋，还需达到具有显著康养功效的国家测量标准，这也是康养资源与自然旅游资源的重要区别。

在康养资源指标体系建构中，以往学者多从旅游资源视角出发进行探讨。杨懿将养生旅游资源分为自然养生资源和人文养生资源[2]，其中自然养生资源主要包括气候、山岳、森林、温泉等类型[3]，周作明等学者将自然养生资源归为山、水、空气、动物、植物五类[4]，自然资源的养生优势主要体现在舒适的气候条件、清新的空气和负氧离子含量，而新鲜的空气、纯净的水源、美丽的风景、温泉等资源以及和平安全的环境是发展康养旅游的首要环境因素[5]。张宣、陶颖在 AHP 法研究基础上，选取森林覆盖率、洁净度、负氧离子浓度等作为康养旅游资源评价的三级指标[6]，宋娜等学者从资源要素价值角度出发，将健康养生、观赏游憩、科学价值、资源完整性等作为康养旅游资源的重要指标[7]。然而，目前国内研究多以自然、人文、保健等康养旅游资源为核心进行综合评估，并将空气、水质等视为康养环境的重要组成而未纳入康养资源指标体系中。

从产业发展角度来看，林草、水域、农业等资源是康养产业发展的先天优势和基础条件，适于森林、温泉等康养资源产业开发，但是仅这一项指标还不能体现出对当地资源的开发和利用程度，此外一些城市往往通过资本积聚大力发展生物医药等高端康养产业，以此弥补在资源上的劣势。

（1）林草康养资源

林草康养资源①指标主要关注三个维度：一是康养的功效价值。如森林覆盖率②、植物精气（芬多精）成分及浓度等，能够通过自然疗法使人放松身心。经过实验对照发现，森林疗法对人体血清素水平和维生素 D 含量等方面有显著改善，具有预防疾病和改善生活质量的功效[8]。二是生态保护价值③。康养产业开发要守住发展和生态两条底线，正确处理好生态环境保护和发展的关系，把发展与生态统筹起来，可通过保护区数量、森林覆盖率、物种多样性的增减，来评估区域生态环境保护与发展。三是特色资源开发。在中医药观念影响下，茯苓、厚朴、灵芝、铁皮石斛等具有康养作用的中草药可作为特殊的林草资源进行商业价值开发。

---

① 划分标准参见《土地利用现状分类》（GB/T21010 – 2017）。
② 参照国家森林康养基地建设条件及基础数据表。
③ 参照《区域生物多样性评价标准》（HJ 623—2011，2012 – 01 – 01 实施）。

（2）水域康养资源

水域康养资源的量表开发主要基于两方面考虑，一方面是水质和饮用水源情况。李时珍在《本草纲目》中指出，水为百药之首，饮用水质量对人体健康产生重要影响，我国《水污染防治法》将饮用水水源分为一级和二级保护区，饮用水水源应符合《地表水环境质量标准》（GB 3838 – 2002）Ⅱ类水质以上标准。而在我国，近80%的人在饮用经过人工处理的四级水，仅能够满足基本生理需要，达到基本的生活饮用水卫生标准，却无法满足健康保健和品质生活需求。另一方面，湿地、湖泊等水域资源对气候环境产生重要影响，同时也是居民、游客休闲放松的重要场所，如湿地旅游[9]，既延续了生态旅游的可持续发展内涵，科学监测的责任，又具有专业性、教育性的价值。

（3）农业康养资源

农业康养资源体现了农副产品绿色、健康、特色的价值属性。从绿色标准属性上来看，《土壤环境质量标准》（GB 15618 – 1995）对重金属等污染物含量进行标准设定以保障农田、蔬菜地等农业生产；《绿色食品产地环境质量》（NY/T391 – 2013）对有机指标、全氮指标、有效磷指标等生态农作物标准种植进行规定；《食品安全国家标准》（GB 2763 – 2019）对农药进行最大使用剂量的限定。从健康属性来看，除部分农产品本身具有食疗功效以外，富含硒、铁等元素的农产品对人体健康有所裨益，如巴马富硒大米、宁夏硒砂瓜等。此外，获"三品一标"等各类认证，是优质农产品的重要标志，而农产品种类、产量和特色，是区域农产品丰富度和特色的重要体现，部分特色优质农产品则会成为地理标志产品。

（4）其他康养资源

在康养资源中，一些学者会更加重视景观的康复性价值[10]，为了体现部分康复性资源的特殊性，项目组将温泉、沙漠等特色资源单独列为一项指标。现有研究中，一些学者对温泉旅游可持续发展指标体系进行界定，如林爱平认为温泉旅游发展评价指标包括资源条件、保护状况、经济效益、生态效益、社会效益、品牌建设、旅游市场、度假村市场等八个要素[11]。可见，不论是从整体上构建康养产业指标体系还是落实到温泉等具体的产业发展指标评价，都围绕社会、经济、生态等各子系统的发展状态及系统之间的相互协调态势进行构建[12]。而正是康养资源的区域特殊性，催生了以康养吸引物为核心的人的流动，也大大推动了康养旅游的发展。

2. 康养环境

康养环境主要从人的健康与自然、人文环境的耦合关系出发，探究影响个体健康的环境因素，自然环境的宜居性、居住环境的舒适性、社会环境的友好性是个体身心健康与环境协调发展的重要体现。早在2007年，世界卫生组织推出《全球老年人友好型城市指南》，为各城市进行养老环境自我评估提供参考标准，而基于全民健康视角的康养环境与城市人居环境、休闲环境、人文环境等密切相关。如干立超等学者认为可以从经济发展、生态环境、社会和谐及社会服务三个指标层构建城市人居环境评价指标体系[13]；吕宁指出在"休闲化—休闲环境"的分类评价模型中，公共休闲空间、休闲环境质量、休闲资源与设施是城市休闲环境的指标领域[14]；戴俊骋等学者对涵盖老年人生活软硬环境的中国老年人宜居城市评价指标体系进行探讨，将其分为包含生态环境、经济环境、社会环境的宜居环境公共指标，以及与老年人医疗、照护、经济、政策保障、社会参与等相关的专项指标[15]。

环境和健康关系是我国医学和健康地理学研究的核心议题，越来越多的学者强调人文环境尤其是城市建成环境和社会环境对健康水平的重要影响[16]，因此，在指标权重设定中，将其权重定为30%。康养环境与人居环境、休闲环境、老人宜居等系统评价指标相比，同样注重对自然生态环境与宜人性之间关系的考量，不同的是宜人性仅作为康养环境基本属性之一，从社会环境来讲，和谐友善的社会环境和丰厚的养生文化均有利于人的心理健康和良好生活习惯的养成，尤其是对老年人等弱势群体来说，敬老爱老的社会氛围和适老性服务设施有利于为老年人安享晚年创造良好的社会文化环境。因此，本层指标结合康养产业发展与社会人文环境和自然环境的紧密关系，选取政策环境、文化环境、人居环境、气候环境作为二级指标。

（1）政策环境

政策与康养产业发展之间关系表现为两方面，一是在健康中国战略指导下，通过国家政策自上而下地引导推动区域康养产业发展，二是区域康养产业发展取得一定成绩后，促使当地政府出台相应政策巩固并促进康养产业持续发展。政府对区域产业发展布局与规划具有重要引导作用，政策环境反映了当地政府对康养产业发展与区域健康水平建设的重视程度，可通过当地政府部门出台的政策数量、对康养产业发展的扶持力度与实施力度、政策贯彻性与持续性等方面来进行评估。

（2）文化环境

文化环境体现了区域民众健康素养水平和敬老、养老、助老的社会风尚，在健康中国行动中，着重突出将全民健康素养水平和健康生活方式作为衡量健康城市的重要指标。健康素养与当地康养文化结合，形成道教、中医等与养生相关的传统文化，以及运动参与度等现代健身理念。健康素养也成为衡量区域居民康养理念水平的重要标志。如在《"健康上海2030"规划纲要》中明确指出，努力加强民众健康教育、塑造健康行为、建设健康文化、提高身体素质，上海民众健康素养水平将达到40%，参加健康自我管理小组的人数将达到120万。此外，孝文化和居民友好度对社会风气产生重要影响，也是康养理念中重视人际关系和谐的重要体现；康养教育体系建设与人才培养体现了地方政府对未来康养专业人才的重视和人才储备理念；康养节事则从地方活力角度出发，体现出政府对康养的宣传力度、信息交流程度以及民众参与度。

（3）人居环境

人居环境反映了与人类生存活动密切相关的环境空间，主要关注人们居住、生活、休憩、交通等需要，体现了人们对创造高质量的城市休闲环境的共同愿望和要求。从人居环境的康养价值来讲，它坚持"以人为本"，以降低民众患病率、提高居民生活质量为目的，加强人性化、精细化管理服务，并从环境质量、居住条件、市政基础设施、交通出行、公共服务等方面提供基本保障。以空气环境为例，我国《环境空气质量标准》规定，居民区PM2.5的年平均浓度不得超过35微克/米^3，而在森林康养基地中，不仅空气质量优良且负氧离子含量高。以广州市石门国家公园为例，其一级空气质量天数占全年的80%，负氧离子浓度［《空气负（氧）离子浓度观测技术规范》（LY/T 2586-2016）］保持在6级及以上[17]。

（4）气候环境

气候环境对人体健康有着重要影响，老年人等弱势群体对气候环境的调节能力较弱，因此也有着更高的气候环境需求。气温、湿度等变化不仅给人体舒适度带来直接影响，还会间接影响人类行为、疾病传播、空气质量等，带来温度相关疾病、心肺相关疾病、生物性传播等媒介传播导致的疾病以及精神健康等问题[18]。如早期的医学地理学指出，气温、降水、湿度、海拔和森林覆盖率等局地自然地理环境对地方病和地方传染性疾病（如鼠疫等）具有重要影响[19]。与此同时，环境在实现健康和福祉旅游的本质上具有不可替代的作用[20]，正是气候环境的区域性特征使其成为游客旅游动机的拉动因素，旅游季节性也是游客出游决策和出游行为在时间维度上短暂不平衡的重要原因[21]。如黄和平等学者在构建旅游季节性测度指标体系中，将旅游气候与舒适度指标作为重要的二级指标[22]。项目组在综合以往研究基础上，从全年温度适宜人居的天数、全年湿度适宜人居的天数、全年可见阳光的天数、全年气压适宜人居的天数四个方面进行测量。

3. 康养设施

医疗服务、住宿和健康服务是健康环境的重要因素[20]。现有研究主要从两方面进行指标体系建构，一是从康养基地或康养小镇建设的适宜性视角出发进行评价，二是对养老地产和养老服务机构进行发展评估。旅游康养、特色小镇发展得如火如荼，学者们针对康养小镇和基地模式进行了相应的开发建设研究。何莽[23]从康养旅游需求要素出发，选取自然环境需求、设施需求、养生氛围需求、社交需求4个一级指标，19个观测指标，深入分析康养旅游特色小镇开发建设中应该注重的要素和资源，虽然没有直接构建指标评价体系，但是其选择的主要因素和观测指标具有一定的借鉴意义。潘洋刘等学者[24]在森林康养基地建设的适宜性评价中，将基地选址、配套设置、交通条件均作为重要的一级指标层，突出设施条件在康养基地发展中的重要

性。养老地产是近年来新兴的一种将房地产业与养老服务业相结合的地产新形态，对于实现"老有所养"具有重要作用，鉴于当前社会养老问题日益严峻，很多学者从不同养老模式出发构建适宜性评价指标体系，为康养设施的整体评价提供有益参考。如李素红等学者[25]针对目前养老地产项目多处于亏损状态的现实问题，从房地产市场成熟度、服务业发展程度、人口因子、居民消费能力、生活舒适度五个方面进行养老地产开发的适宜性评价。相较而言，养老机构评价指标研究多聚焦于老年人生活质量、服务质量评价、服务绩效评价等体系构建上，与本研究关注的产业发展视角不同，故在此不进行深入探讨。

如果说康养环境体现了人们对生活环境的宜人性改造，那么康养设施集中反映了人们对健康生活便利性及促进性的发展，它能够为人们提供基本的医疗卫生和养老生活保障。但是由于其属于提高人们满意度与幸福感的品质指标，因此所占指标权重为20%，选取健康服务体系建设、养老服务体系建设、体育健身体系建设三个维度进行康养设施维度测量，对应的指标分别为医疗设施情况、养老设施情况、休闲设施情况三个二级指标。

（1）医疗设施情况

医疗产业发展是康养设施中健康服务体系建设的重要组成部分，医疗设施和服务能够反映一个目的地的医疗保健和旅游文化，也是评估医疗旅游目的地的关键因素[20]，如印度、新加坡、马来西亚和泰国等国家凭借优良的医疗中心和疗养设施，打造医疗和健康旅游目的地形象，满足人们术后康复治疗、美容美体服务需求，促进当地康养旅游的发展。从健康服务体系建设来看，它包括综合医院、中医医院、专科医院、康复医院、护理院和临终关怀机构等6类基层医疗卫生服务设施，医院数量及等级、每千人床位数、每千人执业医师数、医疗科研水平四项指标能够反映出区域医疗设施的总体情况。

（2）养老设施情况

随着我国人口老龄化问题的日益严峻，养老逐渐从传统的家庭养老向居家、机构、社区结合养老的方式转变，它以需要不同程度专业养老照护服务的全龄老人为服务对象,具体养老设施包括社区老年人日间照料中心、老年养护院、养老院和医养结合服务设施、农村养老服务设施等4类项目。除提供养老、医疗、康复、临终关怀等服务保障之外,近年来还推出复合型、机构型、社区型、特色主题养老等中高端养老产品类型,形成全方位、有活力的全龄社区、旅居养老、医养结合型养老、嵌入式服务中心、老年公寓等新兴养老业态。在国务院颁布的《关于推进养老服务发展的意见》中,促进养老设施建设是其中的六大政策举措之一。截至2019年9月底,我国有各类养老机构3.26万个,社区养老服务机构和设施14.57万个,各类养老服务床位合计754.6万张。但是与发达国家相比仍存在较大差距,养老设施建设存在较大缺口。因此在指标体系建构中,参照《城镇老年人设施规划规范》(GB50437-2007),以基本的服务设施保障为主要衡量标准,通过养老服务机构的数量和等级、千人养老床位数、老年友好设施覆盖率等指标进行评价。

(3) 休闲设施情况

全民健身行动的实施不仅需要提高民众健康素养、为不同人群提供健康管理咨询和健身指导,还需要完善的公共休闲空间和公共体育设施作为基础保障。目前我国推出《国民体质测定标准》,预计到2022年城乡居民达标人数比例达90.86%,37%的民众养成经常参加体育锻炼的习惯。从政府角度来看,保障与健康相关的公共设施需求,是将健康理念融入城乡规划、建设、治理的重要路径,需要降低公共体育设施的收费门槛并提高休闲设施的可及性,努力打造"15分钟健身休闲圈",同时将健身与中西医结合起来,形成体医结合的疾病管理和健康服务模式。

当然要看到,目前我国康养设施建设还存在一些问题。其一,受经济发展、交通区位、人口规模等因素影响,区域康养设施发展不均衡,如一、二线城市集中了中国优质的医疗资源和养老设施,尤其是拥有全国顶尖医疗院校的城市,能够实现产学研的高度结合。而三、四线城市不论是医疗卫生水平还是养老、休闲设施上相对薄弱,因此出现在大城市"医"、乡村"养"的局面。其二,康复保健类机构设施存在覆盖盲区。如《2017年社会服务发展统计公报》相关数据显示，截至2017年，我国基本没有设立康复专科医院的城市有600多个，康复医学床位数占医疗机构总床位数比重仅为1.8%。其三，存在养老服务供给与需求的空间错位。如目前社区养老服务设施的建设指标缺乏灵活性考虑，统一执行较高床位配建标准、缺乏细分考虑，将可能带来较大的经济负担和资源浪费。在一味追求养老床位数量达标的同时，却忽略了老年人的实际养老需求。

4. 康养发展水平

在康养产业可持续发展能力评价指标体系中，区域健康水平、康养经济发展水平和康养品牌发展水平等指标，能够从社会、经济角度更好地反映区域康养产业发展结果，因此所占权重为30%。进行健康干预和规划需要有效识别区域人口健康水平及其影响要素。从宏观尺度来看，地区居民健康水平受社会、经济、环境和行为等要素影响，其中较高的经济发展水平、城镇化水平和居民收入水平更有利于人口健康[26]。总体上来看，我国人口健康水平在省域和省区内县域间、城乡和群体之间都存在较大差异[27]，而良好的城市或县域声誉对其自身发展康养产业具有强力支撑和推动作用。因此，在指标体系建构中拟采用区域健康水平、康养经济发展水平、康养品牌发展水平等3个二级指标衡量区域康养产业发展的情况与潜力。

（1）区域健康水平

健康和长寿与人们生活方式、所处环境、社会和遗传、医疗水平等因素密切相关，而区域平均寿命和健康人群所占比重是地方康养环境优劣的重要体现。如中国老年学和老年医学学会依据区域百岁老人人数、老年比率、平均寿命和地区环境水平、经济实力等多种因素，于2007~2019年在中国众多县市中评选出84个长寿之乡，以华南和华东地区居多，华中地区和西南地区也有较多分布。其中有29个长寿之乡集中分布在广西壮族自治区，分布地占广西壮族自治区县级行政区的26%。目前长寿之乡的评选，体现了人口老龄化社会下的长寿优势与价值，也是区域健康水平的重要体现。此外，疾控水平体现了日常公共卫生技术管理和预防、应急等突发事件应对能力。新中国成立之初，传染病和寄生虫病成为致死率最高的疾病，对人体健康和生命安全构成巨大威胁，经过多年努力，我国先后战胜了天花、脊髓灰质炎等重大传染病，建立了乙型肝炎、结核病等严重传染病的卫生防控和医疗救助体系，战胜非典型性肺炎疫情，控制禽流感等疾病传播，疾控水平的提高为促进民众健康、维护社会稳定创造了良好的健康环境。

（2）康养经济发展水平

如果说康养资源和康养环境是发展康养产业的客观条件，那么康养经济发展情况则体现了地方在政府引导和企业发展下的康养产业发展规模或水平，严格来讲与康养经济相关的增加值占GDP比重是康养产业发展水平的成果体现，可通过包括康养农业、康养制造业、康养服务业等大康养经济增加值占GDP比重，居民、游客康养消费占总支出比重，以及康养项目投资比重等指标进行测量，而在文旅康养基础上带来的复合型房地产开发及销售额，也可以作为康养旅游市场认可度的重要指标。其中，项目建设是拉动经济增长的"火车头"，康养项目尤其是康养产业重大项目库、康养产业综合体等，通常具有较高的技术含量和市场效益，对区域康养产业发展具有带动作用，也是康养产业发展潜力的重要体现。随着康养产业投资规模的扩大，文旅康养产业项目将撬动万亿元级蓝海市场，然而由于目前很多城市和县域康养产业发展刚刚起步，一方面只能看到地方康养产业资本注入，还需要对项目实施进行持续跟踪；另一方面，目前很多地方政府将康养产业产值纳入旅游、农业等经济产值中，而只有对康养产业发展水平进行单独评估，才能够有效体现其发展成效和带动作用。如浙江省预计2020年健康产业总规模突破1万亿元，重庆市石柱土家族自治县以"转型康养、绿色崛起"为定位，截至2019年底，实现大康养经济增加值78.1亿元，占GDP比重达49%。

（3）康养品牌发展水平

康养品牌即区域获得的与康养旅游以及康养资源、康养环境、康养设施相关的荣誉称号和知名康养企业品牌。目前已有荣誉称号中，与康养产业发展最相关的是依据国家旅游局发布的《国家康养旅游示范基地标准》（2016）评选出的江苏泰州中国医药城、河北以岭健康城、黑龙江五大连池、湖南灰汤温泉、贵州赤水5个中国康养旅游示范基地。同时还有国家旅

游局和国家中医药管理局联合发布《关于国家中医药健康旅游示范基地创建单位名单公示》(2018)，国家林业和草原局办公室等四部门联合部署开展国家森林康养基地建设工作，评选出第一批国家森林康养基地（2020）。此外，联合国人居奖、全国卫生城市（县城）、文明城市、园林城市等奖项和中国好水县、中国百佳深呼吸小城等称号对康养环境和资源评估具有参考意义。从企业品牌角度来看，恒大健康、泰康人寿、绿城集团、复星康养等知名品牌，早已突破传统单一的养老、地产、保险模式，无论从规模、资金投入还是运营等诸多方面都成绩显著，具有一定的行业认可度和项目成熟度，是区域康养产业发展的重要品牌形象。

（三）指标体系及详细说明

当前国内学者对康养产业开发建设的适宜性评价研究，大体上围绕环境条件、资源条件、气候条件、相关设施条件等指标进行，对康养产业可持续发展能力指标评价体系构建具有一定的借鉴意义。在指标体系构建中，将康养产业内涵进一步分解为可度量、可评价且与实际物质、非物质要素相关联的指标集合，是开展康养产业发展现状与发展趋势评价的基础，也是推动康养产业从理论研究转向实际应用的重要环节。本指标体系广泛听取康养领域专家、学者建议，充分考察了康养产业发展在资源和推广方面的潜力，具有多个典型城市和县区的实地测评经验，能够为区域康养产业发展成果进行评估和分析比较（见表1）。

表1　康养产业可持续发展能力评价体系

一级指标	二级指标	三级指标	三级指标的详细说明
资源A（20%）	林草康养资源A1	森林覆盖率A11	区域内森林覆盖面积占总面积的比例、区域绿化覆盖率
		保护地数量及级别A12	保护地数量及级别（例如世界级、国家级、省级等）的比例
		生物多样性A13	区域内动植物的种群数量、特有物种、濒危物种及保护成果

续表

一级指标	二级指标	三级指标	三级指标的详细说明
资源A（20%）	水域康养资源A2	湿地面积A21	区域内大型湖泊、河流等湿地的面积占比
		水质情况A22	各级别水质的水域数量及面积比例
		饮用水源情况A23	获优质水源地等认证的水域数量及总面积占比
	农业康养资源A3	绿色健康种植A31	符合相关食品安全国家标准的农业基地规模及产量
		优质康养农产品A32	获"三品一标"等各类认证的农产品、富硒等健康农产品的种类数、规模及产量
		药用价值农产品A33	可用于康养保健的中医药种植规模及种类
		特色性康养农产品A34	区域内农产品康养的特色和稀有程度，国家地理标志产品
	其他康养资源A4	特色康养资源A41	除上述以外的可用于康养的特色资源数量、质量及开发情况，如海洋、温泉、沙漠等
环境B（30%）	政策环境B1	政策支持度B11	康养产业发展的专项政策与支持力度
		政策持续性B12	康养政策的生命周期、稳定性与贯彻力度
	文化环境B2	传统孝文化与养生文化B21	尊敬、关爱、赡养老人等传统敬老文化风气，中医等与养生相关的传统文化
		居民健康素养B22	区域居民利用已掌握的健康信息进行健康促进的能力，对健康活动的重视程度、参与度
		康养教育与人才培养B23	地方高校、职业院校、开放大学、老年大学的康养专业教育和职业培训情况，包括专业设置、课程体系培养、学科建设
		康养会展与节事B24	当地承办康养相关会议、休闲节事、体育赛事等会展节庆活动的数量、级别及影响力
		居民友好度B25	邻里和谐程度，对外来人口的接受度，治安处罚比例及刑事案件发案率
	人居环境B3	环境质量B31	空气质量（全年空气优良天数、负氧离子浓度），噪声标准（指区域内环境噪声标准达到0类"特殊住宅区"，适用于康复疗养）
		居住条件B32	人均住房面积，社区配套设施建设，棚户区、城中村、乡村改造情况
		市政基础设施B33	公共供水覆盖率，生活供水水质，生活污水、生活垃圾处理情况，燃气普及率，互联网用户普及率
		交通出行B34	平均通勤时间，公共交通出行分担率，交通系统建设程度
		公共服务B35	人均拥有图书馆、博物馆等公益性文化设施用地面积

续表

一级指标	二级指标	三级指标	三级指标的详细说明
环境 B (30%)	气候环境 B4	全年温度适宜人居的天数 B41	一年内温度适宜人居的天数,即无霜期加无高温预警的天数
		全年湿度适宜人居的天数 B42	一年内湿度适宜人居的天数
		全年可见阳光的天数 B43	全年可见阳光的天数
		全年气压适宜人居的天数 B44	一年内气压适宜人居的天数
		海拔 B45	适合人类生存的海拔(500~2000米)
设施 C (20%)	医疗设施情况 C1	医院数量及等级 C11	区域内医院的数量及等级
		每千人床位数 C12	区域平均每千人床位数
		每千人执业医师数 C13	区域平均每千人执业医师数
		医疗科研水平 C14	区域优势医科、医学院数量
	养老设施情况 C2	养老服务机构的数量和等级 C21	区域内养老服务机构的数量及等级
		千人养老床位数 C22	区域内千人养老床位数
		老年友好设施覆盖率 C23	区域内老年友好设施的覆盖率、无障碍设施覆盖率
	休闲设施情况 C3	康养设施规模及分布 C31	康养基地、康养小镇数量、规模及分布情况
		公共休闲空间的规模及分布 C32	区域内公园、绿地、广场的面积及分布情况
		公共体育休闲设施的规模及分布 C33	区域内体育场馆、绿道、小区休闲设施的面积及分布情况
康养发展水平 D (30%)	区域健康水平 D1	人均寿命水平 D11	百岁以上老人数及占比、80岁以上老人数及占比、区域居民平均寿命、健康预期寿命
		健康人群占比 D12	健康群体人数占总人数的比例(即无亚健康、无疾病的人群)
		民生幸福指数测度 D13	民众物质幸福指数、健康幸福指数、社会幸福指数、文化幸福指数、环境幸福指数
		疾控水平 D14	应对传染病、突发公共卫生事件能力,区域重大疾病、慢性病等所占人群比例,营养与食品安全

续表

一级指标	二级指标	三级指标	三级指标的详细说明
康养发展水平 D（30%）	康养经济发展水平 D2	康养服务业增加值占 GDP 比重 D21	包括旅游产业、文化产业等，以健康、养生、养老服务为内核的康养服务业产值及增加值占 GDP 比重
		规模以上康养制造业增加值占 GDP 比重 D22	包括器械、设备、制药等在内的康养制造业产值及增加值占 GDP 比重
		康养农业占农业总产值比重 D23	有机农业、生态种养殖、特优农产品等产值占农业总产值比重
		康养项目投资占固定资产投资比重 D24	包括已有、在建大中小型康养项目数量、规模、投资金额、建设周期
		康养消费占人均消费比重 D25	本地居民康养消费占人均消费比重，外地游客康养消费占旅游支出比重
	康养品牌发展水平 D3	获康养相关奖项称号的数量 D31	区域获文明城市（县）、园林城市（县）、养生城市（县）等称号的数量及级别
		康养品牌知名度 D32	知名康养企业数量及不同规模康养企业比例

资料来源：项目团队整理。

三 康养20强市与60强县

康养产业可持续发展能力评价体系是健康时代和人口老龄化社会背景下应运而生的产物，而康养城市和康养县是落实康养产业发展的载体，体现了人们当地养生、养老和异地旅居的生活方式。可以说，康养产业发展既关系到区域经济增长，又与民生福祉密切相关。然而，由于我国地域辽阔，受自然环境、社会环境和经济发展水平影响，不同市县在康养产业发展中存在较大差距，且城市和县域在康养产业发展中各有所长，城市在康养设施和居民健康素养上占据优势地位，能更好地体现总体布局与康养服务功能，可发展成为区域康养综合体和集散中心；相较而言，乡村在资本积聚和发展规模上受到一定程度的制约，但在康养资源和自然环境方面表现更为突出。为了避免采用"一刀切"办法造成的脱离实际，项目组根据康养产业可持续发展评价指标体系和各地康养政策与康养项目发展力度，分别评选出中国康养

20强市（地级）和60强县（县级市、区）①，以更好地推动地方政府结合各自区域特征和经济特点，获得整体康养产业发展的最优评估，促进富有生命力的康养产业的可持续发展。

2018~2019年，山东省、四川省、山西省、上海市等地纷纷出台健康、康养产业发展规划，推动新旧动能转换和产业发展升级，将医养健康产业培育成新的经济增长点和重要支柱产业，康养产业发展蓄势而发。我国康养产业发展格局也将发生巨大改变，2019年中国康养强市与康养强县榜单将结合以下五个方面进行调整：（1）扩大调研对象范围，将各市辖区列入县域康养产业发展数据库中，同时将康养强市榜单扩展到20个，康养强县榜单扩展到60个；（2）在注重康养资源与环境发展的同时，以"资本和市场"为导向，突出产业发展的经济潜力和带动作用；（3）在健康、养生、养老产业划分中，将服务民生福祉的基本养老保障和养老服务同以市场为导向的康养产业经济作明确区分；（4）将居民健康素养、地方康养教育培养、康养会展节事、民生幸福指数等纳入指标评价体系，体现出完整的康养体系建设内容；（5）打开西北康养门户，对西北和西藏地区康养产业发展潜力予以更多关注，充分体现区域特色康养的商业价值与发展前景。

从区域分布来看，我国区域康养发展水平在竞争力和潜力上存在较大差距，南强北弱的发展格局尚未改变：西南地区依托生态环境和资源禀赋，以生态康养、康养旅游发展为主导，康养产业起步较早，康养业态百花齐放；长三角、珠三角地区凭借较强的经济实力，在推进健康养老服务、建设康养平台方面拔得头筹；环渤海城市近年来大力引进康养项目建设，推进区域产业融合发展，建设康养合作发展平台，在提速康养产业发展方面发展迅猛，已初步形成京津冀、长三角、珠三角及川渝区等四大康养辐射片区。与此同时，西北地区凭借特色资源和政策优势在康养产业布局和规划方面开始崭露头角，尽管目前存在设施建设不完善等问题，发展潜力不可小觑；部分中西

---

① 为了简化表述，本章节中"市"通常指"地级市"，"县"包含县、市辖区、县级市、自治县、旗、自治旗、特区、林区等县级行政单位。

部城市康养产业发展后劲不足，先天康养资源和康养环境不足，也缺少明确的政策导向和资金支持；东北地区尽管拥有优越的康养资源和环境优势，但近年来发展相对滞后，区域内康养产业尚待整合和转型升级。

从地级市和县区发展来看，特大城市的康养规划更注重城市的总体健康与养老功能的发挥和完善，以服务本地民生福祉和康养需求消费为主导，工作重点放在健康城市建设和养老服务体系完善上，如北京、上海等；一线城市以新兴康养产业发展为契机，实现城市新旧动能转换，通过医药生物、医疗器械等招商引资，带动当地经济快速崛起，如天津、济南等；部分中等城市和县在康养产业发展中展现出资源、环境优势和发展潜力，而一些城市新区由于开发较晚，拥有建设城市大型康养综合项目的发展空间，有望成为新的城市康养中心和健康城市枢纽。当然康养产业发展并不是评判城市和县域社会、经济发展成果的唯一标准，但是，在未来康养建设的大潮下，康养产业发展无疑将成为衡量市、县健康卫生水平、养老服务水平、康养需求与消费能力的重要标准。

（一）康养20强市

截至2019年底，我国城镇化率突破60%，深圳更是成为全国首个"无农村"城市。随着中国的城镇化发展，城市的文化氛围、生活理念、保障设施、环境友好能够为居民提供更好的医疗待遇和生活保障，未来不论是健康行动还是养老模式，主要依托城镇和社区等方式去实现。

1. 康养产业发展与城市目标定位

（1）健康城市模式

健康城市的目标定位意味着在城市发展中，将健康理念融入政策制定与实施的过程中，建立基本完善的现代化卫生与健康服务体系，普及基本医疗服务和养老保险制度，注重健康、养老等基础设施水平的全面提升，持续改善并治理城市健康环境，提高民众健康素养并培养健康生活方式，实现人均寿命的稳步增长。此类城市定位需要以一定经济实力为基础，如北京市制定《"健康北京2030"规划纲要》，目标是基本建成健康中国首善之区。上海市在"健康"主题实施上更注重"全面""参与""公平",特别提出健康预期寿命指标,并提倡从健康生活方式塑造和体育生活化等方面进行预防。此外,《健康上海行动(2019—2030年)》还指出发展高端医疗旅游、建设国际健康旅游目的地的城市定位。

(2)生命健康与医疗服务模式

一些城市在康养产业发展中以医疗、医药发展为核心定位,通过大量资本集聚,全面推动生物医药和医疗服务、医疗器械制造等产业向高端化方向发展。如在《天津市健康产业发展行动计划(2020—2022年)》指导下,对各辖区进行任务分工与形象定位,重点建设生物医药创新发展和研发转化集群(滨海新区),推进医疗装备产业园建设(东丽区),打造医药包装物流集聚区(北辰区),以及全生命周期健康服务集聚区(武清区),进而形成从产品研发到临床试验和市场推广的完整产业培育链条。此外,昆明围绕生命科学创新、高端医疗服务提速发展大健康产业。

(3)智慧医疗模式

以杭州为代表的城市,已开启由休闲城市向智能城市2.0转型时代,依托人工智能、互联网、电商等新兴产业,用数字赋能进行城市治理,同时将新型智慧城市建设与康养产业发展结合起来,打造智慧医疗产业基地,同时运用健康云服务平台,将健康管理、用户健康信息、医疗产业平台结合起来,充分发挥科技优势,引领未来智慧康养产业发展。

(4)高端医养模式

近年来,海南省蓄力发展医养结合型康养产业,不断打造高端医疗、健康服务类项目,与惠及民生的居民健康养老服务项目不同,它以高端健康养老服务和健康管理为核心定位,大幅度提升康养城市高端健康、养老服务水平和市场竞争力。如三亚依托美丽的滨海风光,建立中医药康养基地、康养旅游基地,复星旅文集团拟斥资240亿元打造"三亚·复游城",当地政府更是计划斥资千亿元为康养产业发展增添动力。

(5)旅居康养模式

海南是我国较早发展旅居康养和医疗旅游的省份,它通过气候、环境、医疗等康养旅游吸引物，使游客在旅游目的地进行较长时间停留或居住，从中追求身体健康和精神享受。如海口通过十多年的产业探索，康养产业初具规模，建成首家健康养老体验中心，成为全球知名的候鸟式养老城市，将旅居康养打造成海口市的亮丽名片。此外，琼海市也以体验为核心，发展"1+X"一站式康养旅游新体验和"乐城康养+琼海度假"的休闲方式。

（6）生态康养模式

我国西南地区拥有较好的康养资源和旅游基础，可以依托山、川、库区及优质的气候、自然环境和中医药资源，发展森林康养、温泉养生等业态。在四川省生态康养发展规划中，提出建立生态康养产业强省的目标，至2022年康养年产值突破1000亿元。四川省内虽然自然环境和气候条件相近，但不同市根据自身资源优势提出不同的康养产业发展定位，如阿坝州致力于推动民族医药发展，达州市依托中医药种植产业打造"秦巴药库"，巴中市将绿色生态资源和红色文化结合发展，眉山市则主打避暑康养旅游，南充、绵阳等市发展多种养老模式、打造养老服务示范区，雅安市提出"六养"特色产业发展，而攀枝花市更是在"康养+"产业融合发展上不断探索，为打造中国阳光康养旅游城市和中国阳光康养度假目的地奠定基础。

2. 康养20强市榜单

近年来，我国兴起建设健康城市、康养旅游目的地的热潮，各地纷纷利用良好的生态环境和人文资源优势，在已有的休闲旅游、田园度假、温泉养生等项目基础上，加强相关医疗康复设施、养生保健项目、中医药特色护理等配套项目建设，逐步形成了以不断完善的医疗卫生服务、健康养生与社会养老产业为基础，有机农业、旅游产业与中医药产业为支撑的康养产业发展体系。

项目组在综合考察全国康养产业发展基础上，结合康养资源、康养环境、康养设施、康养发展水平四项指标，评选出2019年中国康养产业可持续发展能力20强地级市，分别是攀枝花市、雅安市、广元市、贵阳市、遵义市、六盘水市、三亚市、海口市、湖州市、丽水市、威海市、烟台市、秦皇岛市、张家口市、昆明市、桂林市、珠海市、三明市、大同市、宜昌市（见表2）。

表2　康养20强市榜单（排名不分先后）

省份	城市	康养业发展优势
四川省	攀枝花市	搭建融合农业、工业、医疗、运动和旅游等多产业的康养旅游目的地发展平台，推进"康养+"产业融合发展，打造中国阳光康养旅游城市和阳光康养度假目的地
四川省	雅安市	推进打造环境康养、药材康养、医疗康养、温泉康养、运动康养、旅居康养"六养"特色产业发展，打造成西蜀生态康养目的地
四川省	广元市	加快建设中国生态康养旅游名市，打造绿色生态康养全产业链，建设涵盖养老、养生、中医药、旅游的康养产业示范园区
贵州省	贵阳市	突出"融合、绿色、创新、扶贫"，深入推进大健康与大数据、大生态、大旅游融合发展，建设国家西部医疗健康大数据中心及健康产业园
贵州省	遵义市	加快黔川渝结合部医疗康养中心建设，打造医疗康养中心、医疗休养小镇、康养示范中心，推进医养游融合发展，打造"醉美遵义·康养福地"
贵州省	六盘水市	在"凉都"品牌基础上瞄准"康体养生"市场，充分发挥资源优势和生态优势，将"候鸟式养老、护理式养老、休假式养老、旅游式养老"融入新型养老体制中，打造中国夏季康养最佳目的地
海南省	三亚市	依托滨海环境和区位优势，撬动千亿元级资本市场，成为医养结合型康养产业发展典范，带动高端养老和健康服务项目发展
海南省	海口市	利用自贸港的建设优势，不断优化康养环境与设施条件，发展康养旅居产业并开发多种形式的康养旅居产品，打造成为"全球康养旅居之都"
浙江省	湖州市	以打造长三角"健康谷"为战略目标，构建长三角生态养生养老中心、诊疗康复护理中心、户外运动健身中心、健康产品产销中心，凸显大健康、大养生、大旅游的产业高地
浙江省	丽水市	发布全国首个"康养600"小镇发展规划，围绕"气食药水体文"六养开展，打造集基础设施、康养设施、康养产业等于一体的立体康养发展平台
山东省	威海市	围绕"医、药、养、食、游"等重点领域，塑造"四季威海·康养福地"品牌，建设国内领先、国际一流的康养旅游产业基地，打造具有较大国际影响力和区域特色的"健康之都"
山东省	烟台市	突出仙境海岸、海洋药物优势，加快建设国际生物科技园、海洋精准医疗科技园、医药健康综合产业园，打造国际生命科学创新区和养生养老胜地
河北省	秦皇岛市	国内首个国家级生命健康产业创新示范区，构建"医药养健游"五位一体健康养老产业格局，成为中国北方生态宜养地和国际健康医疗旅游目的地
河北省	张家口市	借冬奥会之机实现突破性发展，从运动康养、旅居康老、地产康养、膳食康养、医养康养五个产业布局，建设成为"居家置业康养福地"和京西北地区疏解非首都医疗康养功能的节点型城市
云南省	昆明市	围绕生命科学创新、健康产品制造、候鸟式养生养老、高原健体运动、民族健康文化、高端医疗服务六个中心发展健康产业，打造具有国际影响力的中国健康之城

续表

省份	城市	康养业发展优势
广西壮族自治区	桂林市	入选第一批健康旅游示范基地名单，以"医、康、养、健、智、学"为导向，成为具有较大国际影响力、国内一流的健康旅游目的地
广东省	珠海市	依托粤港澳大湾区优势，以"健康+医疗服务"为抓手加快构建"大健康"格局，创新医养结合和养老服务新模式，打造高端综合医疗和康养中心
福建省	三明市	发挥"中国绿都·最氧三明"的品牌优势，以文化为引领、旅游为主体、康养为支撑，助力构建文旅康养全产业链，着力打造文旅康养千亿元级支柱产业
山西省	大同市	全国首批"国家级医养结合试点城市"，承接京津冀与"一带一路"康养人群，推动康养小镇建设，打造宗教文化与自然生态特色鲜明的康养旅游目的地
湖北省	宜昌市	全国康养产业典范，创建国家级三峡康养试验区，重点发展康养小镇、康养医院、中高端市场化养老院和康养社区等康养业态，建成国内知名康养城市

资料来源：项目团队整理。

从新一轮康养城市排名和康养产业发展定位中可以看出，在资本与市场的驱动下，康养资源对城市的影响逐渐减弱，不具备资源优势的城市也可以依托强大的资本发展生物、医疗等技术驱动型产业；随着城市环境的日益改善，康养环境与设施成为城市发展的基础条件，而城市之间在康养设施上的差距将逐渐缩小；相比之下，城市健康水平和康养经济发展水平将成为推动康养城市迅速崛起的重要动力。一些城市根据自身经济发展特点和优势进行城市康养形象定位与目标规划，利用资本与市场成为康养领域的发展典范，如三亚市、海口市、贵阳市分别占据高端医疗、旅居康养、健康大数据的康养科技和技术高地，而攀枝花、烟台也利用自身特有的资源优势推动阳光康养和海洋生命健康产业发展。此外，老龄化的加速也为三、四线城市提供更多的发展空间，如果说未来一、二线城市向康养科技化和技术化方向发展，那么三、四线城市则更多依托资源和环境进行经济发展转型，康养服务业、文旅康养等产业发展能够为当地经济发展注入新的生机，如雅安市、丽水市、广元市等，均依托当地优异的生态环境进行康养旅游目的地打造。未来将会有越来越多的城市加入康养城市建设和健康村镇发展的大潮中，而准确的康养形象定位和发展规划，对区域康养产业发展至关重要。

（二）康养60强县

自党的十六大首次提出壮大县域经济以后，县域经济发展受到了各级政府和社会各界的广泛关注。康养产业的发展，为县域经济发展带来新的增长点，是乡村资源开发与利用的一次"重新洗牌"，它既关系到村民的生存质量、游客的幸福指数，也深刻影响当地经济社会发展。与城市相比，县域康养经济发展的着力点更为集中，突出康养资源和环境的发展优势，既能体现对省、市康养政策的贯彻落实，也为制定区域康养产业中长期发展规划和生态环境保护提供基层实践经验。

1. 县域康养产业发展定位

与城市康养产业规模化发展不同，县域康养产业发展具有一定经济实力和社会保障，但在产业资本集聚能力上与地级市相比稍逊一筹，因此康养产业发展定位更多是依托康养资源和环境发展康养农业、康养旅游与服务业以及初级康养制造业。目前我国县域康养产业发展正由单一健康、养生产品向康养经济综合体过渡，探索不同区域特点的康养产业发展模式和典型经验，有助于康养产业带动县域经济崛起。

（1）森林康养基地

森林康养是森林景区与山地康养的结合，它通过利用森林的康养价值，拓展森林多重功能，推进森林康养产业发展，并在森林康养资源基础上，完善基础设施和康养设施建设，打造森林康养基地、森林人家和康养小镇等康养旅游目的地，是我国目前较为普遍的康养产业发展模式，也是各县争相发展的康养产业路径和"生态名片"，如浙江省安吉县"森林人家"、广东省博罗县"森林氧吧·康养圣地"等。然而，目前我国森林康养产业发展同质化趋势渐显，应在原徒步休闲、体育运动等功能基础上，向教育、疗愈等专业化方向扩展，将森林康养与研学旅行、素质拓展、心理治疗、森林疗愈等项目结合起来，丰富森林康养内涵，提升森林康养基地的专业性，才能为同质化的森林康养产品体系增添活力、吸引力和影响力。

(2) 温泉康体养生

温泉是我国发展较早的养生旅游产品,其疗愈功效也被人们广泛接受。随着康养产业升级,温泉康养也需要向专业化、中高端方向发展。一方面可围绕温泉核心产品打造温泉康养度假、温泉康养小镇、康养基地等康养综合体,如重庆市垫江的"卧龙盐浴温泉"被评为国家康养旅游示范基地、湖南省宁乡市灰汤温泉森林康养基地入选首批国家森林康养基地;另一方面可将温泉资源与中医药文化结合起来,发展有中国特色的温泉中医文化,提高温泉的治疗功效,如广西壮族自治区和贵州黔东南的瑶族药浴温泉、西藏自治区甘露曲密藏药浴、新疆维吾尔自治区博尔塔拉蒙古自治州的蒙药温泉水疗等。

(3) 康养农业种植

在农业产业基础上,利用生态环境资源优势充分发掘中药和健康农产品、特色农产品的商业价值,增加绿色优质农产品供给,发展农业休闲康养品牌,实现特色农业和康养产业的融合互动。在生态田园基础上,可推进康养项目与种植养殖基地、农耕文化、民俗风情相结合,打造创意体验或参与式农业康养。同时可建设中药材种植、田园康养结合的生产体验和观赏基地,如重庆石柱土家族自治县黄连产量占全国的60%,有力推动当地民众脱贫和乡村振兴。在中医药产品推广上,可推出中医药疗养康复等生态养生体验产品,开发中医药健康旅游等主题线路,打造具有中医药特色的健康旅游胜地。

(4) 长寿品牌文化

广西壮族自治区凭借"长寿之乡"的品牌优势,发展养生养老长寿示范区和集休闲、养生、保健、疗养等功能于一体的健康养老产业集聚区,如巴马瑶族自治县、恭城瑶族自治县、大新县、浦北县均荣获"中国长寿之乡"称号,巴马和浦北县还被评为"世界长寿之乡"。此外,江苏省如皋市也拥有"世界长寿之乡"的头衔,有440位百岁老人(2019年初),保有居家持孝、住宅亲绿、饮食尚健、习俗祈寿、节庆寄情等康养社会环境和文化氛围。

（5）特色康养产业

特色康养产业即利用区域资源和特殊的气候环境开展超出人体舒适度或具有猎奇性质的康养旅游发展模式，以此提高人体的适应能力和挑战耐力。如具有蒙医特色的冰雪康养、西藏自治区芒康县曲孜卡乡打造"雪域神泉·康养圣地"；青海利用高山气候开展"高山疗养"和"高原健康旅游"；西藏自治区林芝市鲁朗景区将以运动休闲为特色，打造"低氧与健康"康养基地；新疆维吾尔自治区吐鲁番的沙疗推广等，区域特色康养也成为重要的康养旅游吸引物，助力县域打造独具特色的康养旅游发展模式。

2.康养60强县榜单

我国现有可持续发展指标体系大多以省或市为测量尺度，较少关注县级区域的可持续发展指标体系建设。因此项目组结合县域康养产业发展的特点，从不同维度出发，并结合时间发展变化，对区县康养产业可持续发展能力进行评估和分析，评选出中国康养60强县，覆盖中国23个省、自治区、直辖市（详见表3）。

表3 康养60强县榜单（排名不分先后）

所属省份	县域名称
四川省	洪雅县、米易县、都江堰市、广元市朝天区、兴文县
海南省	琼海市、澄迈县、万宁市、保亭黎族苗族自治县
广西壮族自治区	巴马瑶族自治县、恭城瑶族自治县、大新县、浦北县
广东省	蕉岭县、连山壮族瑶族自治县、博罗县、广宁县
浙江省	安吉县、淳安县、桐庐县、衢州市衢江区
贵州省	赤水市、修文县、息烽县、凯里市
云南省	腾冲市、安宁市、澄江县、景洪市
湖北省	宜都市、蕲春县、恩施市、鹤峰县
山东省	青岛市即墨区、蒙阴县、东阿县
河南省	修武县、鄢陵县、卢氏县
重庆市	石柱土家族自治县、万盛经开区
福建省	武夷山市、诏安县
江苏省	泰州市姜堰区、如皋市
山西省	阳高县、沁源县

续表

所属省份	县域名称
江西省	铜鼓县、全南县
湖南省	宁乡市、张家界市武陵源区
安徽省	霍山县、青阳县
新疆维吾尔自治区	昌吉市、温泉县
天津市	蓟州区
黑龙江省	五大连池市
吉林省	抚松县
宁夏回族自治区	中卫市沙坡头区
内蒙古自治区	牙克石市

资料来源：项目团队整理。

在康养60强县中，四川省继续领跑全国康养产业发展，省内共有3个地级市、5个区县入选康养市、县榜单，是名副其实的康养强省。与此同时，我国区域康养产业发展差距逐渐拉大，而西南地区在康养产业发展保持领先的同时，内部差距逐渐缩小。越来越多的县域开始重视康养产业融合与综合发展，区域内部竞争明显，不远的将来，市场竞争将会进入白热化阶段，亟须打开更广阔的市场缺口。我国县域康养产业发展多以康养旅游和康养资源为主导，若不适时进行产业创新、融合和转型升级，这些传统康养强县也将面临市场危机。与之相比，技术与制造将在未来县域康养产业发展中发挥更大作用，将为更多康养资源不突出的区域提供发展机遇，同时弥补部分市区康养资源、环境条件不突出的劣势，为市区康养产业发展提供机遇。此外，未来康养专业人才储备和平台建设，将成为决定县域康养产业高水平发展的重要因素。

在"资本与市场"的推动下，区域康养产业发展逐渐成为推动当地经济增长的重要引擎，这一优势不仅体现在对原生康养资源的开发与利用，还包括通过康养环境与设施建设实现的资本带动，而未来不论是康养城市建设还是健康村镇发展，都离不开康养资源、环境、设施以及康养发展水平的全方位发展。从上榜的康养60强县分布可以看出如下特点。

（1）政策对县域康养产业发展具有重要影响。与城市不同的是，县域的康养市场、资金引入和资本运作能力都相对较弱，因此需要依靠强有力的政策带动，才能够在原有产业基础上进行招商引资和转型升级。如武陵山区位居湖北、湖南、重庆、贵州四省市的交界地带，片区内共有71个县（市、区），各县自然生态环境和康养资源相近，也是我国重点扶贫区域。其中，湖北省恩施市、五峰土家族自治县、鹤峰县、利川市，湖南省麻阳苗族自治县，贵州省湄潭县、江口县、石阡县，重庆市石柱土家族自治县等地大力发展康养产业，而受政策影响，区域康养产业发展招商引资力度和政策持续度与重视度不同，产业发展结果也大相径庭，如石柱县已通过大康养经济绿色崛起，基本建成产业完整、业态丰富的康养产业体系，助力当地群众脱贫和乡村振兴。同样，在康养政策的大力支持下，新疆维吾尔自治区和西藏自治区分别建立康养旅游先行示范区和康养旅游示范基地试点，推动当地康养产业发展。

（2）康养旅游是康养产业发展的主要导向。受传统经济发展模式和交通区位影响，以康养文旅为发展核心的康养强县主要集中在四川、贵州、云南等地，主要可以分为三种类型：一是以康养资源导向为主，在此基础上发展森林康养、温泉康养等产业，如牙克石市、鄢陵县、将乐县、连山瑶族壮族自治县、石柱土家族自治县、腾冲市均入选国家森林康养基地（第一批），宁乡市也因灰汤温泉入选首批康养旅游示范基地；二是以生态康养和旅居养老为导向，如米易县、广元市朝天区、淳安县、琼海市、武夷山市等，赤水市更是被评为首批康养旅游示范基地；三是以"长寿之乡"为核心康养旅游吸引物进行长寿旅游推广，也是最传统意义上的依托健康长寿资源打造的旅游产业发展，如广西巴马瑶族自治县、恭城瑶族自治县、大新县、浦北县，以及澄迈县、万宁市、都江堰市、如皋市、桐庐县等。而与城市康养产业发展不同的是，县域较少有大规模的医养康养产业发展，更多的是以长寿理念和旅游资源开发为导向的"轻型"康养旅游产业，这也意味着其在康养设施建设方面相对滞后。

（3）康养产业结构转型升级，全产业链略具雏形。部分农业基础良好的县域，已从传统的健康农产品、特优农产品、中医药种植转型为田园综合体和农业休闲发展，并将旅游休闲、绿色农业等产业进行深度融合，如衢州市衢江区利用钱江源头的生态环境优势，大力推动田园康养综合体和乡村休闲区等生态功能区建设。传统中医药种植也迈向中医药加工、研发和中医药旅游方向，如李时珍故里蕲春县推出8条中医药康养旅游线路，泰州市姜堰区更是因医养食游全产业链发展，被评为国家第一批健康旅游示范基地和国家中医药健康旅游示范区创建单位。在产业结构优化中，健康服务业比重明显上升，如浙江省近三年健康种植业、健康制造业、健康服务业占健康产业增加值的比重分别为1.92%、26.55%和71.52%（《浙江省健康产业发展五年规划》），康养服务业依托康养基地、康养小镇发挥越来越大的作用。

（4）康养产业集聚发展，区域经济带动作用初见成效。考虑到部分未上康养20强市榜单的城市，市辖区康养产业发展较为突出，因此将其选入康养60强县榜单。如天津市蓟州区把握京津冀协同发展机遇，加快推进"康养+产业"体系建设，建立"医、养、健、学、研、游"六位一体的康养产业格局，打响"康养蓟州"品牌；青岛市即墨区凭借城市资源和市场优势在康养产业发展布局中异军突起，通过技术支撑、产业集聚和区域合作激发市场潜力，项目招商引资达百亿元；张家界市武陵源区以张家界国家森林公园为依托，斥资百亿元建设"山、水、文、道、医、养、游"的国际美丽康养产业园，打造张家界国际生态旅游健康新城的城市名片。

总体来看，康养20强市和60强县榜单的推出，目的是体现城市和县域在结合区域特征和特色经济的基础上，建设富有生命力和可持续性的康养产业，为各地积极探索康养产业融合式发展模式，加快体制机制创新提供思路。在榜单评审中，项目组坚持以客观评价指标为依据，不唯"大城市论"，从可持续发展潜力和资源利用空间视角出发，明确区分旅游示范区和康养产业发展的异同，如人们印象中的知名景区或避暑胜地，尽管极负盛名，但是由于当地政府并未以康养产业为主导进行发展规划，因此不能算是真正意义上的康养示范市（县），亦不具备上榜潜力。此外，本榜单为三、四线城市和县域康养产业发展提供更多探索余地。当然也要看到，不少县

（市）虽然在康养环境、康养资源上拥有巨大的发展潜力，但由于地形条件、交通区位、人口资源、产业基础、设施条件等限制，面临难以实现康养产业发展集聚的困境。而山区及偏远海岛养老事业起步较晚，老年人口较多、底子薄的现象依然存在，在对外发展康养旅游、中高端养老的同时，本地村民的养老服务和生活保障同样需要给予特殊关注。

四 启示与反思

近年来，我国康养产业在顶层设计和产业政策扶持下实现快速崛起，市场参与主体趋于多元化，主导业态基本成型，产业融合发展初具规模，但是还要看到，我国目前康养产业市场发展与人口康养需求之间存在较大缺口，真正的康养市场尚未打开。与美国、德国、日本等国家相比，我国目前康养产业结构主要以医院医疗服务和医疗用品为主导，这就意味着我国目前主要康养消费集中在医疗治疗而非前端预防管理和后端康复疗愈领域；康养农业和康养旅游仍未摆脱传统农业和旅游业的思维限制，未能实现真正意义上的产业融合和全产业链发展。同时，受康养产业回报慢、粗放式发展、政策碎片化、配套设施单一、人才资源短缺等因素制约，尚未形成完整的康养产业体系，还存在基础设施供应不足、产业结构不够健全、康养专业人才匮乏等问题。因此，区域康养产业发展不仅需要实现我国在健康中国和养老服务领域提出的既定目标，更要在发展模式和管理机制上进行创新，而如何有效推动区域康养产业可持续发展，将成为未来康养产业研究重点深入的方向。

（一）面临的主要问题与对策

1. 区域发展不平衡

区域康养产业发展不平衡主要体现在两个方面，一是城乡之间康养产业发展不平衡；二是区域内部资源同化与发展不平衡。城乡康养产业发展不平衡意味着随着资本集聚和产业规模扩大，未来城市将会拥有数量更多且更为优质的医疗资源和康养设施，进一步加剧城乡医疗卫生资源和设施配置上的失衡。另外，由于同一市、县内部或邻近区域康养资源相近，在康养产业开发中，区域差异化分工不够明显且存在同质化倾向，尤其是对森林、温泉等康养资源开发和利用中，缺乏与地方特色和优势紧密结合的项目设计。此外，尽管各省区市对内部康养产业发展格局进行规划，但还存在一定程度上的政策倾斜，产业定位也会对当地经济发展产生重要影响。

针对以上两个问题，首先需要加强大城市医疗资源的辐射作用，如建立重大疾病中心、心脑血管急症30分钟救治圈等，推动优质医疗资源上联下沉，建设市县医联体和县域医共体，为县域康养产业基地、康养小镇等项目发展提供专业化的医疗支撑；其次，鼓励民族地区和偏远地区开展民族中医药体系建设和特色康养产业发展，实现传统中医药资源的活化利用；最后，根据各地康养资源特色和经济发展能力，在省域乃至市域内实现康养产业错位发展，形成区域康养产业链，在发展重点康养项目的同时，也要尽量兼顾区域内部资源利用与产业平衡发展，推动区域特色强、附加值高、资源消耗低的产业发展。

2. 产业发展松散

近年来，我国康养产业迅速崛起，地方政府纷纷响应国家政策招商引资，康养产业发展规模不断扩大。然而，从总体上来看，我国康养产业发展尚处于松散型状态，很多地方康养产业发展注重数量而非质量，产业大而不强，且业态单一、产业链条延伸不足，在产业布局、规划引导、质量管理等方面亟待提升。从康养产业发展结构上来看，康养农业和康养制造业发展层次和技术含量相对偏低，致使产品附加值相对较低；从服务业发展来看，目前以医疗卫生服务为主，健康服务业占比较低，尤其是在县域康养产业发展中，个性化健康检测评估、专业型服务咨询管理机构稀缺。与此同时，在我国康养产业发展中，大型企业均为跨国公司或房地产、保险、旅游等行业集团跨界发展，缺少地方康养龙头企业和知名品牌，因此需要大力扶持本地领军企业和规模以上医药百强企业，推广地方康养品牌赛事。

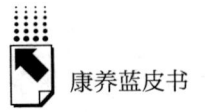

3. 市场与需求不匹配

目前我国康养产业发展容易陷入市场与需求不相匹配的误区：一是提速康养消费的同时，忽视本地消费潜力的开发；二是注重产业提升的同时，忽视地方民生福祉。随着我国居民康养消费结构转型，正加速向享受型和发展型康养消费升级，大众康养意识整体增强，具有一定的健康食品品鉴能力、健康生活方式塑造能力以及养生度假休闲能力，人们的康养需求也由单一的医疗服务向疾病预防、健康促进、保健康复等多元服务转变，对健康产品和服务的需求日益旺盛。而从康养市场角度来看，根据我国行政区划，可分为四类康养市场（见表4），在产业发展中要强化康养吸引物转型和建设，从以游客市场为主到推动本地消费能力增长，从康养旅游业上升为服务本地居民的康养产业发展，这一转型对季节性康养旅游目的地来说尤为重要。

表4　康养市场分类与特征

市场分类	市场描述	市场特征	产业特征
一类市场	北京、上海、广州、深圳	经济发达、人均收入高；亚健康现象较为普遍；健康素养和康养意识较高	中、高端市场具有持续增长空间，健康、养老服务产品发展较快
二类市场	新一线、二线城市	经济相对发达，人均收入较高；具有较高的康养消费意愿和能力	康养服务需求相对单一，中高端市场开拓不足
三类市场	人口50万以上城市/县（不含一、二类市场）	经济发展相对平稳，有一定的收入保障和消费能力	具有康养市场发展潜力，以中低端休闲旅游和医疗消费为主
四类市场	人口50万以下城镇及农村地区	经济发展相对不足，部分地区面临脱贫攻坚任务；康养需求和消费能力相对较弱	对内实施基本的医疗、养老保障，对外发展康养农业和康养旅游产业

资料来源：项目团队整理。

另外，尽管近年来我国康养产业迅速崛起，市场上依然存在支付端"未富先老"、供给侧"未备先老"的现象。与此同时，很多企业将发展目标对准高端消费市场，导致部分康养产品脱离大众康养需求，民众支付得起的需求逐渐缩小[28]，而只有通过政府引导、市场推动，促进市场与需求相匹配，才能释放出更大的市场发展潜力。

4. 缺少区域特色与创新

发展大康养产业要积极推动共享经济等新兴模式发展，但是如果仅仅将健康、养生、养老概念与医疗、生物制药、设备制造、旅游等产业发展进行概念捆绑和兜售，会在一定程度上导致区域康养产业同质化发展。如目前部分省市规划中，均指出打造区域发展核心点、产业带和支撑点，但是更要考虑如何准确定位区域产业发展特色与优势，形成内部产业协同发展的康养共同体，进而形成区域特色并壮大总体实力；另外，部分依托康养资源发展的区域，如武陵山区环境资源相近、产业机构相似，因此要加快形成一批特色康养产品，引进新技术、新服务方式、创新管理方法，建立康养行业关键技术、标准、专利等知识产权，同时充分挖掘养生文化，为地方康养产业发展注入地方特色和文化内涵，推动独树一帜的区域康养产业发展。

5. 忽视社会文化与人才储备

传统意义上的康养产业发展，往往注重资源、设施、自然环境的开发与建设，而构建良好的养老、孝老、敬老的社会环境对区域健康和人均寿命具有重要影响。因此，需要传递并弘扬孝道文化，满足老年人医疗需求、经济供养需求、精神慰藉需求和生活照料需求，而良好的社会环境培育能够进一步激发医养康养市场需求。在发展养老机构等康养产业的同时，要明确树立民族养老文化与理念，如目前国内高端养老机构引入日本、欧美等发达国家地区的养老理念，在科学管理的同时却剥离中国老年人与传统文化的联系，而只有给康养产业发展注入更多中国传统文化和医药文化理念，才能够真正强化民族养生意识、树立民族康养品牌。与此同时，新冠肺炎疫情的暴发进一步凸显我国康养相关行业人才储备不足的短板，未来不论是健康城市发展还是康养小镇建设，人才储备都是康养产业发展的重要推动力，也是决定区域发展层次和水平的重要依托。

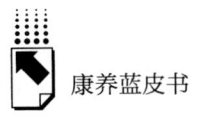

（二）未来发展趋势

1. 以市场需求为导向

目前我国大部分地区康养产业开发仍处于初级探索阶段，健康、养生、养老等产业链未能形成有效整合，在康养产品设计上也未能充分考虑消费者的核心诉求，出现同质化趋势。一方面，从需求角度来看，随着人们健康素养和康养观念的提升，康养消费者已经从婴幼儿扩展到临终老人的全生命周期消费，养老服务模式、农村集体养老模式、月子中心模式等新型康养模式不断涌现，呈现出消费高端化、市场更加细分化、服务内容专业化、全家庭体验产品多样化等特征。另一方面，从产业发展角度来看，随着政策、资本、科技等诸多要素的持续注入与完善，康养产业的发展已经不再局限于医疗、养老等单一产业板块，开始向体育、旅游、金融、中医药等细分领域纵深发展，逐渐形成一体化的服务模式，并与周边产业形成有效互动。在此影响下，文旅休闲、医养服务等产业发展为康养产业发展奠定了坚实的产业根基，康养产业的崛起能够有效带动其他产业进行转型升级。

2. 智慧康养是大势所趋

Friedewald 等学者指出，技术的目标应该是"通过促进和支持居民的日常活动与社会化来提高其生活质量"。新一轮科技革命和产业变革的加速到来，将推动人工智能、大数据、生命科学技术向康养产业深度迈进。人工智能的发展将以提高人的便利性和幸福感为宗旨，如推出提高老人管理自己日常生活能力的便利产品，降低老年人、残疾人等弱势群体对人工照护的依赖性；健康大数据的应用将全面推动大数据支撑下的健康维护、健康保障、健康产业三大体系融合发展，远程医疗等智慧医疗技术的蓬勃发展进一步缩短了现实中的诊疗距离，虚拟养老院等新兴业态使"互联网+养老"深入人心；生命科学技术将不断取得新突破，基因工程、分子诊断、干细胞治疗等技术将降低门槛，使更多群体受惠；康养金融、电子商务等新兴先导型服务业加快发展，进一步满足人们多样化的康养需求。

3. 培育情感护理与照护

现阶段提到康养产业，人们首先想到的往往是资本、信息、技术以及与之相关的经济数字增长，而未来康养产业发展到一定阶段，技术和资本将不再是衡量产业发展结果的核心价值取向，而是要回归到人的本体，以人为尺度做出评判。届时康养产业发展不再是冷冰冰的数字和资本的流动，而是有温度的满足与照护。这也就意味着未来人们的大部分康养需求将不被归入医疗需求中，而是主要通过健康养生宣传教育、健康自制能力训练、心理情感调节等预防方式来实现，不仅涵盖营养膳食、运动健身、休闲娱乐，还有心理疏导、情感陪护等，如对老年人而言，人工智能的应用将不是监控，而是进行智能情感陪护，这也是对人的尊严的重要保证。当人们摆脱日常生活中对医疗的依赖，能够以自我健康生活的方式进行预防和管理，并懂得通过自然、科学的康养疗愈方式进行修复，才是进入真正的康养时代。

4. 合理规范市场发展

首部健康领域基本法的出台，意味着我国康养产业发展逐步走向规范化、法制化，在强化对康养产业支持和引导的同时，推动市场的伦理道德建设。首先，将生态环保作为大康养企业准入或退出的重要指标，对生态环保不达标的企业进行限期整改；其次，搭建康养产业"诚信墙"和奖惩机制，对于危害民众身体健康、扰乱市场秩序、虚假夸大宣传、漫天哄抬物价等行为予以警告、通报甚至必要的惩罚；再次，完善市场监督机制，对废弃物处理等问题进行严格监管；最后，完善政府职能、优化政府职责体系，以激发各类市场主体活力。

5. 重视人才培养与文化建设

目前我国康养产业发展面临人才智力支撑不足的现实，专业人才供给的滞后性与康养产业迅速发展的需求相左，而新冠肺炎疫情的暴发进一步显示出我国康养领域的人才缺口。目前我国康养产业发展急需两方面康养人才：一是高水平、复合型专业人才，而现有国内康养类专业设置分散在公共卫生管理、预防医学、老年医学、旅游管理、社会学、护理学、营养学、中医学等二级学科中，尚未形成康养领域的学科交叉，所培养的人才具有较高的专

业素养,但康养知识体系的综合性和系统性相对不足。在人社部正式发布的9个新职业中,社群健康助理员、老年人能力评估师等新职业入选,正体现了未来康养社会发展对跨学科人才和应用型人才的迫切需求。二是职业技术人员,按照《全国民政人才中长期发展规划》的目标,2020年康养护理人员需达到600万人,目前实际人数还不足100万人,而目前我国养老机构护理人员大多是非专业护工,致使养老机构内部人员流失率较高,且缺少专业性。随着未来人口老龄化的加剧,高水平的专业护理人员将是维系养老机构品质发展的重要条件。此外,在康养文化建设上,还需要以社区为宣传阵地,普及健康知识,提升居民健康素养,并建立社区健康档案管理;还需要加强高校康养类课程设置,鼓励并引导相关行业加大康养产业人才的培养和培训力度,同时在国家开放大学和各类老年大学中推动康养教育,争取县级以上城市至少建设一所老年大学,以加强医学知识的科普活动,推广科学的健康、养生和养老理念,倡导更加美好的康养生活方式。

总之,未来康养产业发展中,不仅会衍生出更多的健康城市,还会推动新型养老村镇的发展。康养产业可持续发展能力评价指标体系的建立与康养20强市和60强县的评选,体现了未来康养产业对区域新旧动能转换的推动作用,以及不论是城市还是乡村都将以人的康养需求为功能导向进行有机更新。

在以健康为导向的未来社会发展中,"全民健康"行动的发起将会带动我国康养消费市场持续扩容升级,而老龄化在给社会发展带来危机的同时,也将展现出老年人口红利的巨大潜力,有望将人口老龄化转化为康养产业发展的重要驱动力。而从现有市场与需求错位角度来看,一方面,未来城镇化、市场化的纵深发展将促使潜在的养老服务市场需求逐渐转化为有效刚性需求,养老行业供给在向高端养老社区发展的同时,会向合理化消费和全民化方向转变。另一方面,康养消费具有跨越城乡的流动性,康养产业发展将为乡村振兴带来巨大的消费市场和发展潜力,在带动当地经济发展的同时,释放农村潜在的养老需求。

最后,要真正实现联合全国各界力量进行康养产业发展探索,如打造环京津康养产业平台，推动京津冀健康、养老协同发展；攀枝花、秦皇岛等市联合全国19个城市发起康养产业城市发展联盟等，以加强跨城市、省份的对话与合作，推动各区域优势互补，实现区域合作共赢。

参考文献

[1] 何莽：《康养蓝皮书：中国康养产业发展报告（2017）》，社会科学文献出版社，2017。

[2] 杨懿、田里、胥兴安：《养生旅游资源分类与评价指标体系研究》，《生态经济（中文版）》2015年第8期，第137~141页。

[3] 史文文、张鑫：《国内养生旅游资源评价研究综述》，《第十二届（2017）中国管理学年会论文集》，2017，第21~27页。

[4] 周作明：《中国内地养生旅游初论》，《林业经济问题》2010年第2期，第141~145页。

[5] Heung, S., Kucukusta, D. "Wellness Tourism in China: Resources, Development and Marketing". *International Journal of Tourism Research*, Vol. 15, No. 4, 2013, pp. 346–359.

[6] 张宣、陶颖：《基于AHP法的洪雅县康养旅游资源评价研究》，《乐山师范学院学报》2020年第5期，第71~76页。

[7] 宋娜、周旭瑶、唐亦博、潘越：《基于DEMATEL – ISM – MICMAC法的康养旅游资源评价指标体系研究》，《生态经济》2020年第5期，第128~134页。

[8] Jin, P., Seob, S., Sop, S., Yeub, C., Hyung, L., Jun, K., Hee, K., Eun, P. "Effects of Forest Therapy on Health Promotion among Middle-Aged Women: Focusing on Physiological Indicators", *International journal of environmental research and public health*, Vol. 17, No. 12, 2020, pp. 43–48.

[9] 汪辉、韩建玲：《湿地公园生态旅游的内涵、特点与一般原则》，《南京林业大学学报（人文社会科学版）》2008年第4期，第141~144页。

[10] 黄力远、徐红罡：《巴马养生旅游——基于康复性景观理论视角》，《思想战线》2018年第4期，第146~155页。

[11] 林爱平：《基于〈中国温泉之乡（城、都）评审标准〉的旅游发展评价指标体系构建》，《资源开发与市场》2016年第9期，第1148~1152页。

[12] 樊亚明：《温泉旅游可持续发展指标体系和评价模型研究》，《科技和产业》2017年第5期，第66~70页。

［13］干立超、袁钧钒、童星：《城市人居环境评价指标体系构建研究》，《规划师》2016年第S2期，第49~57页。

［14］吕宁：《休闲城市评价模型及实证分析》，《旅游学刊》2013年第9期，第121~128页。

［15］戴俊骋、周尚意、赵宝华、刘昕：《中国老年人宜居城市评价指标体系探讨》，《中国老年学杂志》2011年第20期，第4008~4013页。

［16］Lamberto, M., Paolo, V., Giovanni, P., et al. "Marital Status and Mortality in the Elderly: Asystematic Review and Meta-analysis", *Social Science Medicine*, Vol. 64, No. 1, 2007, pp. 77–94.

［17］朱舒欣、崔杰、刘起雨等：《石门国家森林公园负氧离子浓度等级评价及其与环境因素的相关性分析》，《林业与环境科学》2019年第5期，第14~22页。

［18］屈芳、肖子牛：《气候变化对人体健康影响评估》，《气象科技进展》2019年第4期，第34~47页。

［19］王五一、李海蓉、杨林生等：《典型鼠疫疫源地环境—健康脆弱性评价》，《地理研究》2001年第3期，第290~297页。

［20］Lucie, P., Lucie, S. "Environment as a Key Factor of Health and Well-Being Tourism Destinations in Five European Countries", *IBIMA Business Review*. Vol. 7, 2019, pp. 1–11.

［21］Butler, R. W. "Seasonality in Tourism: Issues and Implications". In T. Baum, & Lundtorp, S. (Eds.). *Seasonality in Tourism.* Oxford: Pergamon, 2001.

［22］黄和平、冯学钢：《旅游目的地季节性测度指标体系的构建》，《统计与决策》2015年第12期，第62~64页。

［23］何莽：《基于需求导向的康养旅游特色小镇建设研究》，《北京联合大学学报（人文社会科学版）》2017年第2期，第41~47页。

［24］潘洋刘、刘苑秋、曾进等：《基于康养功能的森林资源评价指标体系研究》《林业经济》2018年第8期，第53~57、107页。

［25］李素红、方洁、尹志军、苗静谦：《基于改进突变级数法的河北省养老地产开发适宜性评价与障碍因子诊断》，《世界地理研究》2020年第2期，第378~387页。

［26］赵雪雁、王伟军、万文玉：《中国居民健康水平的区域差异：2003—2013》，《地理学报》2017年第4期，第685~698页。

［27］敖荣军、李浩慈、杨振、张涛：《老年人口健康的空间分异及影响因素研究——以湖北省为例》，《地理科学进展》2017年第10期，第1218~1228页。

［28］乔晓春：《养老产业为何兴旺不起来？》，《社会政策研究》2019年第2期，第7~21页。

B.2
2019年康养市场分析报告

康养产业调研项目组*

摘　要： 随着老龄化问题日益严峻，社会面临的养老压力越来越大，养老受到极大的关注。在供给方面，伴随着众多康养相关政策的出台，大量资本投入这一领域。根据对康养相关资讯和文献的整理分析，结合团队对全国多个重要康养地的实地考察，发现目前康养产业市场仍然不够成熟，具体表现为：(1) 有效供给不足；(2) 经济基础薄弱；(3) 产业结构不完善；(4) 专业人才匮乏。报告从供给、需求和渠道三个方面进行康养产业市场分析，指出目前康养市场所面临的问题及做出的成就，对于指导康养产业的科学发展具有重要意义。同时，报告也传达了关于康养产业理性认识的相关观点，倡导资本理性布局，审慎进场投资。

关键词： 康养产业　康养市场　供给侧　需求端　渠道面

一　康养产业概述

（一）产业概况

自2016年国家旅游局颁布《国家康养旅游示范基地标准》（以下简称

---

* 调研团队主要由中山大学旅游学院师生组成。主要执笔人为：陈鉴，中山大学旅游学院学生，主要研究方向：康养大数据，运动康养；陈璐岚，中山大学旅游学院学生，主要研究方向：康养大数据，区域康养产业发展；朱柯静，中山大学旅游学院学生，主要研究方向：康养大数据，旅居康养。

《标准》）以来,"康养旅游"开始进入大众的视野。《标准》出台后,全国各地打造"康养旅游示范基地"的热情开始被点燃。此后,2017年出版第一部康养蓝皮书——《中国康养产业发展报告(2017)》,首提"康养"概念,从学术视角将康养产业提到重要位置,也增强了各方资本投资于康养领域的信心。

何莽认为,康养涵盖健康、养生和养老三个维度,是"以养为手段、以康为目的"的活动,是对生命的长度、丰度和自由度三位一体的拓展过程。对康养的定义改变了大众对于康养的原始看法,人们开始关注到康养产业拥有巨大的发展潜力。目前,基于我国老龄化问题的严峻形势,养老成为康养的重中之重。截至2017年底,我国大陆地区60岁以上老年人口已超过2.4亿,成为世界上老年人口最多的国家。同时,不断加快的老龄化进一步加深了我国应对这一问题的难度。康养项目组认为,康养能推动积极老龄化的实现,将可能影响我国经济发展的老龄化人口转化为抓住最后一波人口红利的重要力量。

习近平总书记高度重视老年人问题,多次发表重要讲话并指出,"有效应对我国人口老龄化,事关国家发展全局,事关亿万百姓福祉",要及时应对、综合应对、科学应对。针对养老问题,相关顶层政策设计持续加码,从2013年"加快养老服务业",2014年"医养结合+农村养老服务设施",2015年"中医药+医养结合+智慧养老",2016年"'健康中国2030'规划纲要",2017年养老政策"质量提升年",2018年"新设老龄健康司",到2019年"28条"推进养老服务发展,七年来出台相关的专项鼓励计划百余项,涉及优惠补贴、土地政策和支付体系等。除此之外,针对居民生活、身体健康的相关政策措施,同样将康养产业一步步推到了发展的风口。

(二)市场概况

根据前瞻产业研究院数据,2018年在养老地产布局投资较大的几家企业分别是泰康人寿、保利地产、中南建设和中弘股份,投资额均达到2亿元以上。可以看到,进入康养产业的大军涵盖了金融、地产、保险和建工等多个行业。以上行业掌握充足的现金流，对市场商机的嗅觉最为敏锐，均纷纷开始提前进场布局。根据相关数据保守估计，2018年康养产业产值超过6.85万亿元，约占国民生产总值的7.2%。

康养产业发展前景好、势头猛，吸引了众多资本纷纷入场。但是，根据实地调查及研究分析发现，全国康养产业的整体发展状况仍旧不容乐观。有效供给仍然是发展康养产业的一大难题。过去发展经济面临供给侧结构性矛盾，因此进行供给侧改革。康养产业要继续发展，必然也要进行结构性改革，提高有效供给。对康养产业而言，行业内面临着有效供给不足、经济基础薄弱、产业结构不完善、专业人才缺乏等问题。

总体而言，虽然康养产业展现出了强劲的发展势头和巨大的发展潜力，但是也在快速发展的过程中暴露了许多亟待解决的问题。康养产业要健康良性地发展，需要在产业政策体系完善、政策落实、专业人才的培养等方面继续努力。

二 供给侧：资本、技术和人才形成强大的康养合力

（一）康养资本

康养产业在中国市场方兴未艾，而资本的嗅觉总是能够最早找到市场发展的契机，进而引领行业的发展。由于康养产业的综合性、复杂性和不确定性，进军康养的资本往往具有强劲的实力，足以改变整个行业的发展态势。

相关资料显示，投入康养产业的资本可以分为三大主力。以房地产和医疗机构为代表的是第一大主力，主要依靠其主营业务介入养老服务的便利性，抢占先机较早进入这一领域，如万科、保利和恒大等房企龙头，据专家预测，康养地产将在未来成为房企主业。以险企和金融机构组成的第二大主力具有天然的融合优势，且具有强大的投资能力，正朝着康养产业全链条火速开进，如中国平安、泰康人寿和中国人寿等，都是其中的佼佼者。来自科

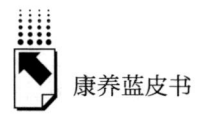

技领域的资本构成了第三大主力,主要由腾讯、阿里和百度领衔,突出互联网优势,发展互联网医疗和"智慧养老",推动"健康+智能化"的"健康中国"新模式建立。

康养资本的投入为康养产业注入了活力,通过创新、营销等方式慢慢打开了一个庞大的康养市场。当前形势下,我国处于产业结构转型、消费升级、人口老龄化等多种境况交织的重大变革之中,地方政府也在急于寻找绿色的发展方式和合理的治理手段。因此,众多手握社会资本的大中型企业纷纷聚焦康养领域,与地方政府合作,共同开发康养市场。根据对全国县市的康养项目调研,其数目之巨、规模之大已经远远超出了公众的想象。在未来,康养项目只增不减,应继续探索应对老龄化、提升居民健康水平的积极之策。

(二)技术发展与运用

国内康养产业起源于森林康养。森林康养提供了一个可以康复疗养的场所,吸引广大慢性病患者以及众多长期居住在城市的人们去进行自我恢复和身心疏解。国际上,德国与日本走在森林康养发展的前列。19世纪40年代,德国在巴特·威利斯赫恩镇建立了世界上第一个森林浴(Forest Bathing)基地[1]。而我国自20世纪末才开始正式将森林作为疗养的资源进行开发利用。中国森林康养旅游虽然起步较晚,但在各地政策推动下发展势头良好。森林康养不同于其他形式的旅游活动,其所呈现给消费者的内容和形象正在不断丰富和深化。近年来,森林康养也逐渐从疗养、康复的简单功用转变为集疗养、康复、观光、休闲、游憩于一体的综合康养项目。

同时,康养产业内也涌现了许多依托其他康养资源进行发展的特色康养。温泉康养在广东等地发展较为成熟,而攀枝花的阳光康养也成为一股清流在国内康养行业内激起层层波澜。早先发展的康养产业积累了相关的经验技术,对于指导未来全国康养产业发展具有现实意义,而新晋的康养模式具备创新、潮流的优势,从变革视角出发为其提供技术支持。

随着时代的发展,消费升级、老龄化催生了新的市场需求,资本的进入提供了行业向前发展的动力，康养产业的相关技术得到各方的支持。针对严峻的养老形势，开发了适老化设计的产品，已经应用在上海等大城市的养老院中，下一步将作为全国的范本推广开来。此外，智能穿戴设备也已经跨越了年龄的限制，打通了从婴幼到老年群体的健康市场，为全年龄段人群的健康保驾护航。除了硬件技术支持，先进的康复、疗养、保养理论也为全康养产业提供智力支持。由于现代抗衰老医学、自然医学、功能医学、分子医学、代谢与蛋白质组学、细胞生物学、再生医学等学科研究的进步，人类已经可以通过研究核酸、蛋白质的结构、功能、代谢、调控信号传导等生物大分子的奥秘来阐明生命的过程和各种现象，对健康与疾病的认识和理解开始进入分子医学水平。

但是，先进研究与技术的落地推广仍然面临很多未知的困境。国家发改委社会发展研究所所长、国务院政府特殊津贴专家杨宜勇在参加首届松山湖康养科技与自主可控高峰论坛时指出："我国康养产业在养老服务与康养科技方面都还处于弱势，尤其是我国康养科技缺乏核心技术，是亟须补齐的短板。"当前，众多具有先进康养理念的产品以及核心技术仍然依赖于国外进口，以从日本、德国进口居多。因此，应发挥后发优势，在借鉴外国先进经验的基础上，加紧理论和技术的创新，才能够让我国的康养产业拥有更大的发展潜力，更好地为我国人民提供优质的服务，增强人民安全感、获得感和幸福感。

（三）人才需求与供给

与康养产业的蓬勃发展相矛盾的是康养人才的供给不足，这将是制约其快速发展的重要因素。相关数据显示，2017年，全国有600多个城市基本没有康复专科医院，康复医学床位数占医疗机构总床位数比重仅为1.8%；而我国养老服务机构约有2.85万个，平均每千名老年人养老床位数仅为33.8张，养老设施存在较大缺口。康养医院的不足从侧面反映了人才供给的不足。康养产业发展急需跨学科、复合型人才，而我国目前康养相关人才供给仍然没有体系化，不具备支撑庞大产业集群的人才资源。上海政协委员

黄钢于2019年"两会"上提出:"加快建设康养服务人才培养体系,积极应对人口老龄化问题。"

我国人口众多,劳动力充足,却无法在康养领域提供足够的人才储备,主要还是由于新兴产业发展时间较短,相关理论和大众观念更新迟缓。人们对于康养领域的认识仅仅停留在养老服务上,这显然没有充分认识到这一产业的发展前景。同时,相关理论建设仍然处在探索阶段,广大群众信心不足,仍然不愿意立即投身康养产业之中。全国人大代表、武汉大学生命科学学院副教授刘江东认为,当前康养人才队伍建设存在的问题可归结为从业人员素质和服务水平不高、工资待遇较低导致流动性大、社会认可度低造成专业人才匮乏这三个方面。

针对这一情况,部分专家学者提出改进意见。黄传认为,针对康养旅游人才的稀缺,应优化改进人才培养模式,协同创新机制和平台构建,增进"大众创业、万众创新"的实践,并在生命关怀与自由全面发展中培养应用型康养旅游人才[2]。成宏峰从康养旅游人才需求层次角度指出,一方面需要高层次的理论研究、景点规划、经营管理和产品开发人才,另一方面也需要一线技能服务型人才,既需要单一技能专业人才,更需要复合型人才。因此,康养旅游人才需求从层次上涵盖了从研究生、本科到高职高专和中职,从专业上涵盖了旅游院校、医学院校、林业院校和体育院校[3]。赵宁从国外康养人才队伍建设入手,探究相关经验,认为应该抓好人才培养体系建设、人才认证体系建设、营造良好行业生态、促进人才流动、加强内部管理五个方面,形成完整的康养人才供给链条[4]。

三 需求端:健康、养生与养老共同产生强劲的市场需求

(一)健康意识

健康素质和健康意识是一个国家或地区人群健康状况的综合反映,随着健康事件引发公众对健康的关注,健康意识被作为教育中重要的一环。近年

来，各类健康、医疗事件的发生，对公众的健康意识和健康观念产生了巨大冲击。随着人类的不断演进和发展，一方面，由人们不健康的生活方式以及较大的心理压力导致的慢性非传染疾病已成为影响人类健康的主要疾病之一；另一方面，一些流行且新增的传染病也对人类生存产生较大威胁，极大地影响了人类的发展。针对影响人类健康的各种疾病，不仅需要寻求临床药物进行治疗，更重要的是加强民众的健康意识，引导其进入健康的生活方式以及健康的心理状态，进而达到主动预防疾病的效果。正如康养概念所示，康养关注的核心人群并非临床病人，应是亚健康和健康人群；康养的核心不在于"医"的手段，而在于"养"的方式，用科学的"养"让人回到良好的健康状态。

首先，公众健康意识的提高，一方面对于"医"有较大帮助，另一方面也是公众"养"的观念的提升。人们不再局限于有病治病的理念，更多地去关注没病预防、病后康复的环节，这些观念的提升，使得公众将目光更多地投向了康养领域，同时也促进了相关健康产业的发展。例如催生了有机食品、健康住宅、健身器材等行业的新兴发展。单以健身器材产业为例，因为大众健康意识的提升，越来越多的人注重体育锻炼，数据显示，2019年全国经常参加体育锻炼的人数达到7亿人，占全国人口的50%左右，庞大的健身人口为健身行业带来巨大的需求。我国健身器材年销售收入也不断增加，2017年达387.9亿元，预计2020年中国健身器材市场规模将达470亿元。与此同时，与康复运动相关的健身器材也不断出现，并且逐渐占领市场。因此，未来中国的健身市场规模将进一步扩大，公众对于健康运动意识的加强，将极大推动康养细分市场的蓬勃发展。

其次，受某些突发公共卫生事件的重大影响，政府也将进一步关注居民健康教育以及医疗服务设施建设，进而推动大健康理念的实施和完善。一方面，政府将会建立全方位面向大众的信息交流促进模式，即在发生突发公共卫生事件前，通过信息交流系统，将防护、预防措施进行宣传，在此阶段，政府可适当普及康养知识，促成全民康养意识的培养；在发生突发公共卫生事件时，各部门相互配合，保证健康信息准确、有序地传播；在突发公共卫生事件后,政府可及时对公众进行心理疏导,引导民众在这一过程中进一步提高健康意识,公众也会自发关注疾病预防知识,其对康养的关注力度也会进一步加大[5]。另一方面,政府将更加注重大健康理念的实践,以人民为中心,最大限度保证对生命的尊重及呵护。同时更加重视人们在环境、身体和精神三大方面的健康管理,充分发挥政府在预防、治病、保健等事关人民健康产业发展方面的主要引领作用,最终引领人们从环境到身体再到心理的健康可持续发展。以上种种因素表明,健康医养产业将会得到政府大力支持,康养市场也将获得更广阔的发展机遇。

(二)不同阶段人群康养需求与市场

1. 老年群体需求与养老产业发展

随着人口老龄化进程的加速,我国老年人口规模不断扩大。全国老龄办数据显示,到2020年我国老龄化水平将达到17%,而60岁以上的老年人口规模将达到2.48亿,我国的老龄化程度也会随着时间的推移而不断加深。近年来,人们的养老观念也在不断变化,老年人的养老模式逐渐从普通的家庭养老到社区养老再到康养旅居养老等新兴养老模式发展,养老消费也随着养老模式的不断变革而升级。根据我国GDP增速来对我国养老消费金额进行科学预测,预计到2020年我国老年人人均消费金额将达到1.37万元,也就意味着我国总体养老产业市场规模将达到3.4万亿元。党的十九大报告提出,我国经济已从高速增长阶段转向高质量发展阶段。养老产业的发展不仅是为了解决人口老龄化问题,还要满足老年群体多层次多元化养老养生服务的需求。人口老龄化的现实"呼唤"养老产业的发展,养老产业作为我国人口红利的最后一波优势,需求巨大,缺口明显,并且随着我国老年人口不断增加,康养行业也将成为人口红利最后一个受益行业。

目前社会普遍认为康养产业的重要组成部分是健康和养老,加之现阶段我国老龄化程度不断加深,因此更多人也将康养等同于养老。但是就现阶段老年群体实际康养需求来看,老年康养包含养老、老年保健、老年旅居等各种相关及周边产业,其内容丰富、需求极大,老年群体是最主要的康养需求群体。现阶段,"养老+旅游"已经成为一种新的老年生活潮流,越来越多的老人选择旅游养老,通过旅游娱乐的方式来度过老年生活。高龄、有钱、悠闲的特点,使得退休城镇老人成为老年旅行团的主力。调查得知,全国各地大型旅行社均开辟了"夕阳红"线路,有的甚至还专门成立夕阳旅游部,设计服务老年人的旅游产品。按照每位老人一年平均出游3次,每次旅游消费1500元来测算,中国老年旅游市场规模近10000亿元。且随着老龄化进程的加快,预计到2050年,我国老年人口将达到历史最高4.87亿人,届时会催生一个价值354万亿元的巨大老年康养市场。

从养生市场发展来看,政府高度重视养生旅游融合发展工作,大力推进医疗旅游产业发展。截至2019年,全国已有中医药养生旅游示范单位共88个,约500个景区点、度假村从事中医药养生旅游服务,并和90多个中医药企业开展了合作。据统计,目前,海南省医疗健康产业总资产占该省GDP的11%,医疗健康产业成为拉动海南省GDP增长的主要动力。同时,广东省也开展"中医药文化养生旅游"品牌建设,通过养生旅游线路规划和中医养生馆等建设来增强中医药养生旅游对全省全域旅游的刺激及推动。就全国范围而言,原国家旅游局预测,到2020年,中医药养生旅游人数将达到旅游总人数的3%,中医药养生旅游收入将达3000亿元,到2025年有望达到5000亿元。中医药养生旅游发展将成为推动康养产业发展的一大引擎[6]。

2. 中青年群体与养生产业

当前,随着人们生活水平的提高,养生已经成为社会大众关注的话题。从20世纪末提出"全民健身运动"的思想,再到21世纪初提出"全民养生"的理念,都是社会民众重视养生的体现。养生,即通过各种手段调摄保养身体机理。通过调摄保养的手段,使自身各器官组织协调平衡,身心处于一个最佳状态,从而达到延缓衰老的目的。养生的维度包括"身体—心理—精神"三个层面,养生是对"身、心、灵"的全面养护,以增强生命丰度。当今人们普遍生活在一个节奏较快、压力较大的环境中,长时间的不规律作息以及对于电子产品的高度依赖,使得越来越多的人处于亚健康状态。由于亚健康症状的特殊性，大多数人更加青睐于以养生的方式去对抗亚健康状态，人们因此更加注重生活环境的舒缓和清净，注重生活方式的健康，也更加关注心理上的调节与疗养。

中国健康协会调查发现，中国的一线城市中，亚健康人群已超过城市总人口的70%。据此推断中国亚健康状态人群将超过总人口的55%，因此来自全民养生的需求催生巨大的市场潜力和新兴产业发展，健康意识已延伸到"调养，预防"为主的养生领域，养生市场正在以20%~30%的速度扩张，社会对于解决亚健康问题的需求尤为迫切，且将呈现井喷式增长，因此亚健康人群的健康保健市场需求的增加也将成为中国康养市场快速发展的主要推动力。亚健康人群催生了中医药健康旅游的发展，中医药作为我国独特的医药资源，其临床诊断确切、养生作用独特、治疗方式灵活等特点使其消费群体广泛，加之与健康旅游相结合，为亚健康人群提供了疗养结合的康养方式，从而受到大众的广泛喜爱。

中青年作为社会主要消费群体，其对于康养消费的需求同样巨大，但是中青年群体的康养内容不同于老年群体，其目的更多集中于对生活质量的提升。这一群体的康养需求也将更多围绕教育发展、体育健康、旅游体验、美容保养、心理咨询等与提升生活质量相关的内容。因此针对这一群体的康养供给也更加年轻化和多样化。就近年来备受中青年关注的医疗美容产业的发展而言，医疗美容产业随着社会对于"美"认知的快速发展而同样呈现快速发展之势，调查显示，近年来医疗美容行业基本维持15%以上的高速增长趋势。初步统计，2019年全国医疗美容服务市场收入高达1570亿元，且随着国民收入的增加、整容低龄化的发展趋势以及新技术应用等方面的推动，预计到2022年，全国医疗美容服务市场收入将达到3000多亿元。且随着中青年消费群体的不断壮大，消费理念不断改变，中青年对于医疗美容、康复医疗等康养领域需求不断增长，康养市场将获得长足发展（见图1）。

3. 妇孕婴幼群体与母婴健康产业

随着经济发展和社会家庭观念的不断进步，家庭对妇孕婴幼的重视度逐

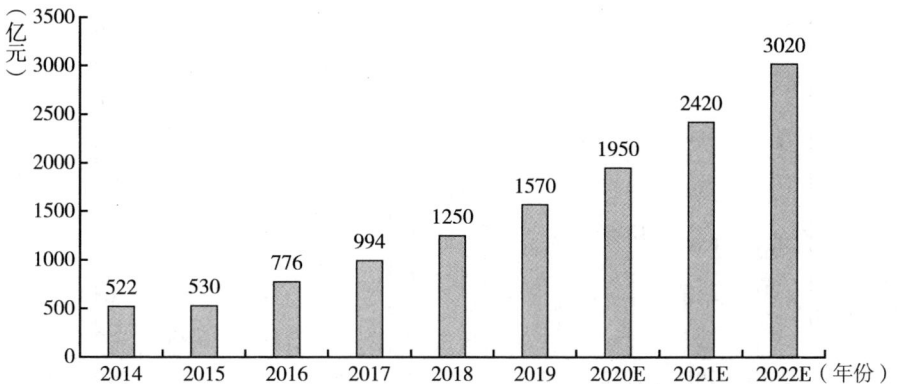

图1 中国医疗美容服务市场总收入及预测

资料来源：据前瞻产业研究院整理。

渐提高，此类群体的消费观念也在不断升级，并随着需求的多样化逐渐催生了消费供给的多样化。因此妇孕婴幼的健康供给不再局限于基本医疗，而是快速涌现出更多母婴健康供给产品，如早教课程、妇孕产前检测、孕妇产后恢复、小儿保健等一系列围绕妇孕婴幼群体的康养产品。同时随着"90后"孕妈成为消费主体，孕妈的知识结构显著提升，母婴健康的需求日益突出。孕产妇对于母婴产品的需求不再局限于单一孤立的产品，而是希望获得更多的健康知识、产品、服务等科学且有效的帮助与指导，引领母婴行业消费升级。孕产妇越来越注重母婴环境与其配套设施，更加注重功能性产品与健康服务、母婴健康管理服务，以及身心健康的愉悦体验和拥有自然康乐的生活方式。

据不完全统计，2013~2018年中国母婴行业市场规模不断增长，增速也呈现不断上升趋势，2018年全国母婴市场规模上升至3.1万亿元，较上年同比增加18.5%，预计到2020年，母婴市场规模将持续增加超过4万亿元（见图2）。

以母婴市场较为火爆的月子中心为例，2018年我国月子中心会所数量达3000家以上，同时月子会所和产后康复的营业规模占据市场主导地位。其中，成规模的月子中心数量已超过1000家，随着二孩政策的开放

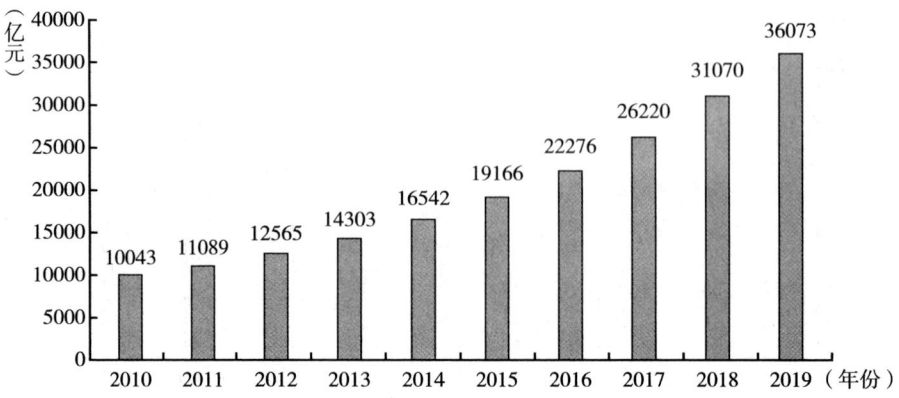

图 2　我国母婴行业市场规模统计情况（2010～2019）

资料来源：据前瞻产业研究院整理。

和人们消费观念的改变，我国月子中心在全国范围内迅速扩展。据专业机构预测，由于一线城市月子中心增长极的拉动作用，全国范围内的月子中心市场会进一步扩大。综合其他因素来看，预测到2020年，我国月子中心市场规模有望超过173亿元。母婴市场的火爆证明了妇孕婴幼群体对于康养设施以及产品的需求之大，也证明康养产品及设施不仅限于老年群体（见图3）。

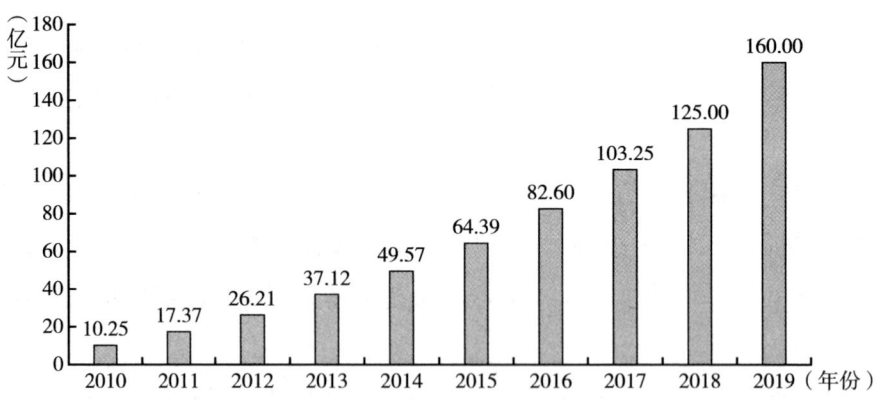

图 3　中国月子中心市场规模

资料来源：据公开资料整理。

四 渠道面：产品服务形式多样化，供需双方共同刺激新产品发展

康养产品和服务是康养市场上的重要一环，供给侧和需求侧通过产品与服务直接在市场上进行对话，通过对比市场上的产品与服务，分析它们的发展趋势，可以看出供需双方对康养市场的理解与看法。一方面，供给端不断推陈出新，刺激消费者产生新消费；另一方面，随着大众健康意识提高、消费水平上升、社会老龄化加剧等现象的出现，康养市场的需求端快速发展，刺激供给端对日益增长的市场和多样化的需求进行回应，而产品与服务便是实现供需双方对话的渠道。通过产品和服务的更新换代及集中程度，可以分析出供给端与需求端之间形成了哪些共识、消费者的集中需求在哪里、企业和政府应该把重点落在何处等关键问题。

总结现有市场上提供的康养产品和服务，大致可分为以下几类。康养产品可分为两类，一是辅助器械类康养产品，比如各类健身器材、康复器材、家用保健器械等；二是非辅助器械类康养产品，以养生食品、保健品为代表，还有一些非食用的，但同样具有康养意义的产品，比如具有养生功效的泡脚料包、香薰产品等。康养服务则可按照服务地点分为线上远程康养服务、线下康养服务。

（一）康养产品

康养产品主要是指具有实物形态，能够从不同方面满足消费者康养需求的各类产品。从康养产品的性质来看可以将其分为辅助器械类康养产品和非辅助器械类康养产品。

从康养市场上的需求来看，康养产品应该满足不同群体的健康、养生和养老需求。多样化的康养需求进而催生了众多下级产品市场，如智能可穿戴设备、健身器械、适老家具、养生食品等。

1. 辅助器械类康养产品

辅助器械类康养产品主要指各种对身体康复、健康锻炼等起辅助作用的装备、器械、器具等。例如健身运动器材、理疗康复器材、家用健康设备等。器械类产品激活了制造业比如健身器械市场，随着全民健康运动意识的不断提高，健身氛围的不断扩大，国内健身器械行业的发展潜能被不断激发。2019年，天猫发布的年度运动消费趋势报告显示，消费者越来越关注运动并愿意为之消费，仅在阿里巴巴经济体内就聚集了4亿运动爱好者。其中银发族即"50后"人群是运动消费增速最高的人群，年消费增长达到了53.3%，远高于"90后"的26.5%。这也体现了银发族强劲的消费能力。数据表明，中老年群体的休闲生活并不只有广场舞，瑜伽、垂钓、跑步甚至健身都可以是他们丰富的运动项目之一[7]。根据《"健康中国2030"规划纲要》的建设目标，在2020年，全国经常参加体育锻炼的人数将达到4.35亿人，可见健康运动需求的巨大发展空间。目前国内知名的健身器械品牌有英派斯、舒华、乔山、芒果、万年青、澳瑞特等，但从全球范围来看缺乏品牌竞争力，且大多数集中在中端市场，高端市场多被国际品牌占据。健身器材的主要市场人群为都市年轻人士，普遍具备较高的消费能力，随着康养概念不断兴起，国民康养意识不断提高，健身器材的市场尤其是电商市场也日益扩大。家用类和轻度健身器材的销售量持续增长，仅在2019年2月，天猫的健身器械销量增长率便达到了81%。未来，中国居民消费结构和消费概念的不断升级将使家用健身器材成为健身器械的主要销售品种，企业也抓住了这一需求转变方向，不断推出新式轻度健身器材，以满足消费者的健康需求。

而康复器械主要依赖20世纪80年代兴起的康复医学，主要的服务对象包括各类残疾人、术后病人、慢性病人和中老年人等。受人口老龄化加速的影响，老年人的康复需求将成为国内康复器材发展的主要推动力。根据第四次中国城乡老年人生活状况抽样调查结果，预计在2030年前后，我国的失能、半失能老年人将达到9000多万。聚陆医疗创始人许昌军曾表示，康复机器人、脑机接口技术、康复信息化、大数据及VR等高科技精尖技术能够进一步激发康复需求，促进康复产业的快速发展。康复器械主要以帮助患者恢复正常生活为目的，在康复医学发展之初，康复器械主要用于二、三级综合医院的康复科或专科医院。而随着互联网和制造业高端技术的不断发展，加上大数据助力信息化发展，康复器械也呈现出社区化趋势。康复器械主要结合康复医疗服务、远程医疗服务和康复机构来提供全方位的康复治疗，由于其专业化程度较高，因此相对健身器械而言，除制造业人才之外还需要从医学方面提供人力支撑。

不论是健身器械还是康复器械，智能化都是辅助器械类康养产品发展的一大支持因素。作为产品供给方，上游制造商致力于研发更加智能的产品，而利用产品提供服务的下游服务商则不断寻找智能化产品与康养服务的结合点，利用互联网大数据，构建行业信息化的产品方案。在需求方一侧，消费者们也在不断提出更加多样的康养需求，体现出对智能产品的偏好。智能跑步机、智能体脂称、康复机器人……新康养产品的亮相和成功，往往体现着供需双方在市场中对话的共识。

2. 非辅助器械类康养产品

非辅助器械类康养产品的范围比起辅助器械类康养产品来更加广泛，产业结构涵盖三大产业，具体可以分为健康农副产品、医疗保健用品、护理用品、特殊化妆品等。自古以来，我国道家理论就提倡"养生"理念，传统的养生意识和现代的康养理念也催生了社会对康养产品的庞大需求。2019年，国内主要电商平台的保健产品交易额已突破450亿元，同比增长26.2%。以保健食品为例，2019年第四季度，阿里渠道的保健食品销售额为72.86亿元，同比增长4.32%。

由于"互联网+"思维的不断发展，不论器械类康养产品抑或食品类康养产品，电商平台的线上销售模式正在改变和拓宽康养产品的销售渠道[8,9]。单就阿里旗下的阿里健康而言，阿里健康发布的2019财年业绩公告显示，截至2019年3月31日共录得收入50.96亿元人民币，利润达到了1.22亿元。从前代理商、批发商和零售商们只能通过线下对消费者进行宣传和销售，互联网的发展和电商平台的日益壮大使得电商逐渐成为康养产品

销售的主力军，三级零售商更是实现了纯线上销售，节省了以往线下销售的人力、宣传、选址等成本。未来康养产品还可以像其他零售产品那样实现"线上+线下"模式，即在线上实现产品的宣传和销售，在线下实现消费者购买前对产品的实体体验及购买后的售后保障。销售渠道的多样化和电商化，应该是康养产品未来的发展趋势。

（二）康养服务

1. 线上远程康养服务

目前国内的远程康养服务主要包括远程医疗服务、远程护理服务及远程教育服务，其中远程医疗服务大多数由政府支持，公立医院作为主要力量，且主要用于满足中西部等欠发达地区的医疗需求[10,11]；远程护理服务主要依托社区进行，利用"互联网+远程护理"的模式为中老年人或同样需要护理的人士提供帮助。根据动脉网发布的《2019康复产业发展潜力研究报告》，2022年，我国康复产业市场规模将超过1000亿元，康复机器人、远程康复、康复信息化、骨关节康复、康复护理和心肺康复将成为康复医疗的黄金领域。其中远程康复的发展潜力巨大。以遇健未来科技有限公司为例，它是一个致力于在家中帮助心脑血管患者进行康复的企业，主要通过借助大型医院和专家的力量，创立家庭智能康复平台，为心脑血管病患者制定个体化康复方案，实现康复治疗的产品化。

远程教育服务针对的是老年教育，以老年开放大学为载体，社区为场所，利用网络平台为中老年人提供优质的教育资源[12,13]。2001年初，经武汉市教育局、文化局、老龄办共同研究决定，在武汉全市范围内，以老年大学为基础性依托，尽快建立以广播、电视、互联网三方媒介为平台的老年远程教育体系，运用高科技和现代化传媒手段兴办三个课堂，即"老年空中课堂"、"老年电视课堂"和"老年网上课堂"，以满足在武汉市内普及老年教育应对社会老龄化的需求，在老年人群体内推广"终身教育"理念。2002年，武汉市"老年电视课堂"开播的同时，武汉老年大学网站也开通了。2009年，武汉市老年大学又和武汉电信部门联合搭建了老年远程教育服务平台。目前我国的老年教育服务主要由政府提供，以满足中老年人休闲生活、再学习的需求为目的。新时代的中老年群体和20年前的老年群体相比已发生很大的变化，根据红杉资本的调查，66%的受访城市老年人群体会把1/4的自由时间花费在移动互联网上，中老年群体对互联网的依赖性明显加强，抖音、微信、快手等社交平台并不只是年轻人的主要阵地，越来越多的中老年人学习使用智能设备，通过互联网持续吸收新鲜知识，利用远程教育平台实现"夕阳红"。

线上远程康养服务解决了场地、人力成本等问题，利用远程技术和大数据，以智能设备和器械为辅助，巧妙地将存在康养服务需求的目标人群与提供康养服务的企业连接起来，丰富了康养服务的多样性，让康养服务变得更加灵活和智能化。强大的互联网不仅是线上康养服务强有力的依托，更能激发群众对线上康养服务的需求。线上康养服务不仅需要企业结合新技术开发平台，更需要政府的支持和宣传，让存在明显或潜在需求的群体能够感受线上服务的优势与便捷。

2. 线下康养服务

线下康养服务包括依托机构进行的康养服务和康养文旅服务。

机构型康养服务主要通过各类养老机构、康复理疗机构进行。目前国内的养老市场发展空间巨大，随着老龄化社会的不断推进，养老机构及康复理疗机构的供应远远无法满足当前的市场需求。目前市场上主要的康养服务机构包括国家资助的福利院或敬老院、国家支持补贴的养老院、中高端老年公寓、康复护理中心、康复医院、疗养院、理疗机构等。当前我国推行"9073"养老模式，即90%的老年人由家庭自我照顾，7%的老年人享受社区居家养老服务，3%的老年人享受机构养老服务。2019年第三季度，我国提供住宿的养老机构有31997个，提供床位414.3万张，所服务老年人群仅占全国65周岁及以上总人口的2.5%，出现明显的需求缺口。

机构型康养服务主要通过设立专门的机构，为需要康养服务的人士提供良好的服务环境，同时通过专业的人才和技能培训来提供专业的康养服务。且机构型康养服务比起线上远程服务更容易被中老年人接受，在接受服务的

过程中也能够更加真切地感受其真实性。随着我国康养产业市场规模的不断扩大，机构型康养服务也将成为康养产业发展的一大主力军。

康养文旅服务则是近年来随着康养概念的兴起在市场上大受欢迎的文旅项目。中央连续三年出台一号文件支持康养文旅的发展，各式各样的康养文旅项目也不断推陈出新，森林康养、体育康养、温泉康养等文旅项目在全国逐步展开。根据全国各省级行政单位 2019 年重点项目计划，康养文旅的比重占到 13%，其中以四川、云南为康养文旅的发展重点。仅在 2019 年文旅康养专题投资推介会上，四川省便有 6 个康养文旅项目集中签约，总金额超百亿元。

康养文旅服务主要由当地政府支持，通过政企合作打造康养文旅项目，以网络广告、政府宣传、旅行社推介、网络 KOL 以及与康养机构合作等渠道进行推广，吸引人们前往旅游地点开展康养活动，目前来看主要还是依靠网络平台这一渠道与消费者接触。康养文旅服务的多样性体现在将众多文旅项目综合起来，找到其中的康养核心并加以浓缩提升，在强化康养概念的同时整合当地的特色文化、自然资源及医疗保健资源，形成富有地域特色的康养文旅项目，并且能够与多个产业进行结合协同发展。康养文旅将成为康养市场中的朝阳项目，它将和机构型康养服务一起构成未来康养市场发展的主要板块，全面满足国内日益扩大的老龄市场需求。

不论是康养产品抑或是康养服务，从市场反应来看都能感受到明显的需求缺口。从我国人口的发展趋势来看，2022 年我国将进入深度老龄化社会，老龄化结构必将提高社会消费，引发消费结构变迁，市场供给侧应当充分倾听需求方的诉求，通过产品和服务使得供需双方达成共识，才能在庞大的康养市场中实现利益的最大化。

参考文献

[1] 谢灯明、何彪、蔡江莹等：《森林康养潜在游客感知风险对行为意向影响研

究》,《林业经济问题》2020年第1期,第66~71页。

[2] 黄传、谢琼:《基于健康产业发展需要的应用型康养旅游人才培养》,《人才资源开发》2019年第9期,第48~49页。

[3] 成宏峰、马兆兴:《山西康养旅游人才供给体系构建研究》,《太原学院学报(社会科学版)》2018年第2期,第26~29页。

[4] 赵宁、高原、范巍:《外国康养人才队伍建设及其启示》,《中国人事科学》2019年第6期,第78~86页。

[5] 都杨、吴群红、郝艳华等:《突发公共卫生事件中城市居民健康教育需求调查、影响因素及对策研究》,《中国初级卫生保健》2009年第4期,第40~42页。

[6] 王艺霖、陈亚京:《论"养生学"学科建设的意义和价值》,《武术研究》2018年第10期,第112~114页。

[7] 郭清:《"健康中国2030"规划纲要的实施路径》,《健康研究》2016年第6期,第601~604页。

[8] 李俊瑞:《舒华牌健身器材市场营销策略研究》,天津大学硕士学位论文,2010。

[9] 张文艳:《川渝市场DFS保健按摩器材产品和渠道策略研究》,电子科技大学硕士学位论文,2011。

[10] 顾海、刘曦言、马珺茹:《我国远程医疗服务的发展现状、问题及对策》,《中国卫生管理研究》2018年第1期,第112~125、156~157页。

[11] 郭慧玲:《远程护理优势及影响其发展的因素分析》,《实用医药杂志》2018年第11期,第1048~1051页。

[12] 唐亚林、张潇:《国家健康养老养生产业发展政策体系的历史演变及发展模式的转型研究》,《广西财经学院学报》2019年第3期,第1~13页。

[13] 袁媛、北山秋雄、胡俊飞等:《基于Kano模型的社区老年人远程护理服务需求分析》,《护理学杂志》2020年第1期,第5~9页。

分 报 告
Sub-Reports

B.3
老年旅游目的地城市支撑体系构建研究

杨德进 史银辉 秦蕾*

摘 要: 随着我国人口老龄化形势不断加剧,老年旅游人数也急剧增长。然而,老年旅游目的地的城市建设却没有跟上老年旅游服务需求的增长步伐。为解决这一问题,本文通过对老年旅游目的地城市市场需求和供给现状的分析,提出构建老年旅游目的地城市支撑体系:一是老年旅游目的地城市资源体系;二是老年旅游目的地城市产品体系;三是老年旅游目的地城市公共服务设施体系;四是老年旅游目的地城市营销体系。最后,对老年旅游目的地城市——海南三亚进行分析,提出从生态资源保护、文旅康养产品开发、完善基础设施建设、

---

* 杨德进,工学博士,南开大学旅游与服务学院副院长、副教授,主要研究方向:旅游城市及景区规划;史银辉,南开大学旅游与服务学院专业硕士,主要研究方向:旅游规划与战略;秦蕾,南开大学旅游与服务学院专业硕士,主要研究方向:旅游景区规划与管理。

加强传统媒体和社区营销四个方面进行改进和提升。

关键词： 老年旅游　目的地城市　支撑体系

一　引言

进入21世纪，人口老龄化已经成为全世界所面临的共同趋势。据国家统计局相关数据，2000~2018年，我国65岁及以上人口占比已经由7%上升至11.9%，老龄化社会特征不断凸显。据国家统计局预算，至2050年，我国将进入高度老龄化社会。在人口老龄化的同时，我国的家庭结构和老年人的生活观念也发生了改变。多年来的计划生育政策对我国目前普遍存在的"421"家庭结构产生重要影响，奔波于生活和事业的中年群体鲜有时间陪伴老年人，亦无法对老年人做到全面照顾，因此会在经济上给予老年人出游大力支持。另外，大多老年人在年轻时由于工作、家庭和交通等原因很少外出旅游，离开了工作岗位后开始有了更为宽松的个人时间和可支配收入，在身体状况良好的前提下，他们更加热衷于旅游，并希望能够通过旅游方式来满足其日益增长的精神文化生活需要。据全国老龄委调查数据，目前我国每年老年人旅游人数已经占到全国旅游总人数的1/5以上。

目前，老年旅游市场需求旺盛，存在巨大的潜在空间，然而相应的服务及产品供给却相对不足，老年旅游目的地城市建设和开发尚处于初级阶段，面对这种情况，如何构建老年旅游目的地城市支撑体系成为至关重要的问题。

二　相关研究综述

近年来，老年旅游越来越受到国内外学者的关注，国外学者主要从该群体的旅游动机、影响因素以及市场开发等方面进行研究。在老年旅游动机方面，Huang 和 Tsai（2003）通过访谈指出，影响该群体出游的因素大多表现为"能力""供应商"和"间接动机"，而从动机层面来看位居前列的分别为休闲度假、休息放松、社交等，占比依次为49.4%、35.6%、15%[1]。McGuire（1984）则认为支持程度、健康程度、可支配时间程度、社会因素、外部资源情况5个方面对该群体出游活动产生了约束作用[2]。在老年旅游市场开发方面，Shoemaker（1989）通过研究老年旅游市场，将老年人细分为三个子市场：家庭游客、积极休憩者和年长游客[3]；Huang 和 Tsai（2003）认为越来越多的台湾地区老年游客喜欢自然风光和历史文化，可据此开发一批文化游和生态游产品[1]。

国内学界的研究重点基本都放在了老年旅游的产品开发和市场营销、目的地开发和供给侧改革几个方面。在产品开发方面，章杰宽（2008）通过对国内老年人生理心理特征的深入分析，提出西安老年旅游产品的开发，应当遵循个性化、亲情化、服务性、文化性和安全性几个原则导向[4]。在市场营销方面，申明新（2007）指出老年旅游市场营销组合策略主要包括市场细分和定位，营销观念和环境，以及4P营销（产品、价格、促销、渠道）策略等各个方面[5]。在目的地开发方面，关帆（2009）认为当前旅游养老开发现状中存在着老年旅游市场供给不积极、操作不规范、产品供应严重不足等诸多问题[6]。在供给侧改革问题上，王慧叶（2017）通过案例地调研提出养老旅游目的地供给优化的五大优化对策，即完善养老服务与设施、丰富旅游休闲活动、完善基础设施、注重环境保护与营造、加强地方管理[7]；季战战等人（2018）明确了实现老年人旅游供给侧创新的发展方向：一是打造专属化的联动服务机制，二是开发具有针对性的老年旅游产品，三是控制和优化旅游成本，完善安全保障体系，四是注重旅游过程中的情感收获，弘扬敬老、助老的良好品德[8]。

综上所述，国内外老年旅游研究较多集中在对老年旅游者和老年旅游目的地某一方面的研究，很少涉及对老年旅游目的地城市建设的整体研究，如何构建老年旅游目的地城市支撑体系，并在此基础上为老年旅游目的地城市发展提供可行性建议，还有待进一步研究。

三 老年旅游目的地城市开发现状分析

（一）老年旅游目的地城市的市场需求特征

现阶段，老年人群体在日常生活和消费偏好上面临着升级和转变。他们在身体状况、自由时间、健康养生、生活体验和内在情感等需求的影响下，在外出旅游时，有自己独特的倾向，大多数老年人青睐于短线游、跟团游、休闲游、淡季游和深度游五种旅游形式。

1. 短线游

受身体状况等因素的影响，相比于距离远、时间长的中长线旅游，老年人更加青睐于一日游、两日游等短线路旅游，它能够使老年游客在获得较好旅游体验的同时不会感到特别的疲惫。另外，老年人谨慎的性格特征使得老年人在选择交通工具时，会偏向于选择较为传统安全的陆路交通工具，因此出游距离会受到一定的限制。目前，该群体大多偏好于国内范围的短线出游，且在出境游中，也表现出明显的"重近轻远"的特点，诸如港澳、东南亚、日韩等周边旅游目的地较受推崇。相关数据表明，老年旅游中的短线游占整个旅游市场份额的一半以上。当然，随着国内交通体系的日益完善，我国老年人收入水平和旅游要求的不断提高，长线游和出境游将会受到越来越多的老年人的青睐。

2. 跟团游

2018年，携程发布《2018老年人跟团旅游消费升级报告》，报告显示超过八成的老年人出于节省精力等原因考虑，更加偏向于购买跟团游产品，并从中享受自由行所无法提供的切实保障。老年人倾向于跟团游的原因大致有以下四个方面：一是价格便宜。大部分老年人都比较勤俭节约，尽管他们的旅游经费充足，仍然会选择住宿、坐车、门票等更为廉价的跟团游。二是安全性。出于身体状况考量，老年人单独外出旅游需要承担一定的风险，而跟团游意味着老年人身边就会有旅行社工作人员和其他游客的陪伴，在发生突发状况时可以得到及时处理。三是舒适性。时下互联网迅速发展，但对于老年人来说，获取旅游方面的信息还存在一定困难，而跟团游中旅行社会做好详细出游规划，老年人不仅省心省力，且舒适度还会大大提高。四是社交性。老年人在退休以后，会面临较为严重的脱离社会生活的缺失感和孤独感，而跟团游的形式能够帮助老年人结识更多志趣相投的朋友，从中发展自己的社交以弥补老年人日常生活中的社交缺失。

3. 休闲游

相比于年轻人的快节奏旅游，老年人更加倾向于慢节奏的休闲度假旅游方式，他们喜欢到风景优美、气候适宜的地方享受旅游生活。在冬天，很多北方老年人选择从寒冷的北方到温暖的南方去度假，将享受较长时间度假生活的候鸟型旅游休闲方式作为老年人的另一种生活方式。与此同时，尽管我国医疗卫生条件有了极大的提高，但是各种慢性疾病频发，致使多数老年人身体机能缓慢下降，因此老年人希望在旅游过程中不仅可以放松身心，还能够享受一些康体疗养。那么，基于这样的客观现实，不少旅游从业者开始在自身产品项目上进行改进，增加更多的康养内容。如今，以康体健身、养生疗养、休闲养心为主要内容的康养旅游活动，已经逐渐成为老年人满足基本生活所需之后的一种高质量的健康休闲方式。

4. 淡季游

老年人拥有大量可自主支配的时间，其出游不易受节假日影响，因此无需和其他群体在出游密集的时间内争夺旅游资源，可以错开节假日、"黄金周"等旅游高峰期实行错峰出游。老年人选择淡季游有两个方面的原因：一是可以错开旅游高峰期带来的交通堵塞、景点拥挤等状况，进而得到更好的旅游体验；二是可以享受到旅游企业在旅游淡季推出的更多折扣优惠和福利，以较少的费用享受一些高品质的食宿服务，以及用更低的价格购买一些国内知名景区的门票，通过季节差价来降低旅游成本，获得划算的性价比体验。老年人的出游时间大多集中在3~6月和9~11月，以春秋季为主，其中又以3~6月居多，此时期内气候宜人，小长假集中，且与暑假错开，非常适合老年人出游。

5. 深度游

超半数老年游客倾向于在旅途中享受具有当地文化和生活气息的深度体验游，体现出其较为成熟的旅游消费观念。当前，尽管跟团游是老年人外出旅游的首选，但定制型深度旅游也成为老年人旅游的新选择，他们在包团定制游这一方面的关注度要高于其他年龄层。携程发布的《2018老年人跟团旅游消费升级报告》显示，近年来旅游产品日渐丰富，定制旅游、私家团、主题游、邮轮等成为"网红"，为众多游客所推崇，其中就不乏众多老年游客。以携程定制游数据为例，在定制游人群中55岁以上的定制游客占16%，人均消费达到了3500元，在定制需求中被提到最多的关键词是"五星航空"、"行程舒适"和"特殊饮食"。

（二）老年旅游目的地城市的市场供给问题

在当前旅游从业者的效益来源中，老年消费者的贡献越来越多，然而为老年旅游者提供的相应配套设施和服务却相对滞后，服务于老年人的旅游细分市场仍然存在较大的挖掘潜力和发展空间，需要尽快处理好当前细分市场中长期存在的症结，扭转一直以来该市场中存在的"需求过剩、有效供给不足"等问题。目前老年旅游市场主要存在的问题有：产品市场供应不足、市场秩序混乱、市场盈利模式不成熟和市场基础设施不完善。

1. 老年旅游产品市场供应不足

虽然老年旅游市场发展快、潜力大，但在国内28000多家旅行社中，仅有百余家旅行社专门从事老年旅游服务，且大多规模较小。大部分旅行社只是把老年旅游作为其经营的众多旅游产品中的一个普通部分，因此不能满足人口老龄化背景下老年人对旅游的需求。同时，由于这些产品服务对象的特殊性，存在投入产出比较低，面临一定的安全隐患等问题，因此很多旅行社在老年人旅游方面关注较少。目前，专门为老年人设置的旅游线路和旅游产品相对较少，总体上可以归为两类：其一，以客车、轮船等交通工具为主要载体的旅游线路；其二，具有鲜明个性化特征的定制化老年旅游产品，如同程的"百旅会"、携程网的"爸妈放心游"等品牌产品。但通常来说，每个旅行社只会提供1~2个专属的老年人旅游线路，可选择的空间相对较小。

2. 老年旅游市场秩序混乱

由于老年旅游市场起步相对较晚，市场秩序欠规范，尚存在部分旅行社利用老年人对价格的关注和鉴别力较低的特点进行"欺老骗老"的行为。有些旅行社打着特价优惠的旗号，推出跟团低价游甚至是零团游来吸引老年游客，但在旅行途中添加许多自费旅游项目，强制游客进行消费，或者擅自改变旅游线路和行程；有些旅行社强制要求老年人签订《责任说明书》（即"免责书"），将旅游途中由老年人健康问题引发的后果均列入其免责范围，若老年人不同意则会受到旅行社的拒绝服务；还有些旅行社规模小、资本少、抗压能力差且服务质量差，导致这些旅行社在老年旅游服务上不够规范，存在一定的风险。以上问题均在不同程度上不利于整个老年旅游市场的良性发展。

3. 老年旅游市场盈利模式不成熟

目前，老年旅游市场尚未形成经得起时间考验、获得广泛认可的盈利模式，不仅投入产出比较低，而且存在较多安全隐患问题。具体而言，根源在于以下几点：一是老年人消费水平低。他们大多在日常生活中秉持着朴素的消费理念，较多采用经济型旅游，且其消费能力也相对较弱。二是老年旅游团费用较普通团高。由于老年人身体的特殊性，需要配备专门的人员和专门的设备，这在无形中增加了旅行社的成本，例如在《旅行社老年旅游服务规范》中提到导游领队应针对老年旅游者的特殊需求做好各项物质准备、要配备专门的随团医生等规定。三是老年人身体状况不稳定。旅行途中各种突发状况都有可能发生，而老年人更加容易发生紧急状况，这些都属于旅行社的不可控风险。四是老年人要求较高。同其他年龄群体不同的是，老人游客在旅游过程中容易表现出不适应和不满意的情绪，对住宿、餐饮的要求也较高。总的来说，我国老年旅游市场还处于早期发展阶段，市场供给的现状呈现出规模小、专业水平低、市场份额小的特点，加上现有市场机制不够完善，缺少成熟的旅游盈利模式，大多旅行社尚处于观望状态。

4. 老年旅游市场基础设施不完善

旅游基础设施是指为适应旅游者在旅行游览中的需要而建设的各项物质设施的总称，包括饭店、交通、文化娱乐和各种体育、疗养设施等。老年旅游市场不仅要配备普通旅游者需要的基础设施，还需要在此基础上添加一些专门针对老年人的设施，例如医疗设施、健身设施和无障碍设施等，用来满足老年人的旅游需求。一方面，伴随着中国老龄化进程的加快和人们对健康生活需求的不断提高，居民各项消费支出的增长均呈现出整体疲软的状态，然而医疗支出却持续快速增长，其中老年人是医疗消费的主要群体，但是在现实中却存在着医保不互通、医疗资源分布不均衡等难题，制约着老年旅游市场的发展和进步。另一方面，随着老年旅游市场的兴起以及快速增长，旅游目的地城市老年基础设施的需求也持续增长，但旅游目的地城市的老年健身设施和无障碍设施并没有随之增长，供需不平衡，给老年人的旅游带来一定的困难，限制了老年旅游市场的发展。

四 老年旅游目的地城市支撑体系建构

（一）老年旅游目的地城市资源体系

建构老年旅游目的地城市资源体系是指在目的地具备开发条件的前提下，针对老年旅游者开发可持续发展的、不损坏生态环境的特色旅游资源。根据老年旅游者偏好短线游、跟团游、休闲游、淡季游和深度游等旅游形式，可针对性地开发山水生态的自然景观资源、健康长寿的水土气候资源、绿色有机的物产特产资源、配套完善的医疗保健资源。

1. 山水生态的自然景观资源

一般老年旅游者的主要出游目的就是观光，所以宜人、生态化的自然景观资源在老年旅游目的地城市资源体系建构中起着不可忽视的作用。开发老年旅游的自然景观资源应当统筹处理好身与心的关系。一是生理层面。老年旅游者是一类特殊的旅游群体，他们在旅行过程中对安全的需求要远远大于

其他的旅游群体,并且老年旅游者由于身体机能的下降,无法消受高强度的活动,因此在开发过程中,应该尽可能地减少、消除老年旅游者在活动时可能遇到的不安全因素,创造安全无障碍的旅游环境。二是心理层面。由于社交舞台变小,陪伴在老年人身边的人越来越少,而对快速发展的网络时代的不适应,更容易使老年人趋于社会的边缘化。所以在自然景观资源的开发过程中,可以尽量多地营造一些温馨的、能使人放松的休憩站,既可以使老年旅游者在游玩途中得到良好的休息,又可以使他们放下心中的紧张感和疏远感,交到更多的朋友,进而达到身心两方面的愉悦。

2. 健康长寿的水土气候资源

当今市场有大量康养主题的旅游产品,日益成为旅游市场的焦点,其面向的服务对象大多集中在老年客户群体,因此保证旅游目的地城市的水土气候能够迎合老年旅游者对康体及养生需要就显得至关重要。俗话说"一方水土养一方人",指出了水土资源在养生方面的重要性。老年旅游目的地城市首先应该整合城市资源,找到最适宜老年人旅游的水土气候资源并大力发展。有些地区还可以挖掘本土特色康养资源,如天然温泉、天然氧吧等,或者可以结合当地的气候、土壤、空气湿度和光照等,研发出一些对老年旅游者具有吸引力的养生产品。老年旅游目的地城市不仅要合理开发并利用这些大自然赋予的水土气候资源,更要提升对这些水土气候资源的保护意识并制定相应的保护措施。

3. 绿色有机的物产特产资源

老年旅游者是非常注重养生的一类群体,所以一些天然的、有机的物产特产资源更容易吸引他们。此类资源既可以作为老年旅游者旅行体验的一部分,还可以当做旅游商品销售给老年旅游者,即这类资源既可以是旅游吸引物,又可以为旅游目的地城市创收,因此绿色有机的物产特产资源开发就显得非常必要。首先老年旅游目的地城市可以充分利用知名物产资源,加强口碑传播,找到切合老年人旅游需求的物产资源来吸引大量的老年旅游者;其次可以对旅游目的地城市的物产特产资源进行有针对性的开发,老年旅游者中实用主义者居多,所以对物产特产资源开发时可以围绕实用性和生活需求来进行，开发品类可以是农、林、牧、渔各个方面，开发方向主要围绕安全、卫生、便捷、品质和舒适几个方面。

4. 配套完善的医疗保健资源

完善的医疗保健资源不仅是老年旅游者在旅行过程中的保障，更能提升旅游目的地城市医疗旅游和养生旅游的综合竞争力。老年旅游者在旅行过程中出现意外的概率比其他群体高很多，他们对自己身体机能的下降也有一定认识，所以当他们决定出游时，完善的医疗设施对其具有很强的吸引力。目前，在政策的引导下，医疗旅游已经成为一个具有巨大潜力的市场，老年人可以在观光的同时为自己定制身体检查项目，不仅可以收获美好的自然风光，还可以从中进行健康管理与促进。从子女视角来看，父母为自己操劳半生，让父母保持健康的身体和愉悦的心灵也是他们愿意看到的，因此医疗旅游也成为子女愿意为父母花费的旅游方式。未来医疗旅游可能会成为打破老年旅游市场利润偏低的突破点，此外，旅游目的地城市应该着力培养一批既懂医疗保健又懂旅游的人才，为自己在潜力无限的老年旅游市场上注入绝对的竞争力。

（二）老年旅游目的地城市产品体系

目前老年旅游产品同质化现象非常严重，低价竞争不仅使得老年旅游市场获利较低，还使很多旅行社缺少向老年旅游领域深耕的欲望。想要改善这种恶性循环局面就必须在已有的条件之上开发具有针对性、有特色、有区别的老年旅游产品。老年旅游目的地城市产品体系要结合当地特色和老年旅游者的偏好进行建构。

1. 康体养生类旅游产品

一般来说，抗拒死亡、追求长寿是人们与生俱来的本能，随着我国经济的快速发展，越来越多的人已步入小康生活水平，大批老年人有了足够的时间和金钱用来养生，康养类旅游产品的发展前景极为广阔。首先，针对老年人的康养类旅游产品必须高度重视老年人的健康及心理感受，这是由养生的本质决定的；其次，由于老年人随着年岁的增长而面临自主、自理能力的逐

渐弱化，其健康程度也在持续下滑，因此越来越需要通过外界获得帮助和支持，而康养类产品及服务的质量好坏在很大程度上影响着此类产品能否受到市场的欢迎；最后，针对老年人开发的旅游产品始终绕不开性价比，物有所值甚至物超所值的康养类产品必定会成为老年旅游产品的亮点之一。

2. 休闲度假类旅游产品

老年人更倾向于慢节奏的休闲度假旅游方式——旅居，百旅乐居的养生方式是很多老年旅游者追求的一种旅游方式，相对于快节奏的旅游方式，老年人更希望将自己的旅游节奏慢下来。休闲度假类旅游产品既满足了老年旅游者对舒适性的要求，又可以深度体验一个地方的风土人情。老年人在度假地点的选择上更倾向于食、住、行、游、购、娱都较为完备的城市，所以此类旅游产品在开发时应该结合旅游目的地发展要素进行综合考量。由于老年人会在度假地停留较长时间，所以目的地城市居民素质也会成为影响旅游目的地城市产品品质的关键因素。政府需要发挥其引导作用，与企业合力为度假类旅游产品的开发扫除障碍。

3. 观光游览类旅游产品

观光游览类旅游产品在老年市场上占有较大比例，在开发老年观光游览类旅游产品时，首先，应该考虑到老年人的身体状况，游览安排不可太过密集，不仅要给老年人提供足够的休息时间，也要留有足够的拍照留念时间，尽管这一时间安排并不起眼，但是这完全符合老年旅游者的心理需要，甚至会成为旅游产品开发能否成功的关键因素；其次，在选择观光产品上尽量避免选择危险的游览项目，安全性一定是老年观光游览类产品的必选前提；最后，应该考虑如何最大限度减轻老年旅游者的体能消耗，尽量为老年旅游者安排观光车、缆车等可以减少老年旅游者步行量的产品。

（三）老年旅游目的地城市公共服务设施体系

按照老年旅游者的现实需求进行旅游目的地城市的公共服务设施建设，会给老年旅游者带来更佳的旅游体验，而且完善的公共服务设施对于旅游目的地城市的口碑传播起着重要的作用，发达的公共服务设施对老年旅游产品的落地有着重要影响。

1. 舒适体贴的食宿接待设施

据调查，老年旅游者对于食宿等条件是非常看重的，必须根据每个人的身心情况进行一定程度的个性化设计，提供安静舒适的食宿环境，并安排必要的人文关怀服务。其中，在就餐方面，老年人最为看重的往往是用餐环境、消费水平和服务质量，因此老年旅游目的地城市应该为老年旅客带来整洁安静的就餐环境、物超所值的消费价格、体贴周到的就餐服务。在住宿方面，老年旅游者主要关注服务质量和住宿环境，所以有针对性地为其提供更多容易进出、靠窗、观景的住宿安排，并尽可能给他们提供适当的健身娱乐设施以满足其精神层面的需求。

2. 安全便利的交通运输设施

老年旅游者在旅游交通运输方面首要关注安全性因素，其次是便利度和消费价格。旅游交通的安全性要求旅游企业对司机的心理及身体素质进行全方位的培训，使其员工具有旅游业的服务精神，尤其在接送老年旅游者时必须有爱心和耐心。便利的旅游交通对老年旅游者至关重要，在对旅游目的地城市不熟悉的情况下，交通换乘会为老年游客带来更多麻烦和不便，因此增加旅游交通出行的通达性就显得尤为重要。

3. 方便快捷的游览娱乐设施

适用于老年人的游览娱乐类设施必须起到为老年旅游者节省时间或者体力的作用，既要充分考虑到老年旅游者的需求，又要起到安全便利的作用。另外，价格合理也是旅游游览娱乐设施的重要考量因素。由于老年旅游者本身就很关注价格因素，再加上游览娱乐设施对于老年旅游者来说不是旅游必需品，因此，价格的不合理会给旅游目的地城市带来一定程度上的收入损失。

（四）老年旅游目的地城市营销体系

"酒香不怕巷子深"的时代已经过去了，目的地城市想要吸引更多的老年旅游者，就必须构建一套自己特有的营销体系，相当于在想吸引更多老年旅游者的目的地城市和想要外出旅游却很难获得旅游信息的潜在老年旅游者之间构建一个桥梁，在这中间双方各取所需，形成共赢的局面，由此体现了构建营销体系的必要性。

1. 产品策略

一是高低端产品的有效统筹。现阶段，老年游客群体呈现出两极分化，一端是消费能力不足的老年人，而另一端是具有强烈出游愿望，且具备较强支付能力的老年人。因此，可依照老年人需求的多样性，有的放矢地设计开发不同档次产品。二是团队和散客的有效统筹。老人更加偏好跟团游，可以在漫长的旅途中结交朋友，但实际上，并不是所有的老年游客都倾向于跟团出行，特别是一些年龄较轻、身体较好的老年夫妇通常会选择两人成行，或与一些朋友结伴而行，可针对这部分老年旅游者，提供特殊配套服务的旅游产品。

2. 价格策略

老年旅游者通常具有精打细算、勤俭节约的消费习惯，旅游产品的定价对其出行选择起着至关重要的作用，而"经济实惠"的旅游产品更能够吸引他们的注意力。当然，市场上还有一部分老年人收入水平较高，他们对旅游产品的价格并不敏感，而是更在意旅游体验等因素。针对这种现象，在制定具体的价格策略时，应当尽可能地遵循低价是基础、高价是提升的总体思路。作为旅行社也可以积极尝试半（小）包价的思路，在有效压缩产品价格的前提下，保持良好的操作弹性，如尽可能满足部分老年人希望拥有更多个人自由的想法，为他们安排更加契合其个人偏好的行程和体验。

3. 渠道策略

老年人获取旅游信息的途径大体上是旅行社、亲朋口碑、电视台宣传、电台旅游推介以及报纸广告。由此可见，老年人获取旅游信息的方式还是以传统媒介为主要渠道。因此，进入老年社区、老年公寓或者老年大学，让老年人近距离地了解旅游产品，能够大大提高旅游销售的成交率。此外，旅行社在上述信息获取渠道占比中居于首位，其渠道作用也不可忽视。应重点培养一批信誉良好、业绩突出、市场覆盖率高的旅行社，这对目的地城市的客源获取、信誉养成都起着非常重要的作用。

五 基于支撑体系对海南三亚进行分析

(一)加大保护独特宜人的生态资源

得天优厚的生态资源使得三亚具备老年旅游目的地城市的资源条件,三亚的生态资源对老年人有着巨大的吸引力,使得众多老年旅游者来此休闲度假。首先,三亚地处亚热带地区,冬季温暖、气候宜人,可以使老年人免受风湿等慢性疾病季节性复发的痛苦,因此深受老年人尤其是北方老年游客的喜爱。其次,三亚的空气品质优异,全省境内均以农业和服务业为主,基本不会受到工业污染,免去一些老人呼吸道不适的烦恼。因此当地政府要珍惜自身独有的旅游禀赋,加大力度保护植被、地表水等生态资源。

(二)加大开发康体养生和休闲度假旅游产品

三亚独特的生态资源对老年旅游者来说具有很大的魅力,老年旅游者既渴望慢节奏旅游,又希望在旅行中进行康体疗养,因此三亚可以以此为依托,开发符合老年旅游者需求的养生度假旅游产品。三亚气候绝佳、空气新鲜、生态优良、自然植被众多,因此,针对老年旅游者,三亚在开发旅游产品时,应在传统的游览观光的旅游产品之上,加大康体养生和休闲度假旅游产品的开发力度,并增加其在所有旅游产品中所占的比例。此外,三亚物产丰富,其多样化的美食更是吸引了大批游客,应该将此类资源运用到老年旅游者的产品开发中。同时,根据不同老年人的病理特征和养生需求,配备差别化的食疗产品,开展食疗旅游,为游客呈现具有三亚特色的餐饮文化。还可以邀请游客共同参与当地美食制作与体验,开发体验式美食养生产品以满足老年旅游者的多层次需求。还可以对老年人的休闲度假时间和活动进行合理安排,让在此休闲度假的老年人体验当地老年人的生活方式,加强和当地老年人的交流与沟通。

（三）加大老年基础设施建设

三亚旅游业的快速发展带动了当地经济的增长，但是并没有很好地拉动当地的基础设施建设，尤其是老年基础设施建设。三亚作为老年旅游者集中的旅游目的地城市，应投入更多资源用以完善符合老年人要求的硬件设施，并着力加强医疗卫生、康健保健、养生休闲等基础设施建设，弥补老龄化无障碍改造项目上的短板，确保公共娱乐设施水平获得有效提升。为更好地建设老年旅游目的地城市，三亚应尽快对标先进城市的做法，投入更多资源用以改进市内道路、建筑、公园、景区等区域的无障碍设计。在交通方面，要对便于老人活动的照明设施、各类步道、道路坡度等设施进行相应改造；在住宿方面，安排方便老年人居住的房间，以及设计无障碍电梯等；在休闲娱乐方面，重点关注旅游热点地区和旅居老年社区的公共休闲娱乐设施建设（如凉亭、长椅、长桌等），以方便老年人的旅居养老生活。

（四）加强传统媒体和社区营销

三亚在全国具有很大知名度，但在面向老年旅游者进行宣传时，应适当采取具有针对性的策略进行营销。对于老年人来说，获取信息的渠道十分有限，老年人喜欢看报纸、听广告和听电台等，还喜欢热闹人多的地方。因此，三亚在进行营销推广时应该加强传统媒体营销和社区营销，利用传统媒体营销方式强化三亚在老年人心目中的印象，以此帮助三亚树立品牌形象，吸引更多的老年旅游者。当地政府还可以选择一些老年社区，通过社区进驻形式进行宣传推广，同时与社区居委会保持良好的关系，为老年人建立服务档案，给予老年人长期耐心、贴心的出行服务与生活关怀，使老年人在选择旅游目的地时能够优先想到三亚。

六　结语

本文通过对老年旅游目的地城市的市场需求和供给现状进行分析，得出老年旅游市场需求旺盛，存在巨大的潜在空间的结论，老年旅游市场需求特征主要体现在以下五个方面：一是短线游；二是跟团游；三是休闲游；四是淡季游；五是深度游。与此相对的是相应的服务及产品供给不足，存在以下四个方面的问题：一是老年旅游产品市场供应不足；二是老年旅游市场秩序混乱；三是老年旅游市场盈利模式不成熟；四是老年旅游市场基础设施不完善。针对以上问题，本文结合相关文献，构建出老年旅游目的地城市支撑体系，包括四点内容：一是老年旅游目的地城市资源体系；二是老年旅游目的地城市产品体系；三是老年旅游目的地城市公共服务设施体系；四是老年旅游目的地城市营销体系。最后，在此支撑体系上对老年旅游目的地城市典型代表海南三亚进行分析，提出海南三亚在构建老年旅游目的地城市中的不足和改进建议。

参考文献

[1] Huang, L., Tsai, H. Tang., "The Study of Senior Traveler Behavior in Taiwan", Tourism Management, Vol. 24, No. 5, 2003, pp. 561 – 574.

[2] Francis A., McGuire., "A Factor Analytic Study of Leisure Constraints in Advanced Adulthood", Leisure Sciences, Vol. 6, No. 3, 1984, pp. 313 – 326.

[3] Shoemaker, S., "Segmentation of the Senior Pleasure Travel Market", Journal of Travel Research, Vol. 27, No. 3, 1989, pp. 14 – 21.

[4] 章杰宽：《基于市场分析的西安国内老年旅游产品开发模式研究》，陕西师范大学硕士学位论文，2008。

[5] 申明新：《我国老年旅游市场及营销策略研究》，吉林大学硕士学位论文，2007。

[6] 关帆：《旅游养老目的地开发模式研究》，中国海洋大学硕士学位论文，2009。

[7] 王慧叶：《乡村型养老旅游目的地供给及其优化研究》，浙江工商大学硕士学位论文，2017。

[8] 季战战、武邦涛：《聚焦老年旅游需求的供给侧创新问题研究——以上海地区为例》，《上海管理科学》2018年第40期，第58~62页。

[9] 王天星：《以服务规范为引领保障老年旅游安全》，《中国旅游报》2019年8月12日。

[10] 刘丹、林茜茜：《新老年人旅游消费潜力分析》，《旅游纵览（下半月）》2019年第7期，第39~40页。

[11] 余秋梅、柳会先：《全域旅游背景下三亚旅游目的地建设存在的问题与对策》，《旅游纵览（下半月）》2018年第7期，第111~112页。

[12] 刘金栋：《国内老年旅游者旅游目的地偏好研究》，《经济研究导刊》2018年第17期，第118~119页。

[13] 张修文：《老年旅游发展中的政府功能研究》，东南大学硕士学位论文，2018。

[14] 王洁平：《解决老年旅游"痛点"需在供给侧上下工夫》，《中国旅游报》2018年5月4日。

[15] 王丹：《旅游目的地老年旅游服务质量评价研究——以西双版纳为例》，郑州大学硕士学位论文，2018。

[16] 张雨缘：《老年旅游供给侧改革方式探究》，《农村经济与科技》2018年第6期，第60、63页。

[17] 王斌：《旅居养老——旅游地产业转型升级新机遇》，《城乡建设》2018年第3期，第56~58页。

[18] 刘欣荣：《我国老年群体的旅游市场开发对策分析》，《旅游纵览（下半月）》2017年第8期，第57页。

[19] 贺晓燕：《谈老年旅游市场存在的问题及开发对策》，《旅游纵览（下半月）》2017年第6期，第20页。

[20] 刘姗姗：《全域旅游视角下的登封市旅游目的地建设研究》，河南大学硕士学位论文，2017。

[21] 蒙睿、周琦：《发展养老旅游，要因地制宜开发产品业态》，《旅游研究》2017年第2期，第21~25页。

[22] 吴洁：《基于老龄化社会的伊春森林避暑养老旅游开发研究》，东北林业大学硕士学位论文，2012。

[23] 凌常荣、刘庆等：《旅游目的地开发与管理》，经济管理出版社，2013。

B.4 旅游养老目的地发展模式研究

——以苏州东山、金庭两镇为例

胡安安　李玉婷　朱师民*

摘　要： 养老问题关乎民生，也关乎国家和社会的和谐发展。如何养老，如何高质量养老，如何让老年人老有所养、老有所依、老有所乐，这是眼下需要关注的重点。旅游养老是将旅游与养老产业相融合，兼顾老年人旅游和养老两方面需求，是一种新型的养老形式和旅游形态，可以解决部分地区老龄化严重、养老床位不足的问题，补齐传统养老模式的短板，同时提高老年人养老生活品质。本文结合苏州东山、金庭两镇情况，借鉴长三角地区已有案例，研究旅游养老目的地开发模式与路径，重点分析老年客源群体基本特征和需求，提出适合东山、金庭两镇的旅游养老市场发展策略，从特色性、差异化视角给出具体建议，推动两镇的旅游养老目的地建设工作。

关键词： 老龄化　旅游养老　旅游目的地

---

* 胡安安，复旦大学副教授、硕士生导师，管理学博士。主要研究方向：老年人信息技术应用，老年人旅游，旅游养老，云计算产业发展；李玉婷，复旦大学旅游学系硕士研究生，主要研究方向：老年人旅游行为分析；朱师民，复旦大学旅游学系学士，主要研究方向：旅游养老。

一 引言

随着社会发展,中国老龄化程度不断加深。国家统计局发布的最新统计显示,截至2020年初,我国60周岁及以上人口达2.54亿,占总人口的18.1%,其中65周岁及以上人口1.76亿,占总人口的12.6%。由于老龄化现象的进一步加重,传统的大家族式结构逐渐解体,越来越多的小家庭直接面对养老问题。年轻人不仅需要做好本职工作,还要承担起照顾上一辈和养育孩子的叠加任务,无法抽出大量时间和精力陪伴老人度过晚年,家庭赡养功能趋于弱化。此外,由于城市人口聚集,老龄化程度日益严重,养老床位更加紧张。在此背景下,传统的居家养老、机构养老和社区养老模式已经无法满足老人的需求,社会急需创新型的养老模式。2019年,多部委联合发文阐明了"城企联动"养老的总体计划,表明今后我国各地将会积极尝试全新养老模式,依照国家确定的方向和原则,引领更多的民营资金进入养老联动模式中,切实增进供给规模,提升全社会养老实践水平。不难发现,养老社会化已成为我国重要的发展趋势。

与此同时,老年人开始从沿袭千年的养老思维中跳脱出来,更多强调自身的独立性,摒弃过去完全寄希望于子女照顾的想法,更倾向于在新环境中的"离家式"养老。他们受现代消费观念影响,思维上不再"重储蓄,轻消费""重子女,轻自己",而更看重提高养老生活质量,找一片环境优美、闲适安静的游憩地颐养天年成为新的消费追求。其中部分老人身心状态保持良好,经济上也较为宽裕,有退休金和完备的医疗保障,可支配收入多,拥有巨大的消费潜力。全国老龄办的数据显示,近90%的老年人有退休后出游的意愿,"趁年轻走得动出门多看看"已成为不少老年人的消费诉求。

中国旅游业的大幅发展直接拉动了老年旅游业的快速兴起。许多刚刚从工作岗位退休的老年人希望趁体力尚好时,到全新的旅游目的地去走一走、瞧一瞧,体验别样的生活。几家国内主流在线旅游平台(OTA)发布的调研都显示,老年人已达到全部旅游人群的两成以上,超过四成的老年游客年均出游达到 2 次以上，旅游逐步成为当代中国老年人的新时尚。同时，老年群体的消费能力也呈现出强劲增长的势头，预计未来 5 年老年旅游消费市场规模将超过 7000 亿元。旅游养老是整合养老与旅游的全新业态，不仅是现代旅游产业的新型细分市场，更是竞争的"蓝海"市场，值得旅游从业者进行深度开发。

国家对旅游养老的关注度持续提高，从 2013 年的《关于加快发展养老服务业的若干意见》到 2016 年的《关于进一步扩大旅游文化体育健康养老教育培训等领域消费的意见》，都为养老机构的建设提供了规划方案与政策支持。2016 年，财政部、国家税务总局下发了《关于全面推开营业税改征增值试点的通知》，进一步为从事养老事业的企业免除税费压力。这一系列政策的出台为民营企业进入养老产业和开发旅游养老模式提供了有力支持。2019 年全国"两会"上，国务院正式将养老服务定性为今后扩大内需消费的重要方向，传递出"支持社会力量开发、鼓励养老消费"的信号。未来，政府还将进一步支持旅游养老产业的发展壮大，增加在旅游养老产业上的投入。

从供给侧来看，当前的问题主要集中在未富先老、城市养老资源供给不足、养老设施区域分布不均衡等方面，一方面，政府投入了巨额的财政资金；另一方面，养老资源供给却未能取得积极的成效。老龄化带来的机遇和挑战是当下社会亟待研究和解决的重点。党的十九大报告中明确提出了"积极应对人口老龄化，构建养老、孝老、敬老政策体系和社会环境，推进医养结合，加快老龄事业和产业发展"的要求，强调养老工作需要有效统筹处理老年人身与心的关系，不只是满足基本生活要求，更应该老有所为、老有所乐，给老年人一个安全、满足的养老环境。

以此为发展目标，旅游养老不仅是一种满足老人物质、精神需求的新型养老方式，更是一种针对老年市场开发的专项旅游活动。发展旅游养老是对老年旅游市场功能的进一步提升，但目前旅游产品主要是针对全年龄段客群（往往侧重中青年）设计的，缺少对老年人服务的单独考虑。但实际上，老年人的身体条件、认知能力等都不同于上述主流群体，需要在旅游产品上进

行有针对性的定制。有些旅游活动即便号称是老年游，本质上依旧是景点的走马观花，完全没有考虑老年人的行为习惯和兴趣，大大降低了老年人旅游的愉悦性。作为定制化的旅游产品，旅游养老模式体现了传统旅游产业与国家政策导向的契合，覆盖了市场中既有的养老服务需求，更满足了广大老年群体日益更新的生活理念，实现了供给与需求的有效联动，是旅游细分市场的有效拓展和升华，具备很大的实践意义。

本文关注"如何打造符合市场需求、能长足发展的旅游养老目的地"这一现实问题，以苏州东山、金庭两镇为分析样本，探讨特定旅游养老目的地的开发模式，进而总结归纳出特色化发展路径与相应的政策建议。

二 四种旅游养老开发模式特征辨析

自 21 世纪旅游养老产业发展以来，旅游养老目的地数量不断上升，相对应的开发模式也不尽相同。现有的旅游养老目的地开发模式主要分为内源式开发、外源式开发两种。其中外源式又可细分为互动式异地养老、分时度假养老和会员制养老模式。

（一）农家乐养老模式

农家乐养老模式属于内源式开发模式，是由当地居民主动参与到旅游目的地的规划、开发、经营、管理、监督等活动中的开发模式，是自发形成的，并不涉及外来企业的决策与管理。它往往表现为由农户（或村委会）直接与城市老年游客达成协议，以出租房间的方式提供食宿和基本生活保障服务。

浙江长兴县顾渚村采取的正是"农家乐＋养老"模式，各家各户家庭式经营，腾出一两间住房，以出租的方式向城市老年人提供养老服务，租期在半个月到一个月，每日食宿费用在 60～150 元。如今顾渚村全村 2700 多人、450 多家农家乐，约九成的劳动力均参与到农家乐经营或相关产业中。2015 年，当地户均营业额 70 余万元，50% 以上农户营业额上百万元。在管理方面,顾渚村村委实行积分考核制度,实行统一的服务标准以及品牌策略。在环境保护方面,村委开展多次环境综合治理,设计污水处理提升方案,建立农家乐污水总管网。

顾渚村模式是内源式的,其在经营上保持了独立性,在享受效益的同时也承担完全的风险,前期投入资金较少,开发门槛低;但由于业主本身能力的限制,其服务范围较窄,配套设施也相对简单,资源同质化、产品初级化问题显著,缺乏核心市场竞争力。

(二)互动式异地养老模式

互动式异地养老属于外源式开发,可以理解为不同地区的养老机构形成的一种彼此服务置换机制。这些机构通过签署合作协议,确定了彼此的供给与需求,通过优势互补形成稳定的业务衔接,为老年人提供异地旅游休闲、探访亲友、康复疗养等服务。住宿费由机构双方按照同等价格进行计算,老年人只需支付小部分旅游费用即可。如扬州温馨旅居异地养老服务中心是我国目前发展较为成熟的异地养老服务机构。

互动式异地养老模式对开发的要求较低。它利用不同城市的养老院网点开展旅游养老业务,在较低消费水平下提供较为专业的养老服务,对经济条件一般的老年人有很强的吸引力,但也受到养老机构本身条件限制,配套服务仅以保障老年人基本生活为主,无法满足较高层次的老年人需求。

(三)分时度假养老模式

分时度假养老属于外源式开发模式,是开发商将养老地产房屋的使用权按年、月等期限出售给消费者,消费者享受一定时间段内房屋的居住权。从开发流程上来说,分时度假养老模式通常是由私营机构和村集体签署协议,依靠自有资金对农户住所进行重新设计与装修,为老年人提供符合自身特点的休闲度假服务。该模式与当地医疗部门合作,可以保障老年人在度假过程中的身体健康。分时度假养老模式独有的分时交换系统,对于知名度不够高的旅游养老目的地来说,可以有效扩大客源市场和知名度。以城仙居为例,

其具体模式是将开发目的地从城市转移到乡村，实现对乡村闲置资源的有效整合利用。

分时度假养老模式实现了多个产业的融合互动，不但能够在现行制度下最大限度赋予农村资产以活力，同时也避免由大规模开发造成的不必要的产权纠纷和拆迁开支。此外，它借鉴分时度假旅游"先付款、后消费"的收费模式，加快资金回笼，有利于进一步投资开发。然而，由于分时度假养老模式需要利用农村原有的房屋资源，建筑总体水平往往较低，设计上仍缺少对老年人住房舒适度、安全性和便利度的充分考量，周边配套设施也较为简单，仅能够满足老年人的基本生活和娱乐需要。

（四）会员制养老模式

会员制养老属于外源式开发模式，主要围绕会员会籍和年费进行销售，客户群体是高端老年人群。会员制养老模式在全面满足老年人主要生活和保健需要的基础上，通过大量适合老年群体的服务配套设施，最大限度保障了他们在文娱精神层面的需要。该模式下，开发商按照养老用途获得了土地的开发授权，同时又以房地产为载体提供养老项目。按照国家相关法律规定和《养老服务设施用地指导意见》，开发商只获得了开发授权，不能进行房产销售，服务购买方也不能获得房屋产权。换句话说，开发商必须在服务上做出特色，通过使用权的转让才能够获得较好的回报。在服务供给上有所作为的开发商，不仅可以在短期内回笼资金，还可以重新投资获得更高收益，形成良性循环。上海亲和源老人之家作为国内第一批选择该模式的养老机构之一，是一个鲜活生动的实践案例。

由于会员制养老模式采用"会籍+年费"的方式进行销售，价格定位相对较高，主要面向高端老年市场，以高水平开发、高综合性的养老公寓为主。这种模式对养老配套设施建设要求较高，资金需求量大，对运营企业自身的管理能力要求也高。

以上四种养老模式是旅游养老目的地的典型开发模式，它们在市场定位、服务范围、开发方式、房型建设、配套设施和价格定位等层面都存在异质性，彼此的优势与不足较为鲜明。前两种模式因为开展的时间相对较久，硬件配套存在功能性不足的情况，适合较低消费层次的养老人群。后两种开发模式相对完整，尽管价格定位较高，仍然具备一定的吸引力，拥有良好的市场前景。

三 东山、金庭两镇旅游养老发展 SWOT 分析

东山镇、金庭镇是苏州市的重要村镇，行政上属于吴中区管辖，地理位置上位于苏州太湖风景圈范围内，是国家著名旅游景区和江苏省历史文化名镇。

（1）区位交通。二者地理区位相似，都地处苏州市西南端、位于太湖东南岸。两镇都距离苏州古城区约 40 公里。在区域面积上，二者分别为 96.6 平方公里与 84.22 平方公里。二者均属于长江三角洲城市群中心地区，拥有地理区位上的叠加效应，在大城市辐射作用影响下，有着良好的客群市场。其中，东山镇的陆路交通更有优势，古镇的开发时间相对较久。1994 年，太湖大桥正式投入使用后，在较短时间内就激发了环太湖各地的经济活力。金庭镇聚焦农家乐的新型旅游开发模式，取得了不错的效果。从总体上看，两镇经济自太湖大桥通车后迎来了快速发展期，周边城市居民能够花费较短的时间抵达，再次印证了"要想富先修路"的经济发展规律，同时也提示各地政府部门进一步重视交通因素对旅游目的地建设的影响。

目前，利用太湖大桥和苏州绕城高速，两个古镇均可以通过沪宁高速、苏沪高速、苏嘉杭高速、312 国道快速导向苏州市中心和上海、南京、无锡、常熟、镇江等周边发达城市，车程在 2 小时左右，交通可达性极高，对长江三角洲的城市居民有着强大的吸引力。

（2）自然资源。东山、金庭都属于太湖风景区，两者地理位置相近，从自然风光角度，东山、金庭都称得上是太湖山水的精华之所在。其次，两镇都注重环境保护，生态环境优越。

（3）人文资源。东山、金庭两镇既有湖光山色之美，又兼人文风物之

粹。两地历史悠久,历史遗迹众多。

(4) 社会经济。东山、金庭社会经济状况大致相似,东山镇下辖 12 个行政村和 1 个社区,常住居民 5.3 万余人,工农业欠发达,第三产业比重较大。金庭镇总面积 84.22 平方公里,下辖 1 个社区和 11 个行政村,常住人口 4.5 万人,主导产业是旅游业。

应该说,无论是地理特征、自然环境情况,还是人文历史内涵、经济产业特色,东山、金庭两镇都十分相似,两者在旅游业发展过程中遇到的机遇和问题同样有着相互参考价值。本文将两镇归为同一类研究对象,采用简化的 SWOT 模型加以分析,得出东山、金庭两镇旅游养老产业开发的分析矩阵,如表 1 所示。

表 1　东山、金庭两镇旅游养老产业开发 SWOT 分析矩阵

	优势(S)	劣势(W)
内部要素	·优越的区位条件 ·优美的生态环境 ·农业资源丰富 ·历史文化氛围浓厚 ·医疗设施配套较完善	·旅游养老产品供给不足 ·旅游养老宣传力度不足 ·产品开发意识薄弱 ·基础设施、养老设施落后 ·服务人才缺乏专业性 ·政策实施力度不足
	机遇(O)	威胁(T)
外部要素	·行业规章明确化 ·政府关注度高 ·客源市场庞大 ·老年消费水平提升	·原生态环境维持面临压力 ·市场竞争日益激烈

东山、金庭两镇旅游养老产业发展是优势与劣势共生、机会与威胁共存的。在此基础上将四要素按不同状态进行组合,得出战略模式,为两镇旅游养老产业的进一步发展提供可行性方法和策略。

(1) SO 战略组合。东山、金庭两镇旅游养老产业的优势与机遇都对其发展有正面作用,因此应该正视自己的优势,抓住机遇加速扩大发展规模。两镇都是旅游强镇,在地理区位、生态环境上有诸多强项,结合养老客源市

场扩大和老年消费水平提升的机遇，未来应当结合自身资源优势，促进养老产业与自然、人文旅游资源融合，利用开发较成熟的旅游产品，延伸出旅游养老产品，加快旅游养老产业建设进程，扩大养老产业规模，提高养老机构客容量和服务水平，满足更高消费层次的需求。同时，利用民营养老机构建设和运营奖补政策，享受土地政策倾斜、税负减免、融资便利等方面利好，降低开发风险。

（2）WO战略组合。东山、金庭两镇旅游养老产业面临很多发展机遇，需要针对已有问题弥补不足，化劣势为优势，达到最终发展目的。面对旅游养老产品供给不足、产品初级化等问题，需要突出自身优势，发展特色产品，打造高水平、高质量、高效益的龙头产品。同时，利用苏州市政府颁布的养老人才培养政策，组织农村闲置劳动力参加养老服务人员专业培训，建立特色农村专业养老人才培养基地和实践基地。用足养老产业政策，在政府牵头下，联合多家机构和媒体组织老年旅游养老峰会等重要活动，扩大影响范围，营造品牌效应。

（3）ST战略组合。东山、金庭两镇发展旅游养老会面临来自外部的不确定性，应发挥自身优势，积极面对，化被动为主动。为规避外部威胁，两镇应努力挖掘产品特色，以本地生态优势、人文积淀等资源为基础，善用市场资本手段，积极建立通畅的营销渠道，逐步开发江南文化、医养结合、田园牧歌等多主题、多层次的旅游养老产品，走专项化、层次化、多元化的发展道路，避免同质化的低水平竞争。

（4）WT战略组合。东山、金庭两镇的旅游养老产业开发首先应从供需结构出发，挖掘以旅游养老消费者现实需求为导向的产品，推动浅层次旅游产品向深层次转型，尽可能扩大市场份额。同时应加快完善管理制度和人才培训体系，推进旅游养老资源的市场化进程。

四 东山、金庭两镇旅游养老开发模式设计

苏州本身是旅游业发展水平较高的城市，东山、金庭两镇又兼有得天独

厚的太湖山水风光和博大精深的吴越文化资源，可以利用区位条件优越、自然风光秀美、人文景观丰富、文化底蕴深厚等条件，在竞争激烈的区域旅游养老市场谋求进一步发展。对东山、金庭两镇来说，发展旅游养老既是新的机遇，也是对旧模式的挑战。鉴于两镇在旅游养老开发上仍处于初期阶段，有着极大的发展余地，如何在竞争激烈的同类产品中另辟蹊径，探索出一条独特的发展道路，值得进一步探讨。

（一）客源市场分析与定位

近期携程公布的行业调查表明，超过65%的老年游客都倾向于选择短线游。参照Wames（1991）提出的心理地图理论，过往旅游经历对游客旅游目的地偏好选择具有一定影响。目前长三角地区老龄化问题较为严重，公立养老机构床位紧缺，无法满足当地养老需求，如大量上海老年人已将养老希望寄托于民办养老机构上。与此同时，上海老龄科学研究中心2017年发布的"上海老年人养老意愿调查"指出，31.6%的上海老人愿意赴异地养老，比起2013年中国社会科学网发布的数据18.67%，已有显著提高。不难预计，未来上海乃至长三角地区老人对异地养老意愿仍会逐步提高，旅游养老需求也会逐步扩大。作为太湖沿岸最热门的旅游景区之一，东山、金庭一直受到长三角地区老年群体的青睐，具有发展旅游养老市场的巨大潜力。

（二）客源基本特征分析

Nimrod（2008）认为生命历程主导旅游养老行为的发生与选择。黄璜（2013）通过分析老年人不同性别、文化程度、工龄、工种影响下的不同退休方式，指出50~60岁是异地旅游养老最为积极的年龄段。钱旦旦（2018）以上海地区老年人为研究对象，关注不同老龄阶段养老意愿的变化情况，研究发现低龄化老龄群体（50~59岁）异地养老接受比例最高，年龄与在家意愿呈现正相关。综合已有研究可以发现，旅游养老市场的客源主体是50~60岁年龄段的老人；学历教育水平越高的老年人对异地养老模式的接受度越高。对标上述结论，苏州东山、金庭两镇在发展旅游养老产业时面向的主要客源市场应该是 50～60 岁、受教育程度较高、身体状态较好、经济状况较好的长三角地区老年群体。

（三）东山、金庭两镇开发模式构思

为了充分利用苏州环太湖区域良好的生态旅游资源，东山、金庭两镇可以同步建设多层次的老年旅游养老基地，一方面大力发展分时度假养老模式项目，另一方面优化互动式异地养老和内源式农家乐养老模式项目。换言之，就是主要兴建分时产权公寓，兼顾不同层次老年人养老需求，适度开发加入异地养老联盟的养老院和提供养老服务的农家乐，提升其服务水平。

从自身条件看，第一，东山、金庭两镇是全国旅游强县，依靠太湖周边风景名胜和两镇文化底蕴，有着充足的旅游资源供给，服务业基础良好。第二，两镇旅游养老面向的客群主体是受教育程度较高、经济状况良好的低龄老年人群，与分时度假养老模式的核心特征相匹配。第三，从养老环境需求和当地生态环境保护视角出发，两镇适合走"小而精"的道路，不适合开发大体量的高层养老社区。同时，长三角地区高端养老社区开发数量较多，且开发水平相近，同质性强、入住率低，盈利能力较差。即便是行业典范——入住满员的亲和源，仍处于亏损状态。因此，东山、金庭两镇规划旅游养老产业时，应舍弃会员制高端养老社区的开发模式，重点依靠分时度假养老产品。目前长三角地区三省一市中，仅浙江省有成熟的分时度假旅游养老产品，江苏省在这方面几乎处于空白状态，没有形成规模的龙头产品，发展分时度假旅游养老产品的前景广阔。

具体到分时度假养老物业的开发，东山、金庭两镇可以参考城仙居案例，利用农村闲置物业进行适当改建，装修成老年住宅。按照分时度假的特征，将使用权出租给老年客户。这样可以节省购买土地和拆迁重建的成本，缩短开发施工时间，减少劳动力支出。在同样的收费条件下，可以有更多的资金投入内部适宜老年群体的装修设计上，提高配套设施标准，提升老年人居住品质。分时度假养老物业的核心是在维持老年人正常开支的前提下，最大限度保障他们的生活品质，提供老年人喜闻乐见的保健、文化娱乐项目，

依靠高性价比占据市场份额。

对加入异地养老联盟的养老院和提供养老服务的农家乐来说,更适用于适度改建的保守发展模式。目前,苏州市场已有一家参与异地养老联盟的养老院——吴中区金庭镇爱心老人之家,该机构于2013年进行改建,养老条件优于周边养老院,应当继续开发旅游养老产品。东山、金庭两镇也拥有一些自建的养老农家乐,虽然基础设施条件与酒店相比有一定差距,但本质上养老住宿和普通农家乐游玩住宿的边界就是模糊的,加之收费更为低廉,正好符合低消费水平的老人需求,因此"农家乐+养老"产品的存在有其必然性。爱心老人之家和农家乐无需颠覆自身模式或盲目扩大规模,而应该在养老设施建设、服务水平等方面进行专项提高,对功能区进行重新划分,突出先发优势。通过保守改建模式,上述两类项目可以在短期内吸引老年客流,带旺当地人气,在分时度假养老项目完成前提高两镇旅游养老产业的知名度。

五 东山、金庭两镇旅游养老产业特色构建

近年来,长三角地区旅游养老发展势头较好,各级政府都将解决社会养老问题和振兴乡村作为行政重点,旅游养老作为一种乡村旅游和养老事业的结合产物,受到了各级政府的重视。但也要看到,东山、金庭两镇的旅游资源供给并不充分,涉足养老产业也是"新丁",需要在养老目的地的打造上用足功夫。如何在竞争激烈的同类产品中另辟蹊径,开创适合自身发展的道路,就显得尤为重要。

两镇在之前的旅游发展中多受互相间的相似性要素局限,忽略了两者的异质性,造成了重复建设较多,景观风貌雷同,内部争夺市场的局面。因此,为了加大东山、金庭两镇旅游养老产品的输出能力,在把握旅游要素相似性的同时,应该加深对异质性的挖掘,强化突出自身特色,"同中求异",打造旅游养老特色产品。对内,差异化发展可以减小内部竞争消耗;对外,合力输出能有效提升市场竞争能力,扩大市场覆盖率。

（一）东山、金庭两镇异同分析

研究团队通过实地调研，就两镇目前旅游发展的实际情况进行了对比分析，结合旅游养老开发要素，将两镇发展异同进行了归纳，如表2所示。

表2　东山、金庭两镇异同分析

	金庭	东山
相似性	·位置相近，区位基础共享 ·旅游景观相似 ·历史文化背景同源性 ·传统文化相亲相融	
异质性	·风景资源：金庭自然景观优势明显，东山人文资源更为丰富 ·农家乐：金庭农家乐数量多，东山农家乐开发层次高 ·经营模式：金庭采用自主、分散经营模式，东山采用自主、分散经营以及农村专业合作社模式	

（二）东山、金庭两镇旅游养老差异化发展模式

1. 旅游空间布局差异化

结合东山、金庭两镇资源异质性分析，笔者认为在旅游空间布局差异化方面，可以将东山古镇部分定位为古村落文化观光游览区，金庭定位为田园休闲生态体验区。在区域联动方面，两镇可以将差异化旅游项目进行整合，打造东山—金庭旅游养老品牌一体化，形成旅游资源开发联动。

第一，东山具有开发成熟的陆巷古村和杨湾古村旅游景区，应该结合养老旅游的需求，将东山古镇部分定位为弘扬明清古建筑艺术和江南古村传统文化。首先，以古建筑为特色，打造明清历史风貌片区和古建筑文化博物馆。同时在功能上需要契合老年人的旅游节奏，多提供休憩区域，增加游览的舒适性。其次，在古村落旅游区功能开发上，应考虑老年游客的娱乐性需求，对当地非物质文化遗产进行重点展示，如设置东山民俗展览馆、太湖渔文化展馆、传统工艺展馆等，对当地嫁娶婚俗、祭祀习俗、东山盆景、竹

编、砖雕等技艺进行展示。此外可以规划"东山印象"休憩区,提供地名小吃,如白切羊肉、三虾面、藕丝饼等。为了增加游客在景区的逗留时间,还可以开设茶馆,不仅提供碧螺春,还有评弹、东山历史人物评书等,丰富古村落文化内容,提升景区可游性。

第二,金庭的自然景观资源丰富,适合发展田园休闲旅游产品。金庭现有农家乐总体规模大、个体规模小,看似产业密集,但彼此间联系不紧密,结构松散,没有联合能力。因此,应该重新布局打造特色田园休闲旅游,围绕各区位优势因地制宜,进行特色产品开发,对不同需求的客流进行分流,减少旅游旺季客流密集问题,打造综合性强的多样化农业旅游区。在区域划分方面,建设环太湖农家乐聚集区、旅游景区农家乐聚集区、一村一品采摘乐聚集区三大农家乐集群区块。

①环太湖农家乐聚集区主要围绕金庭环太湖西北沿岸和东南端开发,充分利用太湖沿岸景观优势,增加观景走廊、露天餐位、玻璃暖房等区域,让游客边用餐边欣赏太湖湖光山色,同时以太湖鱼鲜为餐食重点,提供全鱼宴、太湖一锅鲜等特色菜肴以及鱼丸、鱼干等特产。

②旅游景区农家乐聚集区主要指金庭内陆地区如缥缈峰、林屋洞、古樟园等地的农家乐。在运营层面,旅游景区的农家乐不仅要考虑产品特色与服务水准,还要考虑观光客以及疗养客人不同的客观需要,如面向观光者以当地农产品为特色,增加各色套餐,这样既减少餐前准备时间,又可以节约出菜时间,加快翻台速度。还可以为老年人提供放空心灵的空间,将晒台改成露天观山平台,提供读书、饮茶服务。

③一村一品采摘乐聚集区实际上是环太湖农家乐聚集区和旅游景区农家乐聚集区的功能拓展,可以开展农家乐特色采摘活动。在采摘淡季的时候,还可以开发一些符合农家习俗的活动。此外,一村一品采摘乐聚集区还是一个农产品展销区,推动金庭农产品规模化、标准化、品牌化和市场化建设,打造区域特色明显、附加值高的农产品产业链。

第三,东山和金庭实现区域联动,共同打造养老养生休闲度假区。区域联动可以将规模较小,资源丰富度低,无法开发成完整主题的旅游资源进行整合，通过资源互补、相互带动的方式进行开发，共享客源市场，加大旅游产品的经济效益。同时，也可以将两个区域中较强势的旅游产品进行整合，利用"1+1>2"的效应，拓展游客在本地的游玩时间，强化产业链，打造内容更丰富、对外竞争能力更强的王牌旅游项目。一方面，金庭除了湖湾山水特色，还有太湖七十二峰中的四十一峰，山峦叠翠，可以开发山地观光旅游。由于和其他江南水乡山区景色相似，加之单纯登山内容单一无趣，因此仅以金庭登高为开发项目对老年游客吸引力不足。同时，金庭自然景观资源充分，人文景观开发不足。因此可以在设计登山线路时，将金庭缥缈峰、林屋洞两处的古罗汉寺、包山禅寺以及山脚下的古樟园作为一个支线列入登高线路中，一同开发，资源互补、功能互补。比如：千年古樟象征多福多寿；古罗汉寺的大肚弥勒寓意量大福大，笑口常开；包山禅寺是江南古刹，也是静心禅修福地。沿线开发登高祈福健康游项目，契合老年人求福求寿的心理需求和登高锻炼的养生方式。此外，还可以结合东山中医院的医疗资源，辅以冬病夏治、运动升阳等中医理论，开展森林氧吧、林间太极、山顶呼吸吐纳活动，打造特色养老养生旅游项目。另一方面，金庭的明月湾古村与东山的陆巷古村隔湖相望，虽然同属古村落旅游资源，但明月湾侧重生态文明型古迹，有古码头、古石板街，可以设计民俗体验区、复古摄影区、传统水上游乐项目等，既保持了与东山陆巷古村在本质上的关联性，又体现了类别差异化，错位发展，起到互补作用，形成了一个古村形象更鲜明的苏州文化旅游圈。

综上所述，为增强老年人中长期旅游项目的丰富程度，可以利用区域联动策略，将东山、金庭两镇的差异化旅游项目进行整合，如安排东山环山路赏太湖健身游—东山金庭古村落文化游—金庭登高祈福游—田园农居休闲生态游，找准老年人对养老目的地的核心诉求，依靠跨界资源的衔接，满足其多元化、差异化的旅游意愿，打造东山—金庭旅游养老品牌，形成旅游资源和旅游产品的共享、联动。

2. 旅游经营模式差异化

目前，东山古村落区主要采用"政府+旅游企业"的运营模式，产权

仍在业主手中，导致景区内公共设施建设困难，容易引发政府与业主、业主与游客之间资源相争的矛盾。为了改变这种保护难、开发不到位、功能建设不全的局面，东山古村落区应该采用"政府＋旅游企业＋业主"三方一体的运营模式，可以尝试由各建筑业主将房屋庭院直接出租给授权旅游企业，由企业对古村落景区进行整体设计、修复和开发。

在这一体系中，政府起主导作用，应先对古建筑进行科学评估，按原真性原则进行合理规划，将安全、消防、环境保护列入建设工作重点；同时完善景区内服务设施，解决停车场及公厕配套不足的问题；进而实施多级联动，"保护、改造、新建"并行，对不符合古村整体风貌的建筑进行迁移，在外观上保留古村落历史风貌原真性，内部进行现代化改造，优化宜游宜居环境；最后，村办企业作为旅游企业和业主之间的桥梁，监督企业对古村落的日常经营及环境保护，协调业主与企业的关系，确保各项资产在市场环境中有序发展。旅游企业具有旅游资源运营和管理的专业性，做好专业事，开展营销、经营活动，对市场变化做出准确应对。这套体系将三方能力进行重新匹配和整合，政府和业主将自己不擅长的市场营销部分转交给旅游企业，企业包装产品，将景区快速推向市场，完成政府发展和日常管理需求；业主从物业出租中获益，既增加收入，又保证了环境的可持续发展，实现多赢的局面。

东山环山公路太湖风景带是位于陆巷村以北的环山公路，集观光、休闲、娱乐于一体，可以采用新型农家乐专业合作社模式。新型农家乐专业合作社模式以农村专业合作社为核心，是在我国现有农村产权制度基础上的一种创新尝试，即通过个体经营的农家乐业主，自愿联合组建的一种旅游资源合作经济组织。东山的农家乐沿湖分布，空间上集聚性强，资源同质性强，因此在生产开发、服务营销上能较好适应统一管理的模式。农家乐专业合作社将原先各自经营的农家乐形成规模化的沿湖农家乐产业带，扩大生产规模，提升了市场竞争优势。同时，合作社集合组织力量提高了小微型个体农家乐业主对旅游资源再开发的参与度。在专业合作范围方面，不仅社内农家乐业主可以进行同业结盟，在纵向结构上也可以异业结盟，通过合作互惠的形式，联合多个合作社，共同打造本土旅游产业链。

金庭镇主要采用村办企业模式。村办企业模式是在政府的带领下，由村委组建村有企业，对村内旅游开发进行统一管理。这一过程发生了产权过渡，所有权从农户手上通过筹措入股的方式转移到了村办企业中，经营权和所有权并不分散，特别是决策权明确属于企业，能够有效提升村委的管理效率，可以在最短时间内处理好各类问题。首先，金庭现有农家乐的改造范围大、资金需求高、统筹开发难度大，因此单靠民间资本引入是不现实的。村办企业依托政府资源，可以利用国家财政补贴和专项资金进行建设，同时通过股份制形式吸引当地居民以土地、劳动、技术等形式入股，增加当地居民参与建设的积极性。其次，村办企业的管理者都是当地人，对于金庭的旅游资源和市场反馈更为了解，因此在开发时能够更好地挖掘当地特色，开发适应性强的产品。最后，村办企业模式以当地农家乐产业的整体发展水平为重，追求长远利益和可持续发展。目前金庭的农家乐存在不顾自身条件盲目效仿，缺失市场意识和科学管理手段等问题，通过统筹规划，按自然景观资源和农家乐功能进行三类农家乐集群设计，可以兼顾产品差异化与整体的协同性，实现"聚集区内同主题发展、聚集区外多功能互补"的战略，打造多层次、高水平、高效益的田园休闲生态体验区，吸引旅游养老消费者。

六 东山、金庭两镇旅游养老目的地发展策略

（一）宏观层面

1. 政策支持

国家政策对民办养老机构的倾斜尚有不足。为了进一步加强旅游养老目的地基础设施和公共服务设施建设，国家应进一步推进政策落实和细化。例如，政府可以安排专项资金支持或通过出台政策引导优质金融资本进入旅游养老产业，设置资格证补助激励服务人员接受职业技能培训，以引导市场向高专业性、高服务水平发展。

2.制度化建设

旅游养老的开发、发展离不开政府的监管与制约。涉老产业需要专门的法律制度作支撑，特别是相关产品的开发、运营、融资等方面，因此需要制定保障旅游养老健康发展的行政法规，细化管理条例等规范性文件、行业标准，构建完整的旅游养老法律体系。同时应建立评估机制，对旅游养老产品服务内容、基本设施、服务素质、价格进行量化评估，并采取政府年检、抽检、社会舆论等多手段进行监督管理，确保旅游养老产品安全合规运行。

3.旅游空间的发展优化

长三角旅游养老产业地缘优势明显，但同类产品竞争也尤为激烈。东山、金庭两镇要吸引资本，发展符合自身优势和机遇的旅游养老产品，还需以发展的眼光从区域着手实现由点至面的扩展。在分时度假、异地养老等模式上应打破区域壁垒，从异地医保结算、异地养老保险领取、异地敬老补助同享等政策细节，到搭建官方网络平台，"一网通办、一网统管"；制定旅游养老信息和产品信息开放标准，构造长三角旅养产品交换体系；打造大品牌、过硬品牌，由分散、各自经营，相互竞争，到一体化，相互促进、协同发展。

（二）中观层面

1.统筹规划

政府首先应将发展东山、金庭两镇旅游养老提升到战略位置，成立专项跟进，科学规划旅游养老。基层行政单位应做好信息收集工作，开展旅游养老普查。在此基础上，投入更多精力做好外来资本的引入工作，切实改善营商环境。同时牵头优质医疗、文旅、地产团队联合开发，聘请专业的策划团队进行规划设计，搭建相关企业人员与旅游开发专家沟通渠道，共同设计推出主题特色旅游文化项目，有效防范同质化建设和重复投资，坚持创建高标准、高水平的旅游养老基地。同时，落实已经出台的优惠政策，加大奖励力度，如对优质的旅游养老项目进行税务减免和财政补贴，同时可以联合银行，降低养老机构贷款利率、设置额外贷款额度等。最后，政府是联结企业开发和当地村民的桥梁，应协调各个阶层的关系，鼓励村民参与实际性工作，为优化旅游养老目的地建设工作建言献策。

2. 基础设施及配套设施

苏州东山、金庭两镇需要在政府主导下，加大对基础设施建设的投入，可以募集社会资本，联合当地农家乐业主共同完成。有关部门应定期开展清理整治工作，对不达标的问题及时整改。此外，需要规划适合老年人日常休闲娱乐的配套设施，如老年康体中心、健康广场、书画戏曲社团等，丰富老年群体闲暇时光。为增加居住便利性，还可以在养老住宅附近配置小型超市和药房，在周边 30 分钟车程内配置大型超市和医疗卫生中心，安排接驳车定期往返，接送老年人。最后，可利用社会公共资源进行旅游养老开发，采取多方位合作，如联合图书馆、老年大学、医院等搭建网络平台，满足老人多方位需求，丰富他们的日常生活。

3. 人才培养建设

旅游和养老整合是一个全新的行业，目前我国相关从业人员存在数量少、素质参差不齐的情况，服务标准也存在空白。地方政府可以通过贴补培训费用、安排大专学校和卫生院校老师轮训，建立考核制度等方法确保系统培训的落实。其次，加强养老机构上岗人员从业资格认证，加大对专业资质的要求。对护理人员要求 100% 有国家职业技能鉴定证书，对高级养老护理员则采取企业政策补贴和个人奖金激励模式，合理运用奖惩杠杆。

4. 可持续开发经营

东山、金庭两镇在开发农旅融合产品时应注意对农村原生态风貌以及传统文化的保护，还原绿色农业的生产过程，积极发展生态农业、有机农业。政府需出台农村资源环境保护的规范性文件，并对农家乐业主等旅养产品开发者进行生态环境保护教育，增强环保经营理念，从源头上减少旅游垃圾问题。此外还应该严格执法，采取常态结合随机的检查形式，鼓励群众参与监管，做到生态为重、立体保护、随时执法。对于古村落、明清石碑、牌坊等旅游资源，应该制定科学的发展规划，统一建筑风格，对危旧建筑进行保护性修复，维护传统空间格局和历史风貌的统一性。

（三）微观层面

1. 宣传营销

我国旅游养老事业尚处于起步阶段，多数老人对旅游养老概念较为陌生，需要加大旅游养老的宣传力度。由于老年人对视听广告和报刊广告的接受度高，因此应充分利用报纸和电视两种媒介进行宣传。考虑到老年人群体特有的行为模式，可以针对他们的日常习惯进行多手段营销推广，比如在敬老院和社区活动中心等老年人常去的地方设立宣传点。同时，可以在年轻人常用的旅游公众号、社交媒体上进行社交网络传播，而子女更容易接受新兴事物，可以通过子女说服老年群体。

2. 产品特色化

旅游养老的规划重点为老年客群，应契合目标客源喜好，进行差异化发展，凸显自身特色。苏州东山、金庭开发旅游养老，应大力发展分时度假养老模式项目，优化互动式异地养老和内源式农家乐养老模式项目，用好两镇现有旅游资源优势的杠杆，在开发中增加不同特色的活动项目，重点设计田园休闲类、文化休闲类和医养结合类的配套活动。

3. 经营模式创新

东山、金庭两镇的农家乐大都处于自发、粗放和零散的状态，缺乏科学管理和商业规划理念。发展农家乐式旅游养老需要采取协同发展的道路，联合小微农户，打造联合经营模式，制定统一的服务标准和宣传方案，营造公共品牌，加强两镇农家乐对外输出的能力。同时可以采用各自参股的方式组建"农户+村办企业"的合作模式，建立农家乐经营主体和旅游开发公司的互动交流机制，广泛征求专业人士和市场专业机构的意见，密切跟随市场动向，第一时间做出响应。此外，还可以建立道德监察小组，通过社会舆论对农家乐业主进行监督。

4. 养生服务设施建设

以安全性和无障碍设计作为第一优先考虑，避免厨房内出现明火，比如设计安排电磁炉代替煤气灶，同时在各个场所都加强防滑防摔设计，加装防滑垫和扶手等；同时，需要安装应急求救系统，一旦出现突发事件，能够确保第一时间对老年人进行援助。此外，还要加强安全巡查和安保工作。

5. 服务质量提升

为提升两镇旅游养老产品的服务质量，首先要进行服务意识和养老、护理等方面基础知识的培训，其次还需增强对养老政策、异地医疗报销、养老金异地认证等服务流程的掌握。再次，结合具体服务现状和服务场景，提升专业从业人员的占比，联合教学资源、开设实践基地。最后，设置激励机制，将行业从业人员的收入与专业技能资质、服务表现评价得分等内容进行绑定，促进内部良性竞争，对重要岗位应设置特岗补贴，防止人才流失。

七 结论与展望

随着人口老龄化问题日益突出，家庭结构转变，老年人经济实力和养老需求层次逐渐提高，传统养老方式已不能够满足老年人多样化的需求。在新时代背景下，旅游与养老两大产业开始交互和渗透，吸引更多老年人以旅游养老作为全新的生活模式。苏州东山、金庭两镇的旅游养老目的地创建模式，不仅是两镇旅游资源的再开发过程，也是解决城市人口养老问题的趋势所向。

（1）本文通过SWOT分析法探讨目前苏州东山、金庭两镇具备的旅游养老目的地开发条件。两镇位于长江三角洲中心地区，区位优势明显，交通水平极佳。出色的生态环境、有力的政策支撑、苏浙沪城市圈可观的游客数量，这些都是两镇发展旅游养老的核心优势。尽管目前存在宣传力度有限、市场定位不明确、基础设施落后、专业人士缺乏等制约因素，但经过合理规划，东山、金庭两镇开发旅游养老市场的前景良好，未来可期。

（2）本文将旅游养老开发模式分为农家乐养老、异地养老、分时度假养老和会员制养老四种模式。通过具体分析苏州东山、金庭两镇客源市场与客源特征，借鉴国内已有案例，指出适合两镇的独特旅游养老开发模式，即大力发展分时度假养老模式项目，优化互动式异地养老和内源式农家乐养老模式项目。

(3) 本文对东山、金庭两镇的异质因素进行重点分析。通过梳理当地在风景资源、农家乐发展状况和旅游景区经营模式方面的异同，提出具体的差异化发展措施，即以空间布局和产业经营模式为突破口，执行旅游"区域发展、错位联动"战略，扩大资源优势，提高经营效率，减小内部同类竞争，提升东山、金庭对外开拓旅游养老市场的能力。

(4) 基于SWOT模型框架，本文从宏观、中观、微观三个维度，通过国家政策制定、政府行政工作安排、企业发展战略实施三个视角，对东山、金庭两镇后续建设旅游养老目的地工作展开重点分析，给出了符合当前实际情况的发展策略，为当地旅游养老目的地的创建工作提供了参考依据。

参考文献

[1] Cuba, L., "Retiring to Vacation Land: From Visitor to Resident", Generations, Vol. 13, No. 2, 1989, pp. 63 – 67.

[2] Nimrod G., "Retirement and Tourism Themes in Retirees' Narratives", Annals of Tourism Research, Vol. 35, No. 4, 2008, pp. 859 – 878.

[3] Warnes A. M., "Migration to and Seasonal Residence in Spain of Northern European Elderly People", European Journal of Gerontology, Vol. 25, No. 1, 1991, pp. 53 – 60.

[4] 白然：《都市老年人乡村旅游养老模式探究》，《商业经济研究》2016年第11期，第201~202页。

[5] 黄璜：《国外养老旅游研究进展与我国借鉴》，《旅游科学》2013年第6期，第13~24、38页。

[6] 钱旦旦：《上海市户籍老年人异地养老意愿及影响因素研究》，华东师范大学硕士学位论文，2018。

[7] 陈素平、谭梅兰：《基于分时度假模式的老年公寓发展探析》，《河北旅游职业学院学报》2018年第1期，第36~40页。

[8] 关帆：《旅游养老目的地开发模式研究——以皖南齐云山为例》，中国海洋大学硕士学位论文，2009。

[9] 金红霞：《旅居式养老模式的探析——以海南普仁养老基地为例》，云南财经大

学硕士学位论文，2017。

［10］李松柏：《旅游养老给"农家乐"带来的机遇与挑战》，《江苏商论》2010年第9期，第118~119页。

［11］孙凤涓、张雨芊：《银发经济视角下的苏州生态旅游养老产业布局策略研究》，《江苏商论》2018年第1期，第76~78页。

［12］张静、孙畅：《异地互动式旅游养老模式探究》，《旅游纵览（下半月）》2019年第1期，第77~80页。

［13］余甜、薛群慧：《国内养老模式现状及对策研究》，《云南农业大学学报（社会科学）》2015年第2期，第31~36页。

［14］张卫、马岚、后梦婷等：《长三角一体化与区域养老融合发展机制研究》，《现代经济探讨》2018年第4期，第80~87页。

［15］赵艳丰：《旅游养老地产的开发模式之案例解读》，《住宅与房地产》2016年第14期，第47~52页。

B.5 2019年中国康养农业基地发展报告

崔永伟 徐力兴 王 蕾*

摘 要： 康养农业是以农业生产为基础，以满足大众安全食品和健康生活需要为目的，充分发挥农业的经济、生态、社会和文化等多方面功能的新兴产业。发展康养农业要求坚持"山、水、林、田、湖、草"是一个生命共同体、生态优先的理念和"生物、生态、生产、生活、生命"五生一体的协同发展观，开展生态建设、环境保护、观光休闲、体验教育、文化传承，延伸产业链，提升价值链，实现一二三产业融合发展。康养农业作为康养产业的重要内容，在实施健康中国、全面建成小康社会、乡村振兴战略过程中发挥着重要作用。本文在梳理康养农业概念的基础上，对康养农业基地的特征和意义进行总结，同时结合实践分析了我国康养农业基地发展建设情况，提出以特色农产品优势区建设为基础，从做好总体规划、完善设施条件、加快人才培养、高效集约用地、吸引多元投入等方面，加快康养农业基地建设，推进康养农业发展。

关键词： 康养农业 康养农业基地 特色农产品优势区

---

* 崔永伟，中国科学院农业经济管理学博士，农业农村部规划设计研究院高级经济师，主要研究方向：乡村振兴政策与规划，农业农村发展战略与信息化，康养农业发展；徐力兴，农业农村部规划设计研究院农业工程信息研究所所长，高级工程师，主要研究方向：农业农村信息化与乡村振兴；王蕾，中山大学旅游学院硕士研究生，主要研究方向：生态康养，运动康养，社会养老服务。

随着我国进入全面建成小康社会，实现第一个百年目标，人们开始逐渐重视康养，越来越多的社会资本注入康养领域，推动康养产业的发展。康养农业作为康养产业的重要内容，在健康中国、全面建成小康社会、乡村振兴战略的落地过程中扮演着日益关键的角色。

一　基本概念

（一）康养农业

李后强（2017）是国内较早提出康养农业概念的学者，他指出康养农业实质上是健康产业的一个分支，亦是康养产业的重要支撑，它不仅是传统农业的升级版，更是健康农业与养生农业的结合。康养农业是以健康为宗旨，以"三农"（农村、农业和农民）为载体，以科学养生方法为指导的新业态，它将传统的第一产业要素与第三产业要素相融合，是"乡村振兴战略"的重要内容。在李后强看来，康养农业的本质是为健康长寿服务的农业，它要求安全生产、绿色环境、身心健康，以最小的成本实现农业附加值最大限度地提升，是一种极值农业和高能农业。尽管这个论述基本上概括了康养农业的产业特点和发展方向，但在内容表述上还有待于进一步深化。

何莽（2018）在实践调查基础上，全面而深入地总结了康业农业的意义，他主张今后应当把健康农产品、农业风光作为康养农业的主要抓手，打造具有康养属性、为康养产业提供生产原材料的林、牧、渔业等融合业态，如果蔬种植、农业观光、乡村休闲等。康养农业为康养产业的发展提供物质基础，以农业生产为根本前提，能够更好地满足消费者在康养产品和体验上的更多诉求。其中，"无污染""绿色""有机"等标签符合整个康养产业追求健康的理念，已成为康养农业的重要名片。

鉴于此，本报告进一步完善了康养农业的有关表述，认为康养农业是以农业生产为基础，以满足大众安全食品和健康生活需要为目的，充分发挥农业的经济、生态、社会和文化等多方面功能的新兴产业，康养农业以农耕文化为魂,以美丽田园为韵,以生态农业为基,以创新创造为径,以古朴村落为形,坚持"山、水、林、田、湖、草"是一个生命共同体、生态优先的理念和"生物、生态、生产、生活、生命"五生一体的协同发展观,开展特色产品生产、生态建设、环境保护、观光休闲、体验教育、文化传承,延伸产业链、提升价值链,促进实现农村一二三产业的融合发展。

发展康养农业,是遵循经济发展规律,最大限度挖掘资源价值,有效落实"绿水青山"发展理念的合理方式,也是响应国家顶层设计并促使有关政策加快落地的关键举措,是农业供给侧结构性改革取得良好成效的重要保障,它顺应了广大群众追求更加美好生活的诉求,具有较高的实践价值。

(二)康养农业基地

康养农业基地,即依托独特的资源禀赋和比较优势,进行康养农业生产活动,为人们提供安全食品和健康生活服务的农业生产基地。

在康养农业基地建设的过程中,可以结合具体实际打造良好的农业景观,更好地保护农业生物多样性,提升农村发展活力,使基地建设和发展更加符合当前社会、经济发展的要求。同时康养农业基地致力于满足居民在具体消费方面整体升级的需求,在消费市场中提供大量优质农产品和健康生活服务,培育农村发展新动能,为发展康养产业打下非常坚实的基础,从而能够在振兴乡村的过程中筑起坚实的生态安全保护墙,引领农业农村发展,形成创新、协调、绿色、开放、共享的发展新格局。

二 我国康养农业基地建设情况

康养农业基地,最基本的特征是进行特色农业生产,同时为人们提供安全健康的特色优质农产品。进入21世纪以来,我国农业生产发展迅速,在保证粮食及大宗农产品安全供给的基础上,特色农产品生产也快速增长。特别是随着当前居民整体收入不断增加,人们在生活方面的需求相应地丰富起来,我国农业生产结构也随之产生变化。在此背景下,各地利用自身的资源禀赋发展休闲农业，积极开拓乡村旅游及文化产业，农业的多功能发展不断促进农村多元价值的发掘，为农业与健康养老产业的融合发展奠定一定的基础。

（一）特色农产品区域布局初步形成

21世纪初，为了应对加入WTO后的新形势，最大限度地提升农业比较优势水平，扩大和夯实我国农业优势产区的发展基础，提升优势农产品的生产能力，从而不断增强市场竞争水平，抵抗外来农产品的冲击，提升农产品出口水平，农业部依照当时实际国情出台了《优势农产品区域布局规划（2003—2007年）》指导性文件，进一步调整农业区域布局，优化农业结构，发挥农产品产业带的优势，增强区域农产品竞争力。在发展基础上，2008年农业部结合地区发展实际水平，编制了《全国优势农产品区域布局规划（2008—2015年）》，提出建设优势农产品产业带的阶段性目标，推动农业产业集聚和升级。在以上规划的指导下，我国农业的区域化发展加快推进，形成具有中国特色的现代农业发展布局和区域竞争力，从而在提升大宗农产品生产优势区域产业发展水平，保障国家粮食安全战略实施方面起到了重要作用。

在保障大宗农产品生产和国家粮食安全的基础上，为了充分发挥各地资源比较优势，2007年农业部在《优势农产品区域布局规划（2003—2007年）》基础上，编制发布《特色农产品区域布局规划（2006—2015年）》，推进特色农产品生产的进一步提升和聚集，特色农产品品牌打造加快，优势产区特色更加明显，在完善特色农业现代产业链形成的同时，有利于特色农产品产业得到进一步的发展，最终的区域分工和特色生产格局得到夯实，开拓更为广阔的全球市场。规划颁布实施后，各地涌现了一批现代农业特色产业强县，在特色农产品的品质以及品种结构方面得到了整体优化，规模化、专业化的特色产业带（区）市场竞争力显著提升，有效辐射带动区域特色农业产业快速发展。

如今随着城镇化的加快发展，工业化不断推动农业的现代化步伐，我国

传统农业向现代农业转变的趋势越来越明显，带动了各类特色农产品的生产，这些产品在种类、品种以及品牌打造方面向专业化方向发展，产品市场标准更加规范，整体规模得到显著提升，特色农产品的整体品质、技术水平、区域布局、市场竞争力都不断提升。农业部对《特色农产品区域布局规划（2006—2015年）》中的相关内容作出及时的修订，针对不同品种做出优势区布局调整，进一步出台了相关支持政策，加快推进产业发展，带动农民增收。修编后的《特色农产品区域布局规划（2013—2020年）》重点发展10类144种特色农产品，规划了一批特色农产品的优势区，加快了特色农产品优势区的建设。

（二）特色农产品优势区加快建设

两轮优势农产品区域布局专项规划的出台，一定程度上发挥各地自身的比较优势，进一步调整农业结构，调整地区大宗农产品生产布局，指导特色农产品聚集到较好的适宜区，细化农业区域专业分工，促进农业生产力整体布局得到进一步优化，满足了农业产业体系的现代化发展要求。在此基础上，两轮规划使得特色农产品发展有了更强的地域性、更好的产品品质、更优的市场发展前景。在实践中，为了深入贯彻落实中央一号文件要求，指导地方对特色农产品生产整体布局进行优化，使得特色农业产业水平得到提升，集中力量发展一批特优区，加大农业供给侧结构性改革力度，加快农业绿色发展，提高农民收入、提升贫困地区发展活力，增强农业综合竞争水平，2017年10月国家发展改革委、农业部、国家林业局联合印发了《特色农产品优势区建设规划纲要》（以下简称《纲要》），指导各地加快优势特色产业发展，鼓励各地积极创建特色农产品优势区（以下简称"特优区"），争取把各地土特产和小品种发展成为有一定规模和带动效应的助农增收的大产业。

《纲要》明确要求，特优区建设要坚持市场导向，坚持绿色发展，根据各地的资源环境和产业比较优势，努力实现经济效益最大化，不断增加农民的收入水平。不断对标准系统进行完善，要更加注重农业先进技术的应用，强化基础设施建设，注重品牌打造，加快经营主体培育，不断发展特色显著、优势明显、文化历史深厚、市场竞争力强的特优区，推动优势特色农业朝着专业化的方向发展，使农民更多地从二、三产业收益中获益，形成共享发展成果机制。

《纲要》还指出，要加快国家级特优区和省级特优区建设，对创建、认定国家级特优区和国家特优区的管理工作做了具体部署，到2020年围绕29个重点品种（类）创建认定300个左右的国家级特色农产品优势区。各省根据工作进展安排，自行进行创建、认定，并具体制定本省的管理办法。创建特优区，要突出填平补齐的理念，突出提升"特色"和"优势"，在创建过程中重点建设标准化生产基地、加工基地、仓储物流基地"三个基地"，完善科技支撑体系、品牌建设与市场营销体系、质量控制体系"三个体系"，加快形成建设和运行机制"一个机制"。

（三）康养农业基地涌现

按照中央一号文件的要求，为了强化农业区域比较优势，提升特色农产品优势区建设水平，不断完善地区的农业特色产业体系，促进农民增收和脱贫致富目标的实现，2017年，根据《纲要》农业部等9部委联合印发了《关于开展特色农产品优势区建设的通知》，提出在未来3~5年时间，根据特色优势、产业基础、发展潜力、带动能力等方面优势创建一批特优区。在特优区加快培育经营效益好、带动能力强的新型经营主体，打造具有一定知名度的区域公用品牌、企业品牌和产品品牌，使特色农业发展成当地农村经济的主导产业、提升农民收入水平的战略产业，从而更好地发挥当地的成本和产品优势，满足城乡居民多样化的消费要求。在此基础上，农业农村部于2017年12月（时称农业部）认定了62个地区、2019年1月认定了84个地区、2020年2月认定了83个地区成为中国特色农产品优势区，2020年将进一步认定一批特色农产品优势区，已认定的特优区见表1。

表1 中国特色农产品优势区建设认定情况

省份	序号	市县区	特产名称	批次
浙江省	1	安吉县	安吉白茶	一
	2	三门县	三门青蟹	一
	3	绍兴市柯桥区、诸暨市、嵊州市	绍兴会稽山香榧	一
	4	杭州市临安区	临安山核桃	二
	5	余姚市	余姚榨菜	二
	6	庆元县、龙泉市、景宁畲族自治县	庆元香菇	三
	7	磐安县	磐五味中药材	三
	8	常山县	常山油茶	三
重庆市	9	涪陵区	涪陵青菜头	一
	10	荣昌区	荣昌猪	一
	11	奉节县	奉节脐橙	一
	12	石柱县	石柱黄连	二
	13	江津区	江津花椒	二
	14	潼南区	潼南柠檬	二
	15	巫山县	巫山脆李	二
	16	永川区	永川秀芽	三
	17	万州区	万州玫瑰香橙	三
河北省	18	平泉市	平泉香菇	一
	19	鸡泽县	鸡泽辣椒	一
	20	迁西县	迁西板栗	一
	21	怀来县	怀来葡萄	二
	22	内丘县	富岗苹果	二
	23	安国市	安国中药材	二
	24	涉县	涉县核桃	二
	25	晋州市	晋州鸭梨	二
	26	兴隆县	兴隆山楂	三
	27	深州市	深州蜜桃	三
	28	隆化县	隆化肉牛	三
	29	巨鹿县	巨鹿金银花	三
福建省	30	建瓯市	建瓯笋竹	一
	31	武夷山市	武夷岩茶	一
	32	福鼎市	福鼎白茶	二
	33	宁德市蕉城区	宁德大黄鱼	二
	34	平和县	平和蜜柚	三

续表

省份	序号	市县区	特产名称	批次
	35	连江县	连江鲍鱼	三
	36	安溪县	安溪铁观音	三
河南省	37	信阳市	信阳毛尖	一
	38	灵宝市	灵宝苹果	一
	39	杞县	杞县大蒜	二
	40	泌阳县	泌阳夏南牛	二
	41	平舆县	平舆白芝麻	二
	42	西峡县	西峡猕猴桃	三
	43	焦作市	怀药	三
宁夏回族自治区	44	盐池县	盐池滩羊	一
	45	中宁县	中宁枸杞	一
	46	中卫市	中卫香山硒砂瓜	二
	47	灵武市	灵武长枣	二
	48	西吉县	西吉马铃薯	二
	49	盐池县	盐池黄花菜	
安徽省	50	亳州市	亳州中药材	一
	51	黄山市	黄山区太平猴魁	二
	52	砀山县	砀山酥梨	二
	53	霍山县	霍山石斛	二
	54	宁国市	宁国山核桃	三
	55	六安市	六安瓜片	三
	56	滁州市南谯区、琅琊区	滁菊	三
湖北省	57	恩施州	恩施硒茶	一
	58	武汉市蔡甸区	蔡甸莲藕	
	59	潜江市	潜江小龙虾	一
	60	随州市	随州香菇	二
	61	十堰市	武当道茶	二
	62	宜昌市	宜昌蜜橘	二
	63	通城县	黄袍山油茶	三
	64	蕲春县	蕲艾	三
	65	洪湖市	洪湖水生蔬菜	三
	66	赤壁市	赤壁青砖茶	三
贵州省	67	兴仁县	兴仁薏仁米	一
	68	遵义市	遵义朝天椒	一

续表

省份	序号	市县区	特产名称	批次
	69	织金县	织金竹荪	二
	70	都匀市	都匀毛尖	二
	71	威宁自治县	威宁洋芋	三
	72	盘州市	盘州刺梨	三
	73	湄潭县	湄潭翠芽	三
	74	麻江县	麻江蓝莓	三
江西省	75	南丰县	南丰蜜橘	一
	76	赣州市	赣南脐橙	一
	77	婺源县	婺源绿茶	二
	78	崇仁县	崇仁麻鸡	二
	79	上饶市广丰区	广丰马家柚	三
	80	广昌县	广昌白莲	三
山东省	81	东阿县	东阿黑毛驴	一
	82	昌邑市	昌邑生姜	一
	83	金乡县	金乡大蒜	一
	84	济南市章丘区	章丘大葱	一
	85	寿光市	寿光蔬菜	二
	86	沂源县	沂源苹果	二
	87	烟台市福山区	福山大樱桃	二
	88	滨州市沾化区	沾化冬枣	二
	89	汶上县	汶上芦花鸡	二
	90	烟台市	烟台苹果	三
	91	夏津县	夏津椹果	三
	92	胶州市	胶州大白菜	三
	93	肥城市	肥城桃	三
湖南省	94	安化县	安化黑茶	一
	95	邵阳县	邵阳油茶	一
	96	华容县	华容芥菜	一
	97	湘潭县	湘潭湘莲	二
	98	汝城县	汝城朝天椒	二
	99	衡阳市	衡阳油茶	三
广西壮族自治区	100	陆川县	陆川猪	一
	101	田东县	百色芒果	一
	102	永福县	永福罗汉果	一

续表

省份	序号	市县区	特产名称	批次
	103	融安县	融安金橘	二
	104	玉林市玉州区	玉林三黄鸡	二
	105	河池市宜州区	宜州桑蚕茧	二
	106	钦州市	钦南区钦州大蚝	二
	107	平南县	平南石硖龙眼	二
	108	田阳县	百色番茄	三
	109	容县	容县沙田柚	三
	110	全州县	全州禾花鱼	三
	111	恭城瑶族自治县	恭城月柿	三
	112	苍梧县	六堡茶	三
江苏省	113	盱眙县	盱眙小龙虾	一
	114	邳州市	邳州银杏	一
	115	昆山市	阳澄湖大闸蟹	一
	116	东台市	东台西瓜	二
	117	苏州市吴中区	洞庭山碧螺春	二
	118	南京市高淳区	固城湖螃蟹	二
	119	海门市	海门山羊	二
	120	兴化市	兴化香葱	三
	121	无锡市惠山区	阳山水蜜桃	三
	122	溧阳市	溧阳青虾	三
	123	宝应县	宝应荷藕	三
云南省	124	临沧市	临沧普洱茶	一
	125	元谋县	元谋蔬菜	一
	126	德宏州	德宏小粒咖啡	一
	127	漾濞县	漾濞核桃	二
	128	文山州	文山三七	二
	129	华坪县	华坪芒果	二
	130	腾冲市	槟榔江水牛	二
	131	宾川县	宾川柑橘	二
	132	勐海县	勐海普洱茶	三
广东省	133	珠海市斗门区	白蕉海鲈	一
	134	仁化县	仁化贡柑	二
	135	广东农垦	湛江剑麻	二
	136	潮州市	潮州单丛茶	二

续表

省份	序号	市县区	特产名称	批次
	137	清远市	清远鸡	三
	138	广州市从化区、增城区	广州荔枝	三
	139	德庆县	德庆贡柑	三
	140	广东农垦	湛江菠萝	三
四川省	141	苍溪县	苍溪猕猴桃	一
	142	攀枝花市	攀枝花芒果	一
	143	宜宾县	宜宾油樟	一
	144	资中县	资中血橙	二
	145	广安市	广安区广安龙安柚	二
	146	眉山市	眉山晚橘	二
	147	合江县	合江荔枝	二
	148	安岳县	安岳柠檬	二
	149	宜宾市	宜宾早茶	三
	150	通江县	通江银耳	三
	151	凉山州	凉山桑蚕茧	三
	152	广元市	朝天核桃	三
内蒙古自治区	153	杭锦后旗	河套向日葵	一
	154	锡林郭勒盟	锡林郭勒草原肉羊	一
	155	乌兰察布市	乌兰察布马铃薯	二
	156	赤峰市	赤峰小米	二
	157	通辽市	科尔沁牛	二
	158	鄂托克旗	阿尔巴斯绒山羊	二
	159	乌海市	乌海葡萄	三
	160	呼伦贝尔市	呼伦贝尔草原羊	三
	161	阿拉善左旗	阿拉善白绒山羊	三
吉林省	162	汪清县	汪清黑木耳	一
	163	抚松县	抚松人参	一
	164	洮南市	洮南绿豆	二
	165	通化县	通化蓝莓	三
	166	前郭县	查干湖淡水有机鱼	三
	167	集安市	集安人参	三
	168	长白山森工集团有限公司	长白山桑黄	三
陕西省	169	商洛市	商洛核桃	一
	170	洛川县	洛川苹果	一

续表

省份	序号	市县区	特产名称	批次
	171	大荔县	大荔冬枣	二
	172	富平县	富平奶山羊	二
	173	紫阳县	紫阳富硒茶	三
	174	商洛市	商洛香菇	三
	175	眉县	眉县猕猴桃	三
	176	韩城市	韩城花椒	三
山西省	177	长治市	上党中药材	一
	178	沁县	沁州黄小米	二
	179	忻州市	忻州杂粮	二
	180	吉县	吉县苹果	二
	181	隰县	隰县玉露香梨	三
	182	临猗县	临猗苹果	三
	183	大同市云州区	大同黄花	三
	184	安泽县	安泽连翘	三
北京市	185	平谷区	平谷大桃	一
	186	怀柔区	怀柔板栗	三
黑龙江省	187	海伦市	海伦大豆	一
	188	大兴安岭林业集团加格达奇林业局	大兴安岭黑山猪	一
	189	东宁市	东宁黑木耳	二
	190	伊春市	伊春黑木耳	三
	191	齐齐哈尔市梅里斯达斡尔族区	梅里斯洋葱	三
	192	讷河市	讷河马铃薯	三
	193	虎林市	虎林椴树蜜	三
甘肃省	194	定西市安定区	定西马铃薯	一
	195	榆中县	兰州高原夏菜	二
	196	静宁县	静宁苹果	二
	197	岷县	岷县当归	二
	198	陇南市武都区	陇南花椒	三
辽宁省	199	北镇市	北镇葡萄	一
	200	鞍山市	鞍山南果梨	二
	201	盘山县	盘山河蟹	二
	202	铁岭市	铁岭榛子	三
	203	大连市	大连海参	三
	204	大连市	大连大樱桃	三

续表

省份	序号	市县区	特产名称	批次
海南省	205	澄迈县	桥头地瓜	一
	206	三亚市	三亚芒果	二
	207	东方市	东方火龙果	三
新疆维吾尔自治区	208	巴音郭楞州	库尔勒香梨	一
	209	吐鲁番市高昌区	吐鲁番哈密瓜	一
	210	第一师3团	阿拉尔薄皮核桃	一
	211	叶城县	叶城核桃	二
	212	新疆生产建设兵团第一师阿拉尔市	阿拉尔红枣	二
	213	若羌县	若羌红枣	二
	214	鄯善县	吐鲁番葡萄	二
	215	英吉沙县	英吉沙杏	三
	216	新疆生产建设兵团第五师	双河葡萄	三
上海市	217	浦东新区	南汇水蜜桃	一
	218	崇明区	崇明清水蟹	二
	219	嘉定区	马陆葡萄	三
西藏自治区	220	日喀则市	青稞	一
	221	工布江达县	藏猪	二
	222	类乌齐县	牦牛	二
	223	亚东县	亚东鲑鱼	三
青海省	224	玉树州	玉树牦牛	一
	225	海西蒙古族藏族自治州	柴达木枸杞	二
	226	祁连县	祁连藏羊	三
	227	共和县	龙羊峡三文鱼	三
天津市	228	宝坻区	宝坻黄板泥鳅	二
	229	西青区	沙窝萝卜	三

资料来源：根据《关于认定中国特色农产品优势区名单（第一批）的通知》（农市发〔2017〕14号）、《关于认定中国特色农产品优势区（第二批）的通知》（农市发〔2019〕2号）和《关于中国特色农产品优势区名单（第三批）的公示》整理。

被认定为中国特色农产品优势区的特色农产品，主要包括水产品、园艺产品、畜产品等类型。上述区域，尽管拥有大量的山林、草原等丰富的资源，却面临耕地面积有限、规模普遍较小的困境，因此要发展特色农产品优势区，需提升特色产业实力，发挥地区资源的比较优势，为一些偏远地区规模不大的农业发展找到新的发展思路。这样不仅可以增加小农户的基本收入，推动脱贫攻坚的目标实现，还可以更好地对传统耕作制度进行完善和保护，传承这些地区的农耕文明。

通过区域分析发现，山东、河北、四川、广西、江苏和湖北等传统农业大省创建特优区数量较多，基本在10个以上，其他大部分省区的特优区个数在6~9个，西部的甘肃省、西藏自治区和青海省以及东部的上海市、北京市和天津市三个直辖市，特优区个数在5个及以下（见表2）。

表2 中国特色农产品优势区布局

地区	批次（个数）	总数
山东省	一(4)、二(5)、三(4)	13
河北省	一(3)、二(5)、三(4)	12
四川省	一(3)、二(5)、三(4)	12
广西壮族自治区	一(1)、二(5)、三(5)	11
江苏省	一(3)、二(4)、三(4)	11
湖北省	一(3)、二(3)、三(4)	10
重庆市	一(3)、二(4)、三(2)	9
云南省	一(3)、二(5)、三(1)	9
内蒙古自治区	一(2)、二(4)、三(3)	9
新疆维吾尔自治区	一(3)、二(4)、三(2)	9
浙江省	一(3)、二(2)、三(3)	8
广东省	一(1)、二(3)、三(4)	8
陕西省	一(2)、二(2)、三(4)	8
山西省	一(1)、二(3)、三(4)	8
福建省	一(2)、二(2)、三(3)	7
河南省	一(2)、二(3)、三(2)	7
安徽省	一(1)、二(3)、三(3)	7
贵州省	一(1)、二(2)、三(4)	7
吉林省	一(2)、二(1)、三(3)	7
黑龙江省	一(2)、二(1)、三(4)	7
宁夏回族自治区	一(2)、二(3)、三(1)	6
江西省	一(2)、二(2)、三(2)	6
湖南省	一(3)、二(2)、三(1)	6
辽宁省	一(1)、二(2)、三(3)	6

续表

地区	批次（个数）	总数
海南省	一(1)、二(2)、三(3)	6
甘肃省	一(1)、二(3)、三(1)	5
西藏自治区	一(1)、二(2)、三(1)	4
青海省	一(1)、二(1)、三(2)	4
上海市	一(1)、二(1)、三(1)	3
北京市	一(1)、三(1)	2
天津市	二(1)、三(1)	2
合计		229

通过对特优区认定标准进行分析发现，在229个中国特色农产品优势区中，很多都符合康养农业产业和基地的标准特征。具体来看，特优区发展康养农业产业具有以下四个方面特点。

一是拥有丰富的自然资源禀赋。特优区自然资源丰富独特，生态环境方面首先达到一定的标准，且地区气候、土壤以及水源方面的整体生态条件较好，能够按照特色产品的要求来合理规划种养的规模，同时按照合理的标准进行生产，以此实现产业化经营的基本要求，且符合特优区生产和规模、环境承载水平、技术应用和管理能力的标准要求（见表3）。

二是严格控制产品质量标准。特优区成立了标准严格、运行高效的产品质量检测及监管机构，对特色产品生产经营主体进行严格监管，建立名录和"黑名单"制度，建立了完善的质量可追溯制度，基本实现了产品生产、加工、流通全程可监控、风险可评估、事件可处置。同时对特色产品加强监测，实施质量认证，建立了产品生产投入品的准入、购买销售等实名制规章制度，专门对生产投入品建立了监管信息平台，开展特色产品及其生产投入品的常态化监督抽查。大力开展绿色食品、有机产品、森林生态标志产品认证。针对特色产品生产，开展定期质量安全监督执法监管。制定特色产品质量安全应急处置机制、风险防控机制。

三是品牌价值迅速增长。特优区有着非常丰富的产业资源，产品自身的比较优势明显，得到了市场的广泛认可，产品在一定地域范围内存在足够的竞争力和明显的代表性，不少都属于有机农产品、绿色或者地理标志保护产品，产品区域品牌的影响范围不断扩大，品牌价值得到逐步的提升。比如从品牌价值来看，河南信阳市的信阳毛尖茶叶达 65.31 亿元，浙江安吉县的安吉白茶达 40.92 亿元，山东烟台市的烟台苹果达 141.48 亿元，新疆巴音郭楞州的库尔勒香梨达 100.92 亿元，河南灵宝市的灵宝苹果达 61.92 亿元。

四是加快完善康养设施。特优区具有资源、产品、品牌等优势，吸引越来越多的消费者前来消费。随着特优区建设的深入，一些特优区在生产特色优质农产品的同时，拓展农业的各种功能，实现文化、观光、休闲以及教育等多功能发展，促进各种康养设施的不断完善。

表3 中国特色农产品优势区资源环境质量认定指标

序号	一级指标	二级指标
1	资源禀赋	土壤环境质量评价符合《土壤环境质量标准》(GB15618)二级标准及以上
2		水源质量达到《地表水环境质量标准》(GB3838-2002)Ⅲ类以上标准
3		气候条件适合特色主导产品的种植或养殖
1	质量控制	建立特色产品质量监管机构
2		建立特色产品监管制度
3		开展特色产品质量安全监测
4		开展特色产品质量安全执法
5		绿色食品、有机农产品或森林生态标志产品比重

三 加快康养农业基地建设的路径

康养产业是新兴产业，康养农业基地是新的业态，在发展建设中要做好顶层设计和规划，解决好"人、地、钱"的问题，有的放矢，循序渐进。

一是科学编制总体规划。从实际出发，聚焦发展中遇到的实际问题，编制康养农业发展规划，强化顶层设计，增强规划的系统性和针对性，避免简单罗列。根据特色农业发展和康养产业的特点，在发展好特色产业的基础

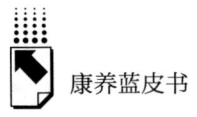

上,适当进行超前规划,并在规划指导下,挖掘当地康养农业发展潜力,保持政策、措施的持续推进。

二是加快完善设施条件。随着信息化和5G时代的到来,发展康养农业要充分考虑保证农村地区的便利性,同时提速乡村信息发展,在服务方面更加完备和完善。在基地建设中加快弥补农村服务设施的短板和不足,同时将人性、绿色、便利等基本原则融入农村环境整治任务中,推动美丽乡村建设,使其相得益彰。

三是加快人才培养。康养农业作为一种新兴产业,兼具现代服务的性质,与一般的农业生产不同,更需要懂经营、会营销的人才。在互联网时代,要懂得借助新的营销方式对经营业务及产品加以宣传。应注重电商人才、新媒体运营人才及康养产业人才的培养。可以在当地与职业教育基地及第三方服务机构进行紧密结合,聘用专家定期授课,打造通俗易通、可应用性强的课程内容。同时定期组织本地的康养农业从业人员到发展好的示范基地进行考察和学习,吸收参考良好的发展模式。

四是在用地方面需要做到高效、集约。针对当前的乡村用地问题,《国务院关于促进乡村产业振兴的指导意见》(国发〔2019〕12号)提出了基本的发展要求,指出主要在县域的范围内自行确定耕地占补平衡,从而在土地利用年度计划的制定和实施中,提高支持乡村产业发展的水平。同时有序开展县域乡村闲置集体建设用地、闲置宅基地、村庄空闲地、厂矿废弃地、道路改线废弃地、农业生产与村庄建设复合用地及"四荒地"(荒山、荒沟、荒丘、荒滩)等土地综合整治,盘活建设用地,为乡村新产业、新业态发展创造良好的用地空间,同时为返乡入乡创新创业提供发展空间。进一步完善设施农业用地管理办法和相关法律法规,为解决发展康养农业用地问题提供政策支撑,在完善规划的前提下尽量集约用地,改进康养农业配套设施,增强服务能力。

五是吸引多元投入。发展康养农业、推进乡村振兴是一个长期的过程,亦需要大量时间和资金上的投入,因此需要改革创新思路,激活市场、激活要素、激活主体。同时进行思维转化与创新,改变以往采用财政资金的补贴性的单方投入形式,扩宽市场主体,广泛利用社会力量进行资金筹集和乡村建设。与此同时,要充分发挥当地龙头企业的带动作用,调动农民积极性和参与性,加快形成财政优先保障、金融重点倾斜、社会积极参与的多元投入格局。

参考文献

[1] 陈东林:《以生态农业带动康养产业》,《当代县域经济》2016年第8期,第11页。
[2] 戴杰帆:《结合"三品一标"强化特色农产品优势区建设》,《农村工作通讯》2019年第16期,第50~51页。
[3] 何莽:《康养蓝皮书:中国康养产业发展报告(2018)》,社会科学文献出版社,2019。
[4] 蹇泽西:《围绕康养经济做文章》,《学习时报》2018年8月6日。
[5] 李后强:《新时代呼唤康养农业的发展》,《企业家日报》2017年12月12日。
[6] 周磊:《激活康养产业的发展动力》,《湖北日报》2017年12月21日。
[7] 朱峻瑶:《发挥农业资源优势打造康养胜地》,《四川农业与农机》2017年第1期,第48~49页。

B.6
森林康养产业发展：全球视野与浙江实践

吕佳颖 李利 李瑶 叶科 戴智妹*

摘　要： 德、美、日、韩等国较早进行康养产业探索，并分别发展出适应各自国情的森林医疗、森林保健、森林浴与森林福祉服务等不同模式。和国外森林康养研究与实践相比，我国森林康养产业总体上起步较晚，一些地方政府在国家森林康养产业发展的政策引导下，结合当地自然资源、传统中医药文化、旅游休闲产业发展进行不断探索。本研究以浙江省森林康养发展实践为案例，将其分为较为典型的两种发展模式：一种模式是以安吉为代表的自上而下、有意识地进行规划打造的全域森林康养基地；另一种模式是以磐安县为代表的自下而上、由市场主导形成的森林康养区域。研究发现，尽管二者在发展模式上不尽相同，但都遵循了共同的发展经验。而发展森林康养产业有利于进一步提升森林生态环境、康养居住条件，优化康养体验项目、医疗设施服务，并进一步完善康养小镇功能和等级认证制度。

关键词： 森林康养　康养产业　浙江实践

---

* 吕佳颖，博士，浙江大学管理学院旅游与酒店管理学系副主任，副教授，主要研究方向：旅游营销与消费行为；李利，高级工程师，国家注册城乡规划师，浙江大学建筑设计研究院有限公司规划五所副所长；李瑶，博士研究生，浙江大学管理学院旅游与酒店管理学系；叶科，杭州佳米商务咨询服务有限公司CEO；戴智妹，博士研究生，浙江大学建筑工程学院城市规划与设计研究所。

一 森林康养的国际经验探索

（一）森林康养的发展与功能

1. 国际发展概况

早在20世纪40年代，德国对于森林资源的利用不仅仅局限于"观光"，而是基于独特的森林生态景观、优质的森林富氧环境、健康的原生态食品、源远流长的森林养生文化等核心资源，开展以修复身心健康、增强生命活力为目的的游憩、疗养、运动、养老等活动，并配备相应的养生休闲及医疗服务设施，即我们所谓的森林康养[1]。世界森林康养的发展共经历了三个阶段：第一阶段，1980年以前，以美国、德国为代表的雏形期，着重对森林疗养条件的初探；第二阶段，1980~2005年，以日本、韩国为代表的初期发展阶段，主要进行康复医疗及森林环境的医学研究；第三阶段，2005年以后，世界范围内蓬勃发展，进行基地建设和体系建设[2]（见表1）。

表1 森林康养的国际发展概况

1940s	·森林康养起源于德国，创立世界上第一个森林浴基地	
1950s	·美国开始森林疗养条件研究，打造森林康养旅游园区	阶段一 以德、美为代表的雏形期
1980s	·德国研究重点为如何通过森林环境、树木提取的物质进行康复医疗	
1982	·日本首次引入"森林浴" 韩国开始提出建设自然疗养林	
1983	·日本林业厅发起了"入森林、浴精气、锻炼身心"的建设活动	
1990s	·韩国对缓解压力、高血压、抑郁症等问题与森林的关系进行实证研究	
2004	·日本成立森林养生学会	
2005	·韩国组织"韩国森林疗法论坛"，进行森林利用与人类健康的研究	阶段二 以日、韩为代表的初期发展阶段

续表

2004	· 欧盟发起森林、林木及人类健康与福祉的研究	
2007	· 日本森林医学研究会成立,建立了世界首个森林养生基地认证体系	
2008	· 日本成立"森林疗法协会",日本森林疗法产业达到相对成熟期 韩国把"森林休养"列为全体国民的福祉	
2011	· 韩国设立森林疗法系,目前,营建了158处自然休养林、173处森林浴场,修建了4处森林疗养基地和1148km林道,具有较为完善的森林疗养基地标准和森林疗养服务人员资格认证、培训体系 美国自2011年以来,联邦政府汇集以林业为主的8家机构实施大户外战略	
2013	· 日本森林康养产业得到迅速发展,共认证了57处森林疗法基地、3种类型森林疗养基地,每年有近8亿人次到基地进行森林浴	阶段三 世界范围内蓬勃发展
2016	· 日本62个森林区得到疗法基地资格认证,疗法步道总数为212条	
2019	· 德国至今已有350处森林疗法基地	

资料来源:据文献材料整理。

2. 国际主流森林康养的功能

森林康养主要包括两个方面的功能:保健、社会经济功能。保健功能包含心理保健与身体保健。其心理保健功能主要体现在森林中洁净的空气、宜人的森林小气候、宁静的环境,使人内心沉淀,压力释放。声音作为一种独特景观,包括动物鸣叫、流水潺潺、佛寺禅音在环境心理学中被证明具有独特的舒压作用。另外,森林中绿色植物的呼吸作用,会出现促进人体健康的各种负离子等物质,并且植物会释放芬多精,森林的空气和大量的负离子可以不断对人体身心健康的功能进行完善,非常有利于心脑血管疾病的治疗。从社会经济的角度来说,森林康养可以推动该地区的经济发展和就业问题的解决,森林资源作为农业资源开发时经济效益较低、就业吸引力不足,而发展森林康养能够吸引优质企业投资,并带动当地原生社区旅游接待、农副产品深加工及创新零售的发展,转变当地居民就业方式,吸引外出人口回流,多方位提升当地社会经济发展水平;同时在国家的医保体系中涵盖森林疗养的内容也能够降低医疗成本,按照韩国的调查数据,对于森林疗养进行普及可以减少医疗支出的比例为10%～20%,德国国民健康指数由于森林康养项目的发展得到增强。

3. 各类国际森林康养疗法简介

国际森林康养疗法主要包括环境疗法、森林温泉疗养、饮食疗法、文化疗法、森林医学疗法、"气候性地形疗法"等[2]。(1)环境疗法:又称为森林浴,顾名思义即将身心沉浸于森林环境之中,根据活动形式的不同,又可以分为"静疗法"和"动疗法",静疗法主要包括"坐浴"和"睡浴"等形式,动疗法则是如森林漫步与森林拓展运动等形式,并相应形成森林浴场、森林运动拓展基地、森林健康步道等功能区或产品。(2)森林温泉疗养:即"森林环境沉浸+温泉活动",温泉疗养产品的设计与开发要充分利用优质的森林环境,突出温泉产品的森林野趣。(3)饮食疗法:即"森林产品+森林健康食品",森林健康食品是森林康养活动的重要补充。(4)文化疗法:"森林活动+文化沉浸",塑造健康养生的文化氛围与环境。(5)森林医学疗法:以"森林环境+现代医学"为手段,充分利用森林生态系统,建立森林医疗机构,森林医疗机构针对不同目标群体可以分为健康评估型和疗养度假型。(6)"气候性地形疗法":其主体是一种运动疗法,核心活动是徒步运动,依赖多样的气候及地形环境,以此增进健康,考虑到此类疗法的"刺激性"比较强,医生通常会在出访中增加瑜伽、呼吸法、自律训练和水中运动等课程,以此作为缓和手法。在德国,1990年起就将"气候性地形疗法"纳入医疗保险体系。

(二)几种典型森林康养模式的对比及异同

表2 全球主流森林康养模式辨析

国家	康养模式	模式重点
德国	森林医疗模式	医疗环节的健康恢复与保健疗养
美国	森林保健模式	关注疾病的预防

续表

国家	康养模式	模式重点
日本	森林浴模式	偏重预防功效
韩国	森林福祉服务体系	注重保健功效

资料来源：据文献材料整理。

1. 起源地德国的森林医疗型模式

森林康养于德国而言即为森林医疗，其基本方式是进行康复医疗同时避免各类疾病的发生。德国在19世纪建立了全球首个森林疗养平台。到目前为止，德国已经发展森林医疗基地达百余座。森林疗养作为德国的关键医疗手段，已成为医疗保险体系的重要内容，并属于一项基本的国策，由于森林医疗项目的发展，其国家医疗成本降低达到30%[2]，森林康养产业的发展能够推动现代健康生活水平的提升，起到预防和治疗疾病的作用。同时，森林医疗的不断进步，也实现了森林医疗市场的拓展，在这个过程中也出现了一批具备国际影响力的产业公司，如高地森林骨科医院。

2. 先行者美国的森林保健型模式

美国有着极为丰富的森林资源，其林地面积占国土总面积的30%以上，因此主要发展保健型模式的森林康养，将森林资源与生态休闲旅游方式相结合，以缓解人的身心压力，从而在某种程度上达到预防疾病的目的。美国的森林康养具有多样的形式，核心是以深度的运动体验来吸引游客，利用森林环境及场地开展丰富多彩的运动项目以实现"动养"的典型[3]。为合理保护森林资源，推动森林健康发展，保障生物物种多样性，使得生态系统健康合理利用、避免遭受破坏，美国林务局一方面通过资金的大量投入和各种标准的制定避免病虫的危害，另一方面，通过组建森林保健技术公司来有效地处理森林资源的相关问题。

3. 后起之秀日韩的森林浴与森林福祉模式

日本在建设森林康养产业中形成了"入森林、浴精气、锻炼身心"的特色森林浴模式，利用森林步道进行运动休憩从而达到放松、减压的效果。日本森林疗法由日本森林协会组织讨论并于1999年提出，首先在一些残疾人士中得到使用，后来在心理疾病病人、老年人、孩子等人群中进行了广泛的应用[4]。1982年，林野厅明确了"森林浴构想"的概念，其主要目的是在全民活动中推广森林徒步这种基本生活方式。为了实现森林疗养的快速普及和发展，森林疗养学会于2003年建立，并在其努力下成立各类森林疗养地，基于民众放松和修行的基本需求，引导企业进行投资，使其在获取利益的同时对当地的森林资源进行有效保护。此外，日本还实现了森林疗养的制度化和标准化，包括森林疗养机构的认证制度和专业人才的考核制度，并统一设置了标准的森林疗养课程，现今日本拥有官方认证的森林疗养基地达62所。

在借鉴日本理论研究的基础上，韩国完善了森林福祉服务制度，并依托自身森林资源迅速发展大量森林疗养林，有效地与整体国民健康需求实现了匹配。韩国发展森林疗养的显著特点是采用"生命周期疗养模式"，主要划分个人生命周期的核心阶段，并具化不同年龄阶段的核心目标群体类型，如此市场细分及全年龄段覆盖的服务，能够有效保证不同群体享受到专业化的森林疗养项目[5]。

（三）国内外森林康养的发展动因及实践情况对比

进入工业革命后，随之而来的慢性病、文明病患者数量不断地上升，使得日本、美国、德国等一些发达国家开始认识到走入森林对于人类身体健康、可持续发展的重要性。国外对于健康的关注较早，主要通过度假、康复、疗养等方式实现，不同国家和地区追求健康及产业发展的方式不同，使其在应对森林康养的发展问题上存在一定差异。1969年美国政府开始在国家社会保健系统中纳入健康管理的内容，注重疾病预防与管理，如今民众视角从"为健康而治病"转为"为健康而预防"，因而其森林康养产业的主要目的也是有效防范疾病的发生；日本在健康产业方面注重专业化发展，这使其森林康养需要建立在严格的硬件设施基础上，同时工作人员也需要参加一些严格的培训和考核；相比住院看病的方式，德国人更愿意用健康的方式进行疗养，有效推动当地森林医疗的发展，并建立了世界上第一个康养小镇。

在国内,由于人口的老龄化现象不断加剧,在生活品质方面的标准不断提升,人们越来越注重健康、养老。受传统文化的影响,中国森林康养产业结合了中医、太极等思想,在此基础上结合旅游进行发展。但相比国外研究与实践,国内森林康养产业总体起步较晚,尚处于探索过程中,相应的理论认知及基础数据匮乏,导致其在资源利用、产业布局及政策指引等方面仍面临诸多问题与不足[6],但其巨大的发展潜力不可忽视(见表3)。

表3 国内外森林康养的发展动因及实践情况对比

国家	发展动因	实践情况	产业特点
日本	·急速增长的经济形势 ·国民闲暇时间增多 ·国民希望到大自然中修身养性的意识增强 ·交通发达使旅游变得更加容易	·加强森林疗养基地建设,并通过森林疗养基地认证保证基地的标准化、合规化建设,为森林康养产业快速发展打下良好基础。 ·强化专业人才的培养力度:实行森林疗法向导和森林理疗师资格考试制度 ·开展森林疗养研究,为森林康养的发展提供保障 ·引进社会资本,利用企业主观能动性,保护和发展森林资源与生态环境	产品发展模式较为丰富,融有鲜明的德国及欧洲森林康养产品特色,并具备科学的政策指引及宏观布局、规划,整体稳中渐进
德国	·治疗都市病 ·关注预防疾病、保持身体和心理健康的相关研究 ·森林医疗,辅助医疗环节的健康恢复	·以预防和保健为主、治疗为辅的康养体系 ·疗养胜地归国家管理,分为气候疗养地、海滨浴场、矿物温泉及泥浴浴场、温泉水疗胜地 ·森林疗养课程包含于德国国民医疗保障体系中,经医生开具处方后,患者进行森林疗养无需额外支付费用	产业发展模式较为单一,但具有科学、丰富的理论基础及政策作支撑,整体平稳
韩国	·"文明病""慢性病"患者人数增加 ·对国民健康的关注	·建立森林福祉服务体系,专门设立森林福祉振兴院对森林疗养林进行运营 ·为森林疗养立法:《森林文化·修养法》 ·成立专门管理机构:自然修养林管理所 ·森林疗养基地建设及运营管理均由国家出资,政策和机构保障较好 ·针对不同年龄和需求的人群进行市场细分的"全年龄疗养模式" ·预约制入园,公众参与热情高	产业发展模式较为丰富,具备完整的全民康养产业链,并有完善的法律法规及行业体系作支撑,产业态势良好

续表

国家	发展动因	实践情况	产业特点
美国	·预防疾病发生 ·自身森林资源丰富 ·重视森林产业发展	·组建森林保健技术企业队 ·利用综合评价模型适时定量调整资源管理计划和森林管理过程 ·开发和研究决策支持系统,改进决策方法 ·促进森林保健信息宣传,推广森林保健产品 ·完善技术开发项目管理,提供有效指导和技术转让 ·提供专业技术,减少农药对环境的污染 ·设计和研发喷洒模拟模型,提高和改进施放系统等	产业发展模式较为丰富,拥有创新和变化的配套服务,加以不同体验,实现集旅游、运动、养生于一体的产业发展
中国	·城镇化建设加快 ·人口老龄化严重 ·亚健康人数增加 ·人们对美好生活的需要日益凸显,尤其在追求健康方面 ·"两山"理论的提出 ·习近平总书记在全国卫生与健康大会上指出,大力发展健康产业,加快推进健康中国建设	·台湾森林浴发展较早,1965年来,已建设森林浴场40余处 ·20世纪80年代以来,大陆地区建立了各种等级的森林公园,其中一些明确设置了森林浴场所 ·2010年开始,北京、甘肃、福建、浙江、黑龙江、四川等地纷纷开展森林康养的研究与建设 ·2015年,"中国(四川)首届森林康养年会"召开,首次对构建新业态、发展新产业、形成新的生态经济模式进行了探讨	产业发展处于初级阶段,各项理论研究较为丰富,但有效成果偏少,量化分析及产业形式的丰富与实践有待加强,发展空间大

资料来源：据文献材料整理。

二 国内森林康养发展与政策规划

（一）森林康养的发展定位

1. 森林康养是森林旅游的重要产品形式之一

森林旅游是依托森林生态环境进行的一切直接或者间接的旅游活动[7]。

我国森林旅游发展至今主要形成观光、探险、康养、科教研学、主题乐园等产品形式。森林康养是健康概念与需求向旅游行业的延伸，可以同时满足人民群众关于健康疗养和旅游休闲的双向需求。按照当前森林康养的实践，证明森林生态系统的平衡与可持续是发展根基，森林环境资源、动植物资源及其他地质资源等是整个森林生态系统的有机构成，结合观光、膳食、体育运动、养生健康教育、疗养体验等康养活动，科学地设计及开发相关产品，实现多层次目标群体调节身心、增进（维持）健康的目标[8]。因此，森林康养是森林旅游产业升级的一种表现形式。

2. 森林康养将成为森林旅游开发中价值最大的环节

森林康养是以森林为空间，融合了休闲旅游与大健康产业，其活动性质与其他森林旅游产品有本质的区别。例如，在形式上，人们从早期森林旅游的"看树"到现在森林康养的"健康生活"；在停留时间上，从短暂的走马观花到长时间的旅居康养，这决定了森林康养覆盖的产业多、链条长。因此森林康养将成为森林旅游开发中价值最大的环节。在现代社会，亚健康、慢性病及精神疾病发生的概率急剧增加，养生成为几乎所有年龄段人的共识，政府疗休养政策也在不断完善，民众在健康养生方面的投入也逐年增加，因此大健康是一个前景广阔的行业。森林康养作为大健康产业发展中的领航者，可衍生出数万亿元的大产业，如在浙江已建成100个森林旅游休闲养生区，总收入超过1000亿元，给当地带来巨大的经济效益和社会价值。

（二）森林康养重要政策解读

表4　森林康养相关政策解读

时间	政策	重点解读
2016年1月	《关于大力推进森林体验和森林养生发展的通知》	进一步发挥森林多种功能，有效利用森林在提供自然体验机会和促进公众健康中的突出优势，满足公众日益增长的康养消费需求
2016年3月	《关于启动全国森林体验基地和全国森林养生基地建设试点的通知》	标志着全国森林体验基地和全国森林养生基地试点建设工作正式启动，将逐步探索"两个基地"建设的思路和路径，为进一步提高行业管理水平和基地运营效率打下扎实的基础

续表

时间	政策	重点解读
2016年4月	《中国生态文化发展纲要（2016－2020年）》	提出森林公园、森林体验基地等的建设目标，把森林有关产业建设作为生态发展建设的重点，推动产业建设
2017年7月10日	《关于开展森林特色小镇建设试点工作的通知》	提高生态产品的服务供给能力和质量，着力践行习近平总书记提出的"绿水青山就是金山银山"等新发展理念
2019年3月	《关于促进森林康养产业发展的意见》	是实施健康中国战略、乡村振兴战略的重要措施，是林业供给侧结构性改革的必然要求，是满足人民美好生活需要的战略选择
2019年7月	《关于开展国家森林康养基地建设工作的通知》	按照"环境优良、服务优质、管理完善、特色鲜明、效益明显"的要求，建设一批国家森林康养基地，推进森林康养产业发展，满足人民群众对美好健康生活的需要

资料来源：据国家相关政策整理。

1.《关于大力推进森林体验和森林养生发展的通知》

2016年1月，为贯彻落实党的十八届五中全会精神和推进生态文明建设，国家旅游局和国家林业局相继出台了《国家康养旅游示范基地标准》《关于大力推进森林体验和森林养生发展的通知》，针对森林康养产业的各利益相关者提出了不同的要求。首先从人民群众的主观能动性角度，强调有目的地对森林体验进行设计和引导，使其更好地理解自然和人之间的关系，树立起尊重自然、顺应自然、保护自然的生态情怀；其次从地方角度鼓励加强对外交流，建议引进德国、日本、韩国等发达国家关于森林康养发展的基本理念，并且按照国情对森林养生产业发展进行创新；再次从企业供给方的角度，通过提升基础设施、高质量的森林活动体验和森林养生产品来提升游客的满意度，通过建设专业的人才队伍提升组织管理能力；最后，政府林业部门需始终坚持对森林体验的创新引导，探索森林养生的新方式、新路径，加强制度、标准建设，给予适当的政策鼓励，为森林养生产业保驾护航。

2.《关于启动全国森林体验基地和全国森林养生基地建设试点的通知》

2016年3月，国家林业局下发了《关于启动全国森林体验基地和全国森林养生基地建设试点的通知》（以下简称《通知》）。《通知》强调应对各区域的森林体验以及森林养生建设情况做出综合调查和上报，如已出台的相关制度、标准、文件,以及现开展的实践活动等。在此基础上,国家林业局制定了《全国森林体验和森林养生发展信息库》,旨在对未来行业发展、人才培训做出有效指导,并为提升政策扶持与宣传推介等工作提供借鉴。《通知》出台5个月后,评选出第一批18个基地率先开展试点建设,通过以基地试点建设为抓手,引导和推动全国森林体验和森林养生事业的健康快速发展,在林业部门的引领下,全国森林体验基地和森林养生基地建设正式进入高速发展期。

3.《关于促进森林康养产业发展的意见》

为进一步推进健康中国和乡村振兴战略,促进林业供给侧结构性改革和森林康养产业健康有序发展,国家林业和草原局等四部委于2019年3月联合印发了《关于促进森林康养产业发展的意见》,明确制定了逐步推进森林康养产业的发展目标、主要任务和保障措施:到2022年,以区域性森林康养服务体系建设为先导,建成基础设施基本完善、产业布局较为合理的国家森林康养基地300处;到2035年,建成覆盖全国的森林康养服务体系和国家森林康养基地1200处;到2050年,森林康养设施建设将更加完善,人们也将能够享有更加充分的森林康养服务,森林康养理念更深入人心。据悉,目前全国已有380家国家森林康养基地试点建设单位,遍布全国27个省(区、市),有效促进了当地产业发展,推动了乡村振兴和精准扶贫。

(三)森林康养的规划原则

1. 森林康养基地总体规划导则

《森林康养基地总体规划导则》(以下简称《导则》)是国家林业局按照我国国情于2018年2月发布的有关森林康养基地的标准,其中指出康养基地的建设原则为:生态优先,合理利用;因地制宜,突出特色;引领发展,协同推动;尊重市场,积极创新。

根据规划原则,《导则》规定了基地相关的总体规划任务、建设标准,以及具体的规划功能等布局方面的要求,同时在建设基地的过程中需要全方位地覆盖一系列的森林康养产品,以及基地内的森林康养产品、设施、服务、营销、生态系统保护等体系规划的技术要求。在附录中,《导则》提出了森林康养基地的综合编制、规划建设以及制图标准,制定了规范基地的设计工作和建设准则,为全国各地森林康养基地的申报和建设提供了执行依据,同时也为基地的评选提供了参考标准。

《导则》旨在推进一批标准化森林康养基地建设的同时,将森林康养建设技术和经验进行结合,打造标准化森林康养体系,并在全国进行示范和推广,为建设全周期的森林康养活动和全方位的健康服务空间提供有有益借鉴。

2. 林业发展"十三五"规划

森林康养产业的发展离不开国家对于林业的规划和支持,在2016年发布了两个促进森林康养产业发展的《通知》之后不久,国家林业局又颁布了《林业发展"十三五"规划》(以下简称《规划》),明确发展林业的主要目标是森林年生态服务价值能够超15万亿元,通过发展林业旅游休闲活动,使参与人数能够达到每年25亿人次的规模,国家森林城市数量达200个。

《规划》坚持以生态为基础,秉承逐步推进、综合发展、全面保障的原则,推进我国林业的发展。其中多次提到森林旅游和森林康养,要求做大做强森林等自然资源旅游,大力推动森林康养和养老产业的规模化建设,整合医疗、旅游、教育、文化、扶贫等林业综合服务业发展。

三 浙江省森林康养成功案例与经验

(一)浙江省森林康养发展概况

浙江省是"两山"理论的发源地,同时也是全国林业改革的先行区和体制机制创新的示范区。随着"大花园"建设的提出,浙江省正致力于推进森林康养产业的发展,努力建设全国一流的森林康养示范区,以践行"两山"理论。

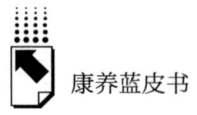

浙江自古以来有"七山一水二分田"之说，全省森林覆盖率（根据浙江省常见的口径）达61.17%，省域范围内林业用地面积约660.95万公顷。探明森林植被拥有2.58亿吨的碳储量，森林生态服务功能价值产值5778.66亿元。当前，全省拥有省级以上风景名胜区59个、森林公园128个、湿地公园61个、自然保护区26个、世界自然遗产1个，全国风景名胜区、自然保护区、森林公园等保有量居于全国前列，拥有发展森林康养产业的优质资源基础。结合浙江省在区位交通、康养资源、产业基础、体制机制和民营资本等方面的现有基础，以及老龄化和大健康等各层面的旺盛需求，浙江省自2015年起，已经通过政府引导、市场主体的方式，建立了全国森林康养基地19个，升级森林休闲养生试点县7个，森林特色小镇95个、森林人家269个，已形成一定产业规模。这为作为森林旅游、森林养生的高级业态——森林康养提供了扎实的产业基础。

近年来，浙江省在财政安排上每年配备3000万元资金，用于投资建设森林康养基础设施，部分地级市、县（市）也安排了专项资金进行配套。省政府层面除了出台政策措施，吸引民间资本投资森林康养，也于2018年10月专门开展了《浙江省森林康养产业发展规划（2019—2025年）》的编制工作。规划提出了"打造森林康养大省和国际知名的森林康养目的地"的目标。并构建了"一心五区多群"的森林康养产业总体布局，以杭州都市区为森林康养科研中心和集散中心，将全省划分为浙东南、浙西北、浙南、浙中、浙东"五区"，并以地区特征划分了多个产业群。

从产业体系的角度来分析，浙江省的森林康养产业主要围绕养老、医疗、中医药、食品、体育、文化、温泉和教育等八个方向进行引导，鼓励相关建设与项目的开发。同时，省政府提出了打造一批森林休闲养生城市、森林康养小镇和森林康养基地，并支持完善森林康养所需的各类基础设施、设立森林康养科研平台及开发挖掘森林古道等历史文化资源。

在各类政策支持与规划引导下，浙江省各地的森林康养发展呈现出百花齐放的状态，其中较为典型的方式有两种：其一是自上而下从规划开始到落地建设，有步骤、有秩序地发展；其二则是自下而上，首先形成市场，而后通过政府引导和整合，逐步发展壮大。

（二）一个自上而下，有意识地进行规划打造的全域森林康养基地——安吉县

安吉县位于浙江省北部，隶属湖州市。天目山脉自县域西南伸入，分东西两支环抱县境两侧，使安吉形成了三面环山、中间凹陷、西南高、东北低的"畚箕形"盆地地形，造就了安吉丰富的森林资源和优质的生态环境。

21世纪初，位于山区的安吉县在经济发展上在浙江省排名相对落后。世纪交接时期，安吉县在发展导向上果断选取了生态发展、绿色发展方向，经过十几年的努力，形成了有活力的"绿色生态体系"，并获得"中国美丽乡村"的美誉。在这个过程中，安吉县委、县政府果断淘汰了33家"污染的GDP"企业，其中包括税收占全县税源1/3的孝丰造纸厂制浆生产线。经过施行一系列的措施，县域范围内从事开山挖矿的企业从原来的243家缩减为17家。在招商方面，规定凡环保不达标的企业，不允许在县域内落户。此后，安吉县域内生态环境有了很大改善，以水质变化为例，境内西苕溪检测到的水质水平从原来的五类、劣五类，逐步转变为最好的二类、一类水质。这是安吉走向"两山"理论指引的绿色发展之路的开端，也在客观上为以森林康养为代表的高端休闲产业的进驻准备了条件，腾挪了空间。

在此基础上，安吉致力于对乡村旅游的引导，县域内总体的分布格局形成了一村一品、一村一韵的状态。开始大规模出现各类农家乐、生态度假目的地，生态旅游业的发展进入了良性循环。仅2018年，安吉县实现了全年国内外游客的接待数量超2000万人次，旅游综合收入逾300亿元，3家企业营收过亿崭露头角，全县旅游综合实力不容小觑，旅游业在县域产业格局中的战略性地位日益凸显。

在此背景下，安吉县开始着力发展森林康养产业，并于2017年取得"全国森林康养示范区、基地试点县"的称号。而后，安吉县成功创建了包括上墅乡、森海林在内的6个"全国森林康养基地试点建设单位"，在全省

处于领先地位。2019年，安吉县率先发布了已经通过评审的首个森林康养产业发展规划——《安吉县森林康养产业发展规划（2019~2025）》，是全国最早颁布的森林康养产业发展规划，规划中提出大力培育森林康养产业，对安吉县进行森林康养产业的合理布局与规划发展，进一步明确了森林康养在引领当地乡村振兴中的支柱性产业地位。

安吉县的康养产业发展呈现出明显的自上而下的规划与引领。从最初的生态型产业选择，到着力发展美丽乡村，引进休闲度假产业产品，这一系列发展策略，显示了政府卓越的远见。也是由于尝到了生态发展的甜头，安吉县在现有绿色产业的基础上，进一步伸展，选择了森林休闲产业的升级版——森林康养产业，并率先开展试点、编制规划，占据了先发优势。

在浙江省的森林康养产业布局中，安吉县属于浙西北森林康养片区。由于交通条件的提升，位于上海与杭州之间的安吉拥有了优越的发展区位，其重点发展方向被指定为养生养老、运动养生为特色，膳食养生、教育康养为补充的森林康养产业体系。基于这样的定位，安吉县根据自身现有的发展基础，提出了打造"一心三区四带，四季全域多元"的森林康养产业发展格局。"一心三区四带"指的是康养产业的地理区域格局，即以安吉中心城市为核心，作为县域游客集散与整合营销的中心，以城市相对完善的基础设施和便利的商业服务为基础，凸显灵峰旅游度假区的核心吸引力，构建中部25公里高端休闲圈；由中心城市辐射周边重点建设功能区，即北部、西部和南部森林康养功能区，发力森林康养教育及森林康养食药相关产业；同时打造四条乡村精品旅游线路，以旅游精品线路整合沿线各类森林康养产业资源，最终实现安吉县康养产业在空间维度上全域发展、产品维度上多元覆盖、时间维度上四季有产，即做到四季全域多元。根据规划，安吉森林康养产业发展将以"1+X"模式进行布局，即以森林康养旅游产业为一大支柱，同时配套康养产业与医养产业、民宿产业、文化教育产业、体育产业等多产业有机融合，以森林康养旅游产业的发展撬动整个大健康产业的蓬勃发展。就发展目标而言，至2025年，森林康养产业将发展成为县域重要基础性产业，安吉县将成为国内外知名的森林康养高地与标杆，并成为具有中国特色森林康养实践的新典范。

安吉，已经成为浙江省乃至全国范围内森林康养产业的重要旗帜。原有的竹木生态加工业、以乡村和森林景观为特色的旅游产业，奠定了未来发力森林康养产业的基础。未来，引入树兰医院为代表的康养与康复产业后，安吉将全面开展"康养+"产业体系的拓展，并最终形成特色鲜明、内容多元的森林康养产业体系。

（三）一个自下而上，由市场主导形成的森林康养区域——磐安县

磐安县位于浙江省中部中低山台地区，有"山祖水源"之称。位于山区的地理条件导致县域整体交通不便，发展条件受限，因此，一直以来，磐安都是浙江省的欠发达县市之一。但也正因为如此，磐安县保有了优质的生态环境，大气和地面水质常年保持在国家一级、Ⅰ类标准。浙江省林科院的监测数据显示，磐安县的空气负氧离子含量平均浓度超过 1630 个/cm^3，景区森林环境空气负氧离子数平均值达到 18060 个/cm^3，最高甚至达到了 7.6 万个/cm^3，是真正的天然氧吧。

同时，磐安县还是浙江省中药材道地传统主产区和最主要的中药材集散地，素有"天然的中药材资源宝库""江南药谷""千年药乡"之称，1996年被国务院发展研究中心等单位命名为"中国药材之乡"。尤其是磐五味（浙贝母、元胡、白术、杭白芍、玄参）等道地特色药材因品质优良历来深受商家和消费者青睐，久负盛名。磐安县历来高度重视中药材产业健康发展，出台了一系列强化创新驱动、促进产业转型升级和全产业链建设的政策措施，尤其是近几年，狠抓"休闲养生旅游"一号产业和"江南药镇"一号工程建设发展机遇，强化高端顶层设计和科技创新驱动，"中药+"等新业态呈现多业态并举、全产业链一体化协同推进的良好势态。2017年磐安中药材产业被认定为全省示范性农业全产业链，这也是磐安发展森林康养产业最具特色和实力的重要资源。

2014 年，浙江医院老年医学重点实验室关于磐安黄檀林场老年"森林浴"的研究指出，拥有"森林浴"经历的老年群体相比于对照群体，在心

血管因子、心衰指标、氧化应激水平等 8 项指标上均得到显著改善，同时存在明显的叠加效果。此后，"山水磐安，身心两安"的生态知名度不断提高，来自长三角的大量养老人口纷纷涌入磐安，在各个乡村寻找合适的农居居住与度假。尤其是在避暑旺季，磐安的山区村落一户难求。另外，越来越多的以上海退休人群为代表的长三角大城市的老人，都把磐安作为异地养老的首选目的地。据估算，每年夏季，在磐安养老避暑、居住 2~3 个月的外地人群约有万人，已经形成了产业规模。许多村庄和村民纷纷开始从事相关业务。磐安的森林康养产业，就是在这样的背景下逐步发展壮大的，其产业基础实际是市场的选择。

在市场的基础上，磐安县在 2015 年专门开展了《磐安县森林休闲养生建设规划》的编制工作，同时确定了打造"长三角知名森林休闲养生旅游目的地"和"华东医药养生第一县"的定位。并针对这一目标，落实了近、中、远期的具体建设安排、阶段性目标和森林休闲养生设施与基地的空间布局与层次结构（详见图1）。

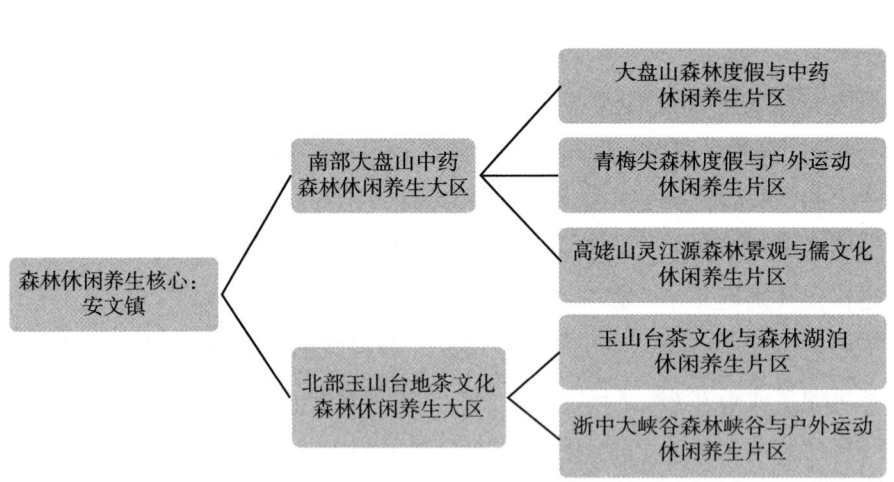

图 1　磐安森林休闲养生总体空间布局层次结构图

资料来源：《磐安县森林休闲养生产业发展规划》。

当前，磐安县关于森林休闲的"两镇一区"空间（新渥江南药镇、玉山茶文化镇森林文化特色小镇、云山旅游度假区）已经基本成型。县域内形成了颇具规模的"共享农屋"养老规模，并搭建了网络管理平台，为村民闲置住宅和有养生度假需求的人群建立了桥梁，形成了良好的产业循环。同时，还创立了"磐安·中国休闲养生论坛"，并成功建立了初步的品牌效应。"江南药镇"成功入选浙江省第一批省级特色小镇，具有很高的知名度，也创造了巨大的经济效益。当前，全县围绕生态发展的主题，以森林康养产业为核心，形成了良好的发展趋势，正逐步从成熟的森林休闲产业，向其升级版——森林康养产业过渡。

从磐安县的应对方式来看，从市场的自我选择，到形成规模效应，再到政府的因势利导，充分体现了自下而上的特征，其森林康养产业的发展方向也侧重于市场选择的养老与中医药方向，更是一直在谋划中医药养生养老基地的建设。可以说，磐安发展森林康养产业，实际上是水到渠成的过程。

（四）当前浙江省森林康养的经验及展望

从发展上来看，尽管安吉县与磐安县在森林康养产业发展中呈现自上而下和自下而上的不同模式，但都遵循了如下共同经验，可供借鉴与参考。

第一，坚持以市场导向为主，政府合理引导，企业高度参与。安吉的森林康养产业发展可以说是政府的主动选择，但也是在原有良好的生态工业、美丽乡村、生态旅游产业的基础上逐步推进的，仍然是具有市场导向和政府引导的。在发展上，也要注重企业的高参与度。而磐安的森林康养是借助自身优良的基础条件和市场的选择开始展开的，但从趋势到具备规模，政府扮演了因势利导者的角色，在做好资源保护与开发的同时，适度引导企业向契合市场需求和地方发展的项目进行投资，创造出较高的经济效益和生态效益。

第二，突出地域特色，围绕自身优势，塑造品牌知名度。无论是安吉还是磐安，其所树立的森林康养品牌均是基于自身的现有优势特征。如安吉，其发展布局充分发挥了"中国美丽乡村"的品牌优势，也将森林康养作为林业乡村振兴的主要抓手。而磐安则充分放大了其优质的环境以及强势的中

草药产业优势，围绕中药与中医养生这一底蕴，结合地方特色文化，加入休闲、度假、运动和娱乐等元素，来开发和营造特色鲜明的具体项目，并形成初具规模的多个项目群。

第三，系统协调，适度集聚。从整个县域角度，森林康养产业存在同质竞争的可能性。因此，在项目协调方面，相关的规划与项目统筹变得十分重要。同时，为了使各类设施的配套更为经济，就必须在空间上对产业项目进行适度集聚，这也为游客和康养产品使用者提供了更好的体验感。从安吉编制森林康养产业规划和磐安编制森林休闲养生建设规划的行为来看，两地都意识到在全域进行系统协调的必要性。而两地的规划也都体现了明显的"大集中、小分散"的特征，这也说明森林康养发展对基础设施的需求，是需要适度集聚的。

第四，牢记"全"字诀，即全地域、全方位、全天候度假原则。森林康养产业主要依托全域性的生态环境，那么必然需要全域性的基础设施支撑，这就需要将发展旅游与发展地方社会经济联系起来，进行综合性调节。而与一般的观光旅游不同，森林康养至少是中长时段的活动，它必然要求全时段的体验。因此，在产品设计中，需要重点关注全天候的游赏体验，既重视旅游经营实体环境的建设又重视整个县域的旅游环境建设，既重视游玩时段的服务又重视休憩时段的服务，将休闲养生旅游产品的内涵拓展到全域化、全天候的体验，将旅游产品的体验从景区扩展到旅游目的地，将休闲养生体验时间从进入景区扩展到进入旅游目的地开始。

第五，注重宣传和运营。森林康养是一个新兴产业，在行业特点方面有着非常显著的特色，但在大众的认知度方面则相对薄弱，大量人群也并未有过实际体验。因此，无论是安吉强大的官方宣传，还是磐安的口碑传播，都呈现出对宣传工作的重视。二者在整体运营方面，都选择了在整个县域层面提出统一的品牌与口号，并最大限度地通过多种媒介触达更多的目标群体，输送康养相关理念与科学知识，推广县域的优质森林生态、特色医养产品与服务、康养企业品牌。不管是安吉的乡村旅游大数据平台，还是磐安建立的"共享农屋"系统，都从信息网络方面全方位地联通了主管单位、康养平台、经营企业和消费客户，从而在宣传本地各种森林康养和旅游产品的过程中实现了整体服务能力的提升。

森林康养目前在我国尚属新兴产业，全国不少地区正在进行探索和尝试，但可以预见的是，作为绿色发展的高端产业类型，森林康养以其较强的黏性，正在获得更多的发展机遇。

四 森林康养的未来之路

（一）森林生态环境进一步提升

保持和创造优良的生态环境是森林康养产业可持续发展的基底。由于社会的快速发展和当前人们整体生活水平的提升，人们的消费需求从传统的"求生存"发展到现在的"求生态"，从传统的"盼温饱"发展到现在的"盼环保"，从传统的"要硬化"发展到现在的"要绿化"。因此，在《关于促进森林康养产业发展的意见》（以下简称《意见》）中把优化森林康养环境放在了发展任务的首位，明确了加强森林资源保护和全面提升森林生态环境对于森林康养产业发展的重要性。

《意见》要求通过遵循生态系统健康理念，科学开展森林抚育和景观打造、林相改造的工作，同时要求在工作中丰富植被的种类、色彩、层次和季相，打造生态优良、景致宜人、功效明显的森林康养环境。同时，《意见》明确提出，应加强森林安全管理、病虫害防治、森林火灾防控，建立森林康养环境指标检测体系。此外，必须加强森林空间内自然与地质资源的保护与控制，如植被、动物、水系、矿产、温泉等。

（二）康养居住条件进一步优化

森林康养中，"森"是消费空间、"康"是消费目标、"养"是消费途径、"旅"是消费形态、"居"是消费载体。其中，"居"已成为森林康养的核心要素之一。

现阶段，中老年群体和都市亚健康人群是森林康养的主要消费人群。因此，森林康养居所，应以生态健康为基础，满足民众对"恢复性环境"、减压和健康促进的需求。目前不少森林康养目的地的生态环境优良，但居住空间和设施相对简陋，严重影响消费者的体验感和消费欲，导致大部分游客逗留时间、平均消费较低。因此，未来森林康养基地建设需在加强生态环境维持与保护的同时，提升住宿、饮水、停车、垃圾处理等基础设施与配套设备的建设水平，完善移动网络、宽带网络等通信设施，增加康养基地的居住舒适性和生活便捷性，提升休闲、康养的综合品质。

（三）康养体验项目进一步拓展

随着现代人健康意识的不断增强，对康养体验项目的需求也急剧增加。现阶段，大部分森林康养基地内部体验项目同质化严重，如大多以健身运动、阳光康养、温泉疗养等为主，整体缺乏多元化、多层次项目体系。

未来应根据康养基地的空间特性，分析探究不同年龄阶段、不同工作属性社会群体的健康状况与消费需求，有效引导与分配特色各异、类型不同的康养产品与健康项目，让游客在森林空间内满足康养需求。

在森林康养项目与体验方面，国家林业局专门出台了《关于大力推进森林体验和森林养生发展的通知》（以下简称《通知》）。《通知》提出，在观光型体验的前提下，森林康养要始终围绕人们的认知、运动、生产、生活等进行项目规划与建设，增强游客体验性与参与性，让游客通过森林康养获得满足感和愉悦感。如能够根据中老年人自身的养生需求，打造融合吃、住、行、游、娱为一体的养生体系，并通过建设适合中老年群体的各种场馆和运动设施，充实并完善体验与运动项目。

（四）医疗设施服务进一步健全

医疗设施服务建设是森林康养产业发展的重要保障。2019年，由国家林业和草原局等四部委联合印发的《关于促进森林康养产业发展的意见》（以下简称《意见》），明确提出鼓励地方推进森林康养与医疗卫生、养老服务等产业融合发展,尤其指出要充分发挥中医药特色优势,结合森林康养服务场景大力开发相关产品,推动药用野生动植物资源的保护、繁育及利用,加强森林康养食材、中药材种植培育,森林食品、饮品、保健品等的研发、加工和销售;要深入挖掘中医药健康养生文化,森林、花卉等自然生态文化、膳食、民俗等乡土文化;同时健全共建共享机制,支持有相关资质的医师及专业人员在森林康养基地规范开展疾病预防、营养、中医调理养生、养老护理等非诊疗行为的健康服务。

以《意见》为方向,森林康养还应根据项目定位与不同群体需求开展特定康养项目的规划与建设。例如,针对养老旅居群体,在配备常规医疗检测仪器和医学急救设备的基础上,为老年人提供定期检测、定向医疗、日常医护、饮食养生、亲情关怀等服务项目,有条件的康养基地还可引进国外先进的医师人才和医疗设备,一站式解决老年群体日常医疗与紧急救护需求。此外,还可以根据企业团队建设与员工健康关怀需要,将团队建设、企业康养与健康关怀进行服务融合,开发综合性森林康养与健康服务产品。总体来说,无论在国家政策还是市场需求方面,未来森林康养服务中"医养结合"是大的趋势和方向,"森"是空间,"康"是目标,"医"是基础,"养"是过程。

(五)康养小镇功能进一步丰富

康养小镇是以"养生"和"健康"作为开发的出发点和归宿点,在生活及旅游场景中融合健康、颐养、养老等多元功能,形成以养生与健康产业为核心的特色小镇。

目前我国的康养小镇开发呈井喷态势,项目数量每年递增,其主题类型主要有六种:宗教文化养生型、长寿文化养生型、温泉养生型、医养结合型、生态养生型和养老小镇型。这六类主题大多数是以健康养生养老为主,辅助提供休闲度假功能。

现阶段,很多康养小镇还处在发展前期,由于在开发过程中受前期规划制约,小镇功能较为单一,过于侧重健康养生功能,忽略了配套产业及服务

项目的建设与运营。因此，在未来小镇规划、建设与提质中，进一步完善和丰富康养小镇的功能，打造以康养为核心、符合游客消费需求的综合性康养小镇是未来的发展方向之一。例如，按照消费者的基本需求，结合日常医疗、健康疗养、文化旅游、休闲度假以及旅居生活等服务与业态，实现健康产业与休闲消费的聚集；进一步强化健康养生养老主题，在坚持以休闲养老、健康养生为核心的同时，注重包括定向医疗、休闲农业、生态产业等多种功能的融合，实现小镇的多元化布局，让康养小镇成为游客的第二家园，将康养场景生活化，让游客感受到健康的关怀与生活的"温度"。

（六）等级认证制度进一步完善

目前我国正处在森林康养建设的起步阶段，国家适时配套出台了相关政策法规与标准体系，但随着大量资本的涌入，整个行业已经呈现开发井喷之势，这种高速发展难免会出现一些行业乱象，尤其是缺乏相关认证制度对行业的约束。

现阶段，学界森林康养的相关研究[9][10][11]相对缺乏，又缺少良好的认证制度与评判指标作为保障，很难满足现阶段森林康养基地规划、开发和发展需要，因此对基地等级认证进行学术研究显得尤为迫切与必要。

建议学习发达国家先进经验，如日本在建设森林康养产业的工作中建立了完备的森林疗养基地认证制度和森林疗养师考核制度；同时建立和设置森林疗养课程，有助于提升整个森林疗养管理过程的有效性和规范性。这种做法已经获得了日本社会的高度认可。我国可参考日本在发展森林康养产业过程中建立的各种完备的制度，同时根据我国森林康养产业发展现状制定符合国情的等级认证制度。

参考文献

[1]《森林康养：国际经验与中国实践》，http：//m.sohu.com/a/340271365_

［1］ 120294904，2019-09-11。

［2］ 北京天一博观城市规划设计院：《森林康养：国外经验与国内市场发展策略》，http：//www.sohu.com/a/341864752_99902814，2019-09-19。

［3］ 张胜军：《国外森林康养业发展及启示》，《中国林业产业》2018年第5期，第76~80页。

［4］ 王燕琴、陈洁、顾亚丽：《浅析日本森林康养政策及运行机制》，《林业经济》2018年第4期，第108~112页。

［5］ 陈晓丽：《森林疗养功效及应用案例研究——以日本、韩国为例》，《绿色科技》2017年第15期，第234~236页。

［6］ 束怡、楼毅、张宏亮等：《我国森林康养产业发展现状及路径探析——基于典型地区研究》，《世界林业研究》2019年第4期，第51~56页。

［7］ Getz D. "Tourism Planning and Destination Life Cycle", *Annals of Tourism Research*, Vol. 19, No. 4, 1992, pp. 752-770.

［8］ 刘朝望、王道阳、乔永强：《森林康养基地建设探究》，《林业资源管理》2017年第2期，第93~96、156页。

［9］ 丛丽、张玉钧：《对森林康养旅游科学性研究的思考》，《旅游学刊》2016年第11期，第6~8页。

［10］ 牟耀杰、邵景安、郭跃等：《近自然经营理念下森林康养环境营造研究展望》，《林业经济》2019年第8期，第49~55页。

［11］ 李济任、许东：《森林康养旅游评价指标体系构建研究》，《林业经济》2018年第3期，第28~34页。

B.7
医养结合：康养服务业发展路径研究

杨国霞 沈 山*

摘 要： "医养结合"是国家"十三五"重点培育和发展的养老服务新方向，是进一步推进和提升养老服务质量的重要举措，也是康养产业发展的重要路径之一。本文通过对多个案例城市医养结合服务开展的现状调研，发现在实践中"医养结合"缺乏有效合作模式与运作机制、专业化医养服务供需矛盾突出、政策制度体系不完善、职能部门间缺乏协调管理机制等。为高质量推进"医养结合"养老服务创新发展，建议创新医养结合的合作模式与运作机制；构建多层次的专业医护人才培养体系；构建医养结合养老服务的标准体系；改革、完善医养结合养老服务的医疗体制；健全医养一体化的行政协调机制。

关键词： 医养结合 养老服务 康养产业

国务院《"十三五"国家老龄事业发展和养老体系建设规划》明确提出构建完善的以居家养老为基础，社区为依托，机构为补充，医养相结合的养老服务体系，要求进一步推动医养融合发展、提升养老服务质量。这是国家应对老龄化和建设养老体系的"顶层设计"，是我国"十三五"以来重点培

---

* 杨国霞，江苏师范大学副教授，主要研究方向：城市居住区规划，养老设施与社区规划；沈山，江苏师范大学教授，城乡规划学和人文地理学硕士生导师，博士，主要研究方向：地域文化与旅游规划，康养政策与市场战略，人文交流与风险判识。

育和发展的养老服务新方向，也是学界关注的焦点问题。

2016年6月，医养结合模式试点工作开始启动，国家卫生计生委、民政部等部门相继发布了确立第一批、第二批国家医养结合试点单位的通知，并在同年的6月和9月分别设立50个和40个国家级试点单位。根据实施计划和要求，要求各试点单位应尽快完善相关制度体系，全面落实医养结合工作重点任务。2018年11月，国务院常务会议部署进一步发展养老产业、推进医养结合，提高老有所养质量。同时根据中央政府的指导原则，简化医养结合机构建立流程，采取集体办公、并联审批、一站服务等模式，逐步培养市场主体。在医保方面，适当考虑将符合条件的养老机构内设医疗机构纳入医保定点范围。积极引导鼓励具有较强医疗技能的人才到医养结合机构执业，在职称评定等方面享受同等待遇等。2019年发改委联合多个部门印发《城企联动普惠养老专项行动实施方案》，同时宣布将快速、持续推进"城企联动普惠养老专项行动"，预计到2022年，将会形成社会多方力量参与的有效合作新模式。医养结合、推进康养服务业的发展将成为探索的"热点"。

本研究通过对多个案例城市"医养结合"养老服务的现状调研、问题的分析和归纳，坚持以问题和目标导向相结合，提出高质量推进养老服务创新发展的对策建议。

一　医养结合养老服务发展中的问题

（一）有效供给不足，运作机制不畅

一是医与养合作主体不明晰，运作困难，有效服务供给不足。据对江苏省的国家级医养结合试点单位南京市、苏州市和南通市的调研，能养的地方不能医、能医的地方不能养的问题依然比较普遍。目前约65.3%的养老机构能养不能医，约73.4%的医疗机构能医不能养。现有的医养结合模式存在诸多弊端：其一是"养与医协作"模式，普遍以养老机构为依托，由于自身缺乏医疗资质，必须通过与医疗机构合作才能提供医疗服务，而我国大

型医疗机构自身资源紧张,不能满足目前养老医疗服务需求;其二是"医+养"模式,以现有公立、大型医院等为依托,通过开设老年病房、发展护理型床位等提供医养结合服务,虽其医疗条件相对优异,但本身"人满为患",难以挤出足够的养老护理型床位;其三是高端康养型"医养结合"模式,由政府与社会资本联合开发建设交付养老机构经营,服务定位于高端市场,偏离实际,入住率甚至低于30%,运作困难。

二是医与养尚未形成合理的合作机制。双方的责、权、利划分不明晰,责任不清、服务衔接不畅。医疗机构积极性普遍不高,认为医养结合服务不能为其带来经济效益,存在"过度医疗"的行为,造成医疗资源浪费、高额医疗费及医保支付的不良结果。

三是医养结合较难向社区层面实施推广。当前,医养结合在各级医院、各级养老机构一定范围和条件下推广,而广大社区层面仍然面临有养缺医的局面,目前针对老年人群发展起来的居家养老、社区养老等类型服务存在较大市场需求,有养缺医的局面亟待打开。

(二)专业化医养服务供需矛盾突出

一是全科医生数量缺口较大。缺乏专业医护人员是制约"医养结合"养老服务的"短板"之一。目前各级医院全科医生占比不足5%,接诊已满或超负荷,很难为养老机构提供必要的医疗支持。

二是康复与医疗护理机构数量相对较少,专业护理人员缺口较大。专业医护人员与医患老人之比有的甚至低于1∶10的最低标准,不具备或不完全具备行动自理能力的老人均不能及时获取居家、社区养老服务。

三是医疗资源分布存在地域差异。目前社区居家的医疗服务供给缺口较大,偏远农村的医养资源更是严重缺乏。一方面专业护理人员总量少、招人难、留人难,另一方面服务缺乏专业性。

(三)国家医养政策制度体系不够完善

一是具体实施过程中在规范设计、制度与操作方面存在困难,难以融合衔接，部分符合条件的养老机构实际上不容易申请到定点医疗机构资格，同时对于其产生的医疗行为不能进行有效监管评价，制约着医养结合模式的发展。

二是从宏观层面分析，政策体系不健全，缺乏明确细化要求，医疗与养老护理不能进行有效的评估认定和转接，从而存在不良医疗行为、通过政策漏洞进行骗保行为，侵害国家公共利益。

三是医疗机构缺乏完善的薪酬体系和有效激励机制，医院临床医护工作者大多不愿到医养结合机构、基层社区提供医疗服务，受到企事业编制铁饭碗的影响，工作人员缺乏积极性，造成社区医疗服务缺失。

四是医养结合服务缺乏统一规范标准和服务质量监管，一定程度上阻碍了医养结合模式的推广。

（四）职能部门间缺乏协调管理机制

一是从业务范围看，医养结合模式需要综合不同职能性质的部门参与。从专业角度分析养老保障，需要民政、人社部门参与，医疗保障涉及较多交叉学科内容，很多地方形成重叠，职责不明，从而影响工作效率。

二是从管理机构看，养老和医疗行为分别归属民政和卫健部门管辖，而人社部门则负责医疗费用的报销，多重管理交叉重叠，容易引起"医养结合"多头管理，政策和标准不统一，难以形成监管合力，造成推进医养结合困难较大，进展缓慢。

表1 我国国家级医养结合试点单位名单

省（区、市）	第一批试点名单	第二批试点名单
北京市	东城区、海淀区	朝阳区
天津市		南开区、津南区、北辰区
河北省	石家庄市、邯郸市	邢台市、保定市
山西省	太原市、大同市	吕梁市
内蒙古自治区	呼和浩特市、鄂尔多斯市	乌海市
辽宁省	沈阳市、大连市	辽阳市
吉林省		长春市、公主岭市、梅河口市
黑龙江省	哈尔滨市、齐齐哈尔市	伊春市

续表

省(区、市)	第一批试点名单	第二批试点名单
上海市	徐汇区、普陀区	松江区
江苏省	苏州市、南通市	南京市
浙江省	杭州市、嘉兴市	温州市
安徽省	池州市、芜湖市	合肥市
福建省	厦门市、三明市	漳州市
江西省	南昌市、赣州市	抚州市
山东省	青岛市、烟台市	威海市
河南省	郑州市、洛阳市	濮阳市
湖北省	咸宁市、随州市	
湖南省	长沙市、湘潭市	岳阳市
广东省	东莞市、江门市	广州市、深圳市
广西壮族自治区	南宁市、贺州市	百色市
海南省		海口市、三亚市、儋州市
重庆市	九龙坡区、垫江县	沙坪坝区
四川省	雅安市、攀枝花市	德阳市、广元市
贵州省	贵阳市、铜仁市	遵义市
云南省		昆明市、曲靖市、西双版纳傣族自治州
陕西省	安康市、铜川市	西安市
甘肃省	兰州市、庆阳市	陇南市
青海省	西宁市、海东市	海南州
宁夏回族自治区		银川市
新疆维吾尔自治区	乌鲁木齐市、克拉玛依市	巴音郭楞蒙古自治州

资料来源：据国家级医养结合试点单位名单整理。

二 医养结合康养服务业的发展策略

（一）创新医养结合的合作模式与运作机制

康养服务业发展需要针对不同的医养服务需求，分类构建不同的医养结合类型，明晰供给主体，创新合作模式。

1. 以"医"为主型

该模式的服务供给主体为综合型医院，优先解决当前失能、半失能、失智老年人的医养需求。在行政、业务关系上隶属于医院，责任明晰，因此具有实施医养结合的优势条件，在医疗资源（人力、物力等）方面具有明显优势。根据实践经验，建议在建设和运作方式上采取创新的PPP模式。

（1）建造—拥有—运营BOO模式。该模式操作性较强，由综合性医院、医疗机构建设托老病房、康复科等，开办所属的护理机构，或者鼓励专科医院直接改制为康复医院等。借用医疗机构管理设置模式，配置医护人员，使老人在院内就能实现医疗和养护转换，可直接用医保卡就医。

（2）建造—运营—移交BOT模式。它是由政府兴建基础设施，委托医疗机构运营，项目合同期满再移交给政府的合作方式。目前该模式在医养结合试点城市取得了显著成效，已在江苏全面推广。

（3）民建—公助—委托运营模式。该模式由社会资本投资建设项目，签约或委托医院或医疗机构运营，成为医院的分院（护理部）或发展为"医养结合"性质的机构，由政府提供一定的投资补助或运营补贴。目前已在部分试点城市成功运作，效果良好。

2. 以"养"为主型

该模式以满足社区、居家养老对医的需求为目标，解决目前社区居家养老"有养缺医"的问题，建议从以下四个方面改革、放开"社区医"的供给侧。

（1）推行公建民营模式，积极引导社会力量参与，尤其是在管理方面，鼓励社会上具有先进管理经验的团队托管，推动医疗改革，充分发挥社会力量的作用。

（2）鼓励社会力量投资的有资质民营医疗机构进入社区医疗服务市场。卫生部门应放开市场准入制度，简化审批程序，政府需制定相关的医疗服务标准、规范服务、加强监管。形成由市场自主调节、民众自由选择、公平服务竞争的良性发展局面。

（3）大力推进社区卫生服务中心与居家养老服务的合作。社会居家养老模式与社区服务中心关系密切，二者相辅相成，形成供给侧关系，基于社区医疗资源发展居家养老。当前应着力加强其与社区现有居家养老服务中心及护理机构的合作，在医疗及人力资源紧缺的情况下，鼓励社区医疗机构与社区服务中心或小区签约合作，提供中医、慢病、康养以及健康宣教等方面的服务，以提高医护人员的服务效率。针对失能、部分失能、大病初愈的居家老人，可采取分区"打包式"家庭出诊、护理服务等方式。

（4）加强信息技术产品在社区医疗服务中的应用。基于当前老年人群医疗服务需求，发展智能化创新产品，利用计算机网络、现代通信以及遥感、遥控等技术，建立城市与社区医疗单位之间、医生和患者之间的联系，实现远程医疗咨询诊治，缓解医疗资源紧张局面，摆脱区域分布不均的困境。

3. "医养"并重型

医养并重的模式，即整合养老和医疗两方面资源，通过功能互补来发挥康复医院与老年病院的协同作用，提升医疗服务质量，实现"$1+1>2$"的效果，建立双向转诊机制。在建设经营方式上又可分为两种。

（1）充分发挥先进管理思维的作用，采用联合、委托经营方式吸纳有经营资质的医疗机构广泛参与，激活养老机构开展医养服务的市场活力。

（2）对于医疗市场资源处于弱势的单位，如经营状况欠佳、基层医疗单位等，可鼓励其利用自身专业技术优势拓展有利的市场需求，向"医养结合"型养老服务机构转型。

（二）构建多层次的专业医护人才培养体系

1. 出台专业医护人员服务基层的相关扶持政策

政府应出台医疗专业本科、大专毕业生下基层社区、村镇从事医养服务的政策，并给予一次性入职酬薪发放和工资补贴，制定相应的工作年限和考核标准，将工作业绩作为专业技术岗位评审认定的依据，留住人才，以弥补当下基层、偏远村镇医护人员的缺口。

2. 鼓励执业医师到养老或社区医疗机构多点执业

多点执业能够在一定程度上有效缓解医疗人力资源紧张的局面，通过鼓励具有执业资质的医护人员在固定时间到养老机构开展相关的工作，提升基层康养服务质量，改变基层社区、养老机构医疗服务人员急缺的现状。

3. 教育部门增加医疗尤其是康养专业的招生计划

长远看，从医学教育着手，各地区可进一步扩大全科医生招生数量，在高等院校开设老年护理专业，通过相关课程设置提升人员的专业水平，培养高级专业人才，通过教育措施为后续医养结合模式发展储备高质量、充足的人力资源。

建立"医养结合"实训基地，加大对现有护理人员的专业培训。在职业技术院校实行全程定向培养和就业指导，并与实际部门建立"医养结合"实训基地，加快培养老年护理专业技能型人才。

（三）构建医养结合养老服务的标准体系

1. 成立"医养结合"工作标准化技术委员会

医养结合模式养老体系需要省级政府组织行业权威专家进行相关规范的编写和修订工作，成立标准化技术委员会，参考国际经验和标准，同时结合国内的实际情况，在相关术语、服务流程、服务内容、管理与保障等方面进行统一规范，制定"医养结合"服务行业标准。

明晰医养机构产权和责任。建立规范、明晰的"医"与"养"的服务内容，同时要进一步明确相应的评价标准，核算报销范围、比例，完善"医养结合"制度。

2. 建立老年人长期护理质量评价监督机制

制定养老服务人员年度考核管理办法和标准，规范服务质量；同时根据实际情况完善薪酬待遇与职业技能匹配机制，体现从业人员的福利待遇和社会价值，以提升其工作的积极性。

健全老年人长期护理质量的评价监督机制。它能够长期提升护理质量，

规范服务内容和标准，定期对老人进行标准化身体健康和机能评估，并对老人医护照料实行动态化管理。

（四）改革、完善医养结合养老服务的医疗体制

1. 健全、细化长期医疗护理保险制度

健全、细化长期医疗护理保险制度，深入实施长期医疗护理保险制度。据江苏省试点城市的实践经验，在使用长期医疗护理基金时，应当根据参保老人病情的轻重，细化医疗护理等级，并根据医疗护理等级细化支付标准。

加强长期医疗护理保险基金、医保资金使用和监管，将符合医疗条件的医养结合机构纳入医保范围，提升老年人群消费能力，确保其服务需求能够得到有效保障。

2. 打破社区医疗服务供给的垄断机制

打破公立社区医疗机构对社区医疗服务供给的垄断机制和"铁饭碗"体制。取消对公立社区医疗机构的财政补贴，将此部分财政补贴纳入居民基本医保和长期照护保险中，使社区居民能够基于实际需求合理选择医疗服务，最终让群众真正受益，让老年居民真正拥有更多的幸福感和获得感。

（五）健全医养一体化的行政协调机制

行政机制要能够协调不同性质部门相互协作、互通有无，共同承担社会责任，形成医养一体化的行政协调机制，合力推动医养结合顺利实施和养老事业的健康发展。

卫健部门要尽快基于专业角度进行相关规范、标准的制定和修订，指导医养结合服务机构开展工作，涉及内容包括建设和设施标准，专业人员上岗，服务和管理标准等方面，同时对医养结合型医疗机构的市场行为进行严格规范。民政部门要多管齐下，简化审批流程和手续，鼓励社区医养结合型养老机构的发展，并将其纳入医保范畴。人社部门要完善长期护理保险制度的设计，制定专业人才激励政策。财政部门要实施积极的财政政策，支持与引导医养一体化快速推进。

三 结语

"医养结合"就是把专业的医疗技术检查和先进设备与康复训练、日常学习、日常饮食、生活康老等专业相融合,以医疗为保障,以康复、休养为支撑,边医边养、综合康养。"医"主要就是对人群重大疾病早期识别、必要的检查、治疗、康复训练,包括有关疾病转归、评估观察、有关检查、功能康复、诊疗护理、重大疾病早期干预以及临终关怀等医疗技术上的服务。"养"包括生理和心理上的护理,用药和安全,日常饮食照护,功能训练,日常学习,日常活动,危重生命体征、身体状况分析,体重营养定期监测等服务。

在医疗体制改革中,推进医养结合模式是一种体制创新,也是康复工程的重点内容,能够有效缓解医疗资源紧张的局面。通过推行医养结合模式能够集中医疗资源优势,基于不同层次老年人群需求发展差异化养老服务,形成整体医疗和社会服务模式,打破传统依托于医院、养老院的发展模式,强化了医院与社区间的协同作用,提高了医、养资源的整合一体化利用效率,提高了养老服务的时效性。医养结合涉及多个部门,医养结合服务的顺利实施需要相应的设施载体、人力资源和政策平台,三者紧密结合,才能推动医养结合养老服务的推广和实施。

参考文献

[1]《关于深入推进医养结合发展的若干意见》(国卫老龄发〔2019〕60号),2019年10月23日。
[2] 杨国霞、沈山:《医养结合理念下社区养老综合服务中心设计策略分析》,《住宅与房地产》2019年第5期,第82~83页。
[3] 杨国霞、马进:《医养结合理念下社区养老设施类型体系构建》,《江苏师范大学学报(自然科学版)》2018年第11期,第74~78页。
[4] 杨国霞、沈山、孙一飞:《持续照护社区养老设施构成体系与其配建研究》,《城市规划》2015年第12期,第73~79、112页。

B.8
旅居养老发展模式与路径探讨

王学峰 严进敏*

摘 要: 目前中国养老模式已呈现出从单一到多元化的发展趋势,随着我国养老体系的日益健全和养老市场需求的不断扩大,旅居养老也将成为未来养老产业发展的重点。本文主要围绕旅居养老的特殊人群性、旅居异地性、需求综合性特征,将旅居养老发展模式归为候鸟式旅居养老、文化艺术旅居养老、疗养式旅居养老、运动旅居养老四种模式。研究发现,目前我国旅居养老发展面临基础设施和医疗条件不完善、老年群体需求与市场发展不匹配、缺少公共服务平台等问题,应着重完善养老保障体系、规范旅居行业标准,同时加快旅居人才培养和旅居宣传力度,进一步完善基础配套设施建设,以此推动行业良性发展、提升综合服务水平。

关键词: 旅居养老 老龄化 养老保障体系

一 研究背景

(一)人口老龄化

人口老龄化问题是世界性难题,根据国际数据相关报道,未来世界人口

---

* 王学峰,北京交通大学经济管理学院副教授,旅游管理专业硕士生导师,主要研究方向:区域旅游规划与开发;严进敏,北京交通大学经济管理学院硕士研究生,主要研究方向:旅游管理。

老龄化问题将日益突出。根据我国监测的人口学数据，2018年60周岁及以上老年人口总数为2.49亿，占比为17.9%；65周岁及以上规模老年人口数为1.67亿，占比为11.9%，其中失能和部分失能老人约有4000万人。研究预测，未来我国老年人口规模将经历先增后降的发展趋势，2055~2060年达到峰值，根据预测数据届时老年人口（≥60岁）将达4.88亿，65周岁及以上老年人口预计达到3.98亿，从当下至21世纪60年代将是人口老龄化最快的阶段。图1数据为2009~2017年我国65周岁及以上人口增长变化情况，显示老龄化趋势日益严重。

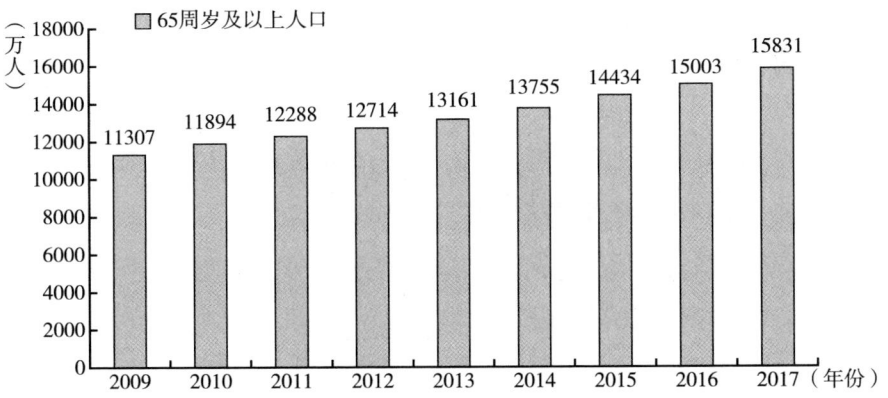

图1　2009~2017年我国65周岁及以上人口数量走势

资料来源：中国产业信息网。

根据图1数据，预计在2050年，中国老龄人口将占总人口的1/3，人口老龄化发展速度加快，同时也表现出基数大、差异大的人口特征。人口老龄化对经济、政治、文化具有持续、显著影响。党的十九大报告针对人口老龄化问题提出要不断完善养老体系建设与相关产业发展，"养生""长寿""保健"等理念成为老年人口越来越关注的话题，单一的养老条件已难以满足老人对品质生活的追求，养老消费市场也在不断壮大，需要发展多样化的养老服务，提升养老质量，拓展养老服务能力建设。康养产业作为新兴产业应运而生，康养产业的发展也推进了旅居养老的兴起。

（二）城镇化

近年来，我国城镇化水平明显提升，截至2018年末城镇化率近60%，在城镇化过程中城市人口快速聚集及经济高速增长的同时，也带动社会发展和人民生活水平的提升，民众对健康和养老的消费需求不断加强，同时我国老龄化问题日益加剧，休闲度假与健康养老旅游的需求增加，这些都为康养旅游提供了巨大的市场。城镇化率的提高，意味着在物质文明和精神文明建设的指引下，城市的发展焕然一新。国务院发展研究中心表示，我国城镇化增速放缓，开始进入后城镇化时期，其主要发展方向是在保证速度的同时提升质量，实现水平和质量双重目标[1]（见图2）。

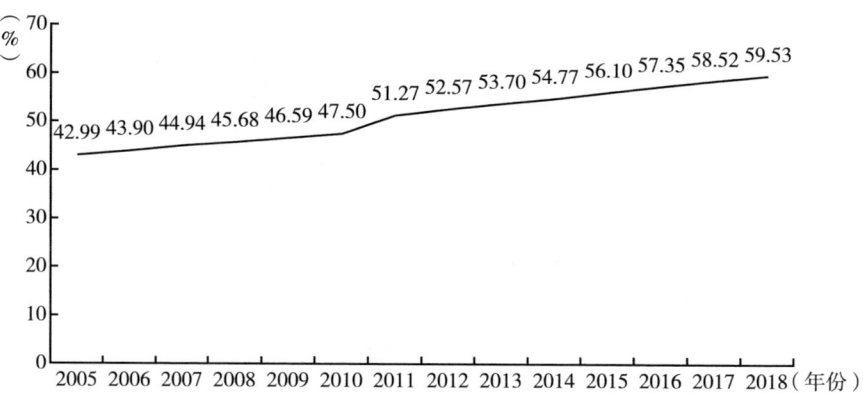

图2　2005～2018年我国城镇化率走势

资料来源：国家统计局。

（三）家庭结构变化

第六次人口普查结果显示，家庭平均规模为3.09人，与第五次人口普查结果的3.46人相比，家庭规模缩小，并逐渐向"四二一或四二二"家庭结构转变，养老负担越来越重。如今在第一代独生子女夫妇中，有4位60岁以上父辈老人再加80岁以上祖辈老人的家庭结构已经相当普遍，即家庭内的代际数量相应增加，父母高龄的同时，子女也步入了老年，家庭的供养和护理能力急剧下降[2]。同时，家庭个体化的发展导致年轻一辈赡养意识的淡化，老一辈养儿防老的观念也逐渐改变，当传统的家庭养老方式受到冲击时，也表明社会养老体系亟须建设与完善。

（四）养老市场需求大

退休金是老年人群生活的重要保障来源之一，是养老体系健全完善的基础，约七成老年人认为，较好的生活品质需要退休金来维持。数据研究显示，2015年平均退休金额为2745.8元，其中较高的深圳平均退休金为3524元，最低的成都退休金平均为1988.7元。而中国养老产业发展与实际需求相差较大，满足率仅为16%，可见中国养老市场和产业发展尚未被激活。有数据显示，中国针对老年人群使用的康复和保健器材数量仅为欧美发达国家的1/10，老年康复及家用保健器材市场潜力较大。因此，养老产业在未来会成为拉动经济增长的重要动力，也是经济产业发展的目标方向。2018年上半年，老年人群出游人次同比增长350%，其中60~75岁人群占绝大比例，70岁以上游客占1/5，60~70岁老人具有旅居活力和消费意愿，已经不满足传统养老模式。

二 旅居养老面临的问题

（一）旅居养老条件匮乏，医疗条件不规范

民政部数据显示，2017年全国养老服务设施共计15.5万个，养老床位共744.8万张。根据"十三五"规划要求，养老床位配置应达到35~45张/千人，到2020年，养老床位总体数量在800万张以上，平均每千人床位数仅为26张。可见养老床位仍面临很大缺口，医疗养老的条件没有得到规范化管理，旅居医疗人才缺乏，护理服务不周全，诸多因素同时阻碍了旅居养老未来可持续发展的可能。

（二）养老群体未被细分，核心需求缺乏重视

我国旅居养老的市场潜力大，但是养老群体却没有详细的划分，缺乏指标量化。目标市场的细分有助于更好地针对不同的养老群体的需求进行旅游地与产品的规划与设计，我国旅居养老提倡分时分权旅居，但老年人群养老能力和需求消费受到地域、年龄、购买能力和消费偏好的影响，存在很大的差异。在进行市场开发过程中，现有企业往往只注重居住或者休闲娱乐功能而忽视了老年人旅游与健康养老需求的核心诉求点，当市场逐渐从旅游转化到旅居，旅居者不再是单纯地跟着旅游团从一个风景点到下一个风景点，而是真正地到一个旅游地住下来，感受当地的文化与大自然时，才能够得到心灵的放松与身体的保护。

（三）缺乏权威立法制度，缺少公共服务平台

根据中国消费者协会2018年针对70个城市的数据调查结果，70岁左右的老年人消费满意度得分最低，为71.85分，且在消费供给与消费维权方面得分最低，进一步凸显老年服务市场供给不足，同时也表现出老年消费维权存在诸多困难。老年人合法权益存在很大挑战，难以得到法律保护，例如保健市场受害事件屡见不鲜。我国虽然也积极推出《旅居养老服务质量规范》《旅居养老服务机构评价标准》，但仅作为指导性意见，并未上升到法律层面，还需要不断细化完善相关法律法规，并进一步有效落实。此外，针对"旅居养老"需要构建完善的公共服务平台，无论是商业服务、政府服务、养老服务都需要纳入监管，也需要通过公共平台释放部门监管能力。总之，"旅居养老"既需要市场之手推动，也需要行政之手提供完善的服务。

三 旅居养老的内涵

旅居是指基于旅游需求在目的地择居，实现旅游资源与养老服务的融合，老人可基于季节更替选择适宜的地区进行养老，包括酒店、异地社区、

旅居换住等不同模式，通过旅游、生活、娱乐一体化服务模式让老年人能够感受到生活的愉悦，进一步提升老年人群的生活质量。旅居养老作为一种生活式旅居，重塑家的归宿和定义，使老年人享受"旅游+居家+度假+养老"的生活。

"旅居养老"是近年来我国养老衍生出的一种新型异地养老模式。我国学者程勇较早提出基于"候鸟式"和"度假式"的养老融合体，认为这种方式有旅游、居住、积极养老、促进健康的内涵[3]。在《旅居养老服务机构评价准则》中，将其定义为：老年人群离开常住地而前往外地旅游并进行15日以上的居住行为，并在此期间享受各类适老服务的生活模式。刘昌平在研究中认为，旅居养老模式是针对特殊群体——老年人群，在不同季节、地方寻找适宜生活的环境，进而达到拓宽视野、健康养生的目的[4]。

旅居应该是"旅游+居住"，旅居之"养老"，即在旅居过程中体验休闲式生活，让"养老"变成养老的发展模式[5]。旅居养老不仅仅是旅游与养老两个产业的简单组合，而是结合目前诸多养老模式的特点，同时还涉及医疗、娱乐、文化等多方面业态，让老年人由传统观光式旅游向休养居住式旅游转变，迈入老年生活的新模式，即旅居一地，漫游放松，以达到既健康养生又观新赏异的目的[6]。

四 旅居养老的特征

旅居养老是突破传统居家环境与地域限制，寻求一种健康的老年生活方式，在环境优美、气候宜人的地方长时间地居住和生活。旅居养老不仅能丰富老年人生活，提升幸福指数，还可融合旅游资源，带动养老与旅游经济产业。然而，要享受到真正幸福的旅居养老生活，须得满足几项特性，概括旅居养老的特点如下：特殊人群性、旅居异地性、需求综合性。

（一）特殊人群性

旅居养老的推行，一方面需要适应能力强的老人，因为旅居式养老意味着离开家庭与子女，更适合具有较强独立能力、心态较为年轻的老年人群。另一方面，经济基础为旅居养老提供必要保障，无论是去海南岛的天然氧吧，还是进行运动、文化一体的综合养生，或是异地旅居与休闲观光，都需要相应的经济条件作支撑。兼具闲暇时间、自理能力和消费能力是实现旅居养老的重要前提，因此，旅居养老模式最适宜的人群为55~70岁的健康老年群体，在具备较好的经济基础的同时，注重精神生活的提升[7]。旅居养老模式与传统方式相比更加强调生活与环境的融合，是一种体验式的生活模式。作为短暂定价的旅居目的地，老年人对居住的舒适性和生活的安适状态更为看重，而对景点的探索欲望被弱化。

（二）旅居异地性

旅居养老通常是离开常住的地点前往旅居养老目的地，多发生在不同城市之间，可以是不固定的随机线路。比如夏天到北方的滨海城市大连、西南云南避暑，冬天到海南避寒，是带有一定目的性进行的迁移旅居。但研究发现，基于情感与心理的因素，旅居适宜选择的目的地针对特殊的个体更倾向于曾经留下美好回忆的地方。而在时间因素上，与其他以旅游为目的的人群不同，旅居养老者的停留时间更为长久，多在10~15天，甚至可以转变为长久定居[8]。

（三）需求综合性

旅居养老有不同的形式。但是从具体的诉求和形态上看，老年人对于旅居养老的需求确是相似的，一方面，要能在一个舒适的优美环境中进行一种体验和感悟，即在优美的大自然环境中放松心情，获得身心愉悦和健康，这是旅居养老的必备条件。此外，要具备适老化的专业生活服务及医疗保障条件，提升专业化水平，能够满足不同层次对象的需求，体现健康和医疗保健的目的，这是旅居养老的决定性因素。另一方面，还需要配套丰富的业余生活功能，考虑到老年人特殊的心理需求，应在旅居之所配置体育活动、文化活动、老年大学等丰富的业余生活功能，帮助其改善智力和记忆力，同时改善个人的情绪状态。

五 旅居养老发展模式

旅居养老的目的是让老年人享受休闲度假的乐趣，在安全、轻松、私密、干净、舒适，和谐的环境中生活和结交朋友，真正享受到旅居带来的快乐，改善老年人的晚年生活质量，让养老升级为享受时光。根据旅居养老的目的和旅居场所的不同，可以把我国旅居养老产业分为以下四种模式。

（一）候鸟式旅居养老模式

候鸟式的养老服务是中国最早的退休养老模式，候鸟式的旅居建立在一定的经济基础上。随着季节的变化，老人选择不同的地方进行旅游。良好的身体条件是基本前提，舒适的气候是重要因素，它融合健康、旅游、休闲、文化和娱乐，主要可以分为以下三类。

第一，避暑与避寒旅居养老，即根据季节，冬季为了温暖舒适到南方度假城市，如海口；夏季为避暑到北方滨海城市，如秦皇岛。

第二，景区旅居养老，其主要特征在于依托景区环境，如山林、温泉等自然生态资源，构建集康疗、养老、娱乐于一体的组合式景区旅居养老基地。

第三，田园旅居养老，指依托乡村田园风光，发展绿色养老，通过农家特色享受乡间风情，借助田园旅居养老，能够体验农家风情，可以亲身前往田园进行采摘活动，深入实地了解农民乡土风情。同时也可以体验不同性质的田园产业项目，例如酒庄、茶庄、牧场等[9]。但其不利因素在于具有很强的季节性，同时对交通依赖性较强。

2011年大连市西岗区民政部门创立全省首家互动式异地养老服务中心，为老年人提供"候鸟式"异地养老旅游服务，通过"动"与"静"的结合，把老人群体的需求资源和机构的养老资源有效整合，实现了各地养老机构、旅游机构之间的资源共享。

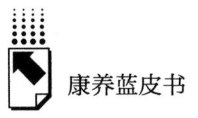

（二）文化艺术旅居养老模式

新常态下，文化旅游成为新的经济增长点，从供给端分析，存在的主要问题为结构性供给不足和过剩的问题，产品服务不能满足市场需求，需求端由资源导向型转为生活方式导向型。在这一背景下，文化旅居养老模式应运而生，它以文化为媒介，将文化、旅游、居住、养老服务等需求有机结合。根据其发展总结为以下几种类型。

第一，古建筑旅居养老，该种模式重点在于借助古城镇特有的文化属性，综合开发系列具有历史文化价值的养老服务，满足具有历史文化情怀的人群需求。

第二，民俗风情旅居养老，基于地方特色，依托民俗风情、习俗资源构建别具一格的旅居养老项目。

第三，宗教禅修旅居养老，针对具有较强宗教信仰的老年群体可以借助道教、佛教等精神信仰，拓展静心馆、禅修等多样化的宗教旅居项目，满足特殊人群需求。

2015年，"全国异地养老养生·龙虎山度假基地"授牌仪式在鹰潭龙虎山景区举行，标志着龙虎山景区正式成为全国异地养老养生度假基地之一，立志打造慢节奏养生旅居游第一品牌。龙虎山在充分挖掘道教养生、保健基因、长寿饮食、宗教修炼、保健功法等基础上，规划建成集养生酒店、道医理疗、养生餐饮、祈福道场、养生学院等配套于一体的中国道教长寿养老养生基地。

2019年，长沙恒大文化旅游城由恒大旅游集团斥巨资打造而成，选址于长沙市湘江新区的大王山旅游度假区，拥有独一无二的生态环境和人文资源优势，是一处宜居宜业宜游的极佳胜地。配备健康颐养中心，为老年人打造集文化娱乐、影视、休闲度假于一体的旅居胜地。

（三）疗养式旅居养老模式

该模式针对身体状况不佳的老人，长期慢性病或其他急性感染疾病会增加家庭负担，但目前我国市场上缺少提供医疗养老健全的护理服务。因此在市场推动下，医养结合的疗养式旅居养老模式开始出现。

医养结合养老，指以中西医提供保障，"医"为基础，为刚需老人提供专业照护功能；"养"为核心，该模式下依托社区及其医疗机构满足老年伤残康复和日常养老需求。通过社区构建完善的养老服务体系，依托社区医疗机构实现健康急救的需求。老年人群随着年龄增长，身体状态不断下降，对医疗服务需求不断增强，而对养老宜居生活的需求不断弱化，因此需要持续提供多样化医疗服务需求，同时辅助养老体系，形成医养并重并行状态。通过具有护理功能的社区联合康复、老年病专科医疗单位实现功能互补，完善转诊机制。在医疗诊治过程中可以针对不同群体开设中西医特色服务，中医包括诊堂、理疗等服务，西医则主要引进先进设备、器械等，提供咨询、临床诊疗、检验咨询、健康教育等多项服务，并设置医护辅助中心、康健中心等项目。

2013年，国务院在海南地区设立博鳌乐城国际医疗旅游先行区，通过政策倾斜扶持来吸引外国先进管理技术和经验，并允许境外医师注册和外资准入。5年后继续下放权限，赋予海南地区政府审批特许医疗器械和药品的权利。2019年9月，国新办举行发布会，介绍《关于支持建设博鳌乐城国际医疗旅游先行区的实施方案》，就其具体的实施方案进行介绍，并就其实施情况进行了概述，作为国内唯一获国务院批准的国际医疗旅游产业园区，在政府和社会各界的大力支持下，建设成效显著。经过几年的发展，已经形成为游客提供体检、健康管理、医疗服务、康复、养生等完整的医疗产业链。重点发展老年人健康管理、乐活休闲、康复促进、生活支援、医疗护理等服务，拓展老龄旅游、老龄社区、老龄保险等服务领域[10]。

同时，大理也紧随其后，2013年，基于充分的市场调研和定位，紧跟国家规划，出台《大理海东新城区中心片区控制性详细规划》。规划打造健康医疗休闲区域，使其成为面向东南亚、贯通西南的高端养生地，能够提供高端精品医疗，满足老年人群高端层次消费需求，建设医疗、养老结合的综

合服务体系。同时，未来还将建设不少于200张床位的高端精品医院以及医养一体的养老度假公寓，将其打造为一体的滇西国际医养中心。

（四）运动旅居养老模式

运动旅居打破现代人传统的养老休闲方式，在养老中也能享受运动的乐趣，运动旅居同步进行，为老人群体带来更优质、健康的出行体验。老年人随着年龄增长，体质不断下降，基于其自身特殊性考虑，需要提供特殊的锻炼、运动服务，这也是旅居养老的重要内容。开发适度运动休闲项目，辅以养老产业，打造运动旅居养老模式，将运动融入旅居的平台建设中，尽管目前从事运动旅居养老仅是很小的社群，但未来的市场需求不可低估。

湖南雪峰山国家森林公园海拔在1000米左右，森林覆盖率达98.88%，是唯一以"雪峰山"命名的国家森林公园，袁隆平院士亲自为公园题名。2015年9月，湖南雪峰山生态文化旅游公司联合健康养老基金共同打造国家级健康养老基地，在中国花瑶山背梯田和穿岩山森林公园构建运动、休闲、度假等全方位的养老服务基地[11]。雪峰山旅游区积极对接"健康中国"建设，借助"怀化—通道—桂林"旅游廊道打造的契机，以大雪峰山生态康养环境和通道全面增进民族文化与旅游产业融合，将生态康养理念贯穿于旅游规划、资源开发、产品设计和项目运营等方面，依托国家森林康养作为旅游提质升级、丰富内容和服务民生的重要抓手，通过保护利用雪峰山禀赋独特的森林资源，先后建设集高山瑶池、民俗体验、娱乐休闲于一体的枫香瑶寨综合康养中心，集高山避暑、吸氧静心、户外运动于一体的山背花瑶梯田云端康养度假中心，走出了一条"旅游+康养"跨界融合的可持续创新之路，为后期旅居养老奠定基础。

六 旅居养老开发路径

（一）完善养老保障体系，规范旅居行业标准

旅居养老需要以完善现有养老服务体系为保障，在此基础上拓展不同

层次、不同类型的养老产业和模式，保障老年群体生活质量。旅居养老是在此基础上形成的具有较高医疗水平和养老服务的养老模式，更具精细化、更有针对性。所以针对养老体系，需要政府牵头，完善基本的养老保险制度，做到公平透明，同时加强养老金的运营制度建设，加快医疗制度改革，促进医养结合和异地医保结算等，总体上提升老年群体的安全感和信任感[12]。

在旅居产业发展方面，制定旅居行业发展标准，建立相应的法规制度，明确旅居产业在住宅、医疗、餐饮等方面的标准，完善其他配套设施的经营许可，明确部门监管职责、办理流程；加强政企合作，针对不同品级与规模制定参考模板；加强市场监管，对不达标的企业给予警告，对旅居产业进行科学的布局与设计，总体上提高旅居行业的整体发展水平。

（二）加快旅居人才培养，推动行业良性发展

旅居养老的可持续发展离不开专业人才的设计与实践，对于旅居养老来说，人员不仅要了解旅游方面的知识，还要掌握养老的技巧，懂得如何照顾老人。例如导游就是一个重要的角色，但是现在缺少关于如何照顾老年人以及医疗知识等方面的培训[13]。前文分析到对于旅居地的选择不仅是休闲，更重视养生保健，因此需要掌握老人的需求，才能为老人提供更好的服务。此外，还需要加快培育相关人才的步伐，一是加大人才引进力度，吸引外部优秀人员；二是加强内部的人员培养，使用激励政策发挥人员的潜力；三是建立用人标准，提高人才等级，广泛开展合作，推进旅居人才中坚力量的培养。

（三）加大旅居宣传力度，推进"互联网＋"发展

运用多元主体的整合营销方式，基于市场精确定位，充分发挥企业与政府部门的协同作用，举办大型推介和宣传活动。利用社交媒体和网络服务平台，积极引导老年群体关注养老模式的发展，减少价格、距离等因素的制约，通过营销策略来增强效果。推进旅居养老与互联网的融合，利用互联网

技术完善旅居养老的信息平台，利用大数据掌握养老群体的基本特征，获取养老群体的实际需求，使老人也可以利用简单的方式与旅居平台取得联系，制定属于自己的旅居养老方案。

（四）完善基础配套设施，提升综合服务水平

旅居养老群体做出旅居决策源于自身因素与目的地因素，自身因素包括闲暇时间、经济能力，而目的地因素除了环境、价格、气候、交通、食宿、餐饮等，更重视的是养老个性化服务内容的满足。而我国的旅居设施主要以娱乐设施为主、养老服务设施为辅，所以，有必要继续完善旅居地的交通设施、医疗设施，同时保持一定的服务水准，既提升了老人的安全性保障，同时也在一定程度上增强其旅居意愿。此外，作为服务提供管理方，要通过开展业务培训来提升工作水平。

七 小结

旅游和养老产业都是国家未来重点打造的民生产业。中国的养老模式目前已呈现出从单一到多元化的发展趋势。旅居养老顶层设计是养老产业的重点。依靠健全的养老服务体系，做好多层次的供给体系内部衔接与协调，共享社会资源，平衡利益关系，从而有力地保证老年人充分享受各项社会福利[14]。同时，以退休老人为主的银发市场正在成为中国旅居养老的目标市场之一，作为一个特殊的市场，旅居养老产品的开发、设计、销售等工作有着自身的独特性[15]。借助旅游，推动旅居养老，可以实现人民就业增收，也可以促进老龄化问题的解决，维护社会稳定。旅居养老是对传统的居家养老、机构养老、社区养老的补充。但目前来看，由于旅居养老成本较高，对老年人的心理和身体素质要求也较高，这些特点决定了旅居养老模式暂时不可能替代传统养老模式而存在。

参考文献

[1] 刘云中:《未来中国应注重城镇化水平和质量双提升》,《中国经济时报》2019年8月15日。

[2] 程翔宇、赵曼:《城企联动普惠养老:政策精髓与政策运用》,《社会保障研究》2019年第4期,第3~9页。

[3] 程勇:《浅谈旅居养老》,《2009中国老年保健暨产业高峰论坛文集》,2009,第83~85页。

[4] 刘昌平、汪连杰:《新常态下的新业态:旅居养老产业及其发展路径》,《现代经济探讨》2017年第1期,第23~27、48页。

[5] 张秋实:《硬设施+软服务,打造旅居养老新模式》,《城市开发》2018年第22期,第64页。

[6] 杨晓奇:《发展旅居养老满足老年人多元需求》,《中国社会工作》2017年第23期,第44~45页。

[7] 赵雪、陈学清、褚婉君等:《大连旅居养老市场开发对策研究》,《时代经贸》2019年第9期,第65~66页。

[8] 魏薇、林茜:《旅居养老综合体的建设特点和发展现状分析》,《中国市场》2017年第7期,第54~55页。

[9] 傅悦:《成渝地区旅居型养老居所设计研究》,重庆大学硕士学位论文,2015。

[10] 海南日报:《博鳌乐城国际医疗旅游先行区发展方案发布!权威解读来了!》,http://www.sohu.com/a/341284438_99966919,2019-09-16。

[11] 湖南红网:《雪峰山国家公园盛装迎客》,http://hn.people.com.cn/n2/2017/1213/c356338-31027275.html,2017-12-13。

[12] 杜晓艳、王丹、王思朦等:《旅居养老地产市场需求调查与发展对策——以扬州市为例》,《商业经济》2018年第7期,第66~67、84页。

[13] 周洪宇、张海鹰:《齐齐哈尔市旅居养老市场开发策略探究》,《商业经济》2018年第9期,第5~6、102页。

[14] 林元昌、许亦善:《旅居养老业态打造路径研究——基于"清新福建"视角》,《中共福建省委党校学报》2018年第7期,第102~107页。

[15] 陈英、李巧玲、杜杨:《基于国际市场特征的养老旅游产品开发研究——以成都地区为例》,《旅游纵览(下半月)》2018年第1期,第30~31、34页。

B.9 康养小镇发展与实践：
以广西巴马县甲篆镇为例*

谭华云　凌子燕　蒙良莉　郑文欣**

摘　要： 在健康中国和老龄化社会背景下，我国长寿之乡的康养旅游经济发展潜力巨大，长寿之乡尤其是百岁老人的符号价值凸显。本文首先对广西壮族自治区的长寿之乡、百岁老人和健康地理环境进行背景介绍。选取我国最负盛名的长寿之乡广西巴马县为案例地，在对广西巴马县健康地理环境与大健康产业融合发展进行研究的基础上，介绍巴马县甲篆镇康养旅游概况，对甲篆康养小镇建设模式进行研究，对促进大健康产业成为我国长寿之乡支柱产业具有案例示范意义。

关键词： 长寿之乡　康养产业　康养小镇

一　引言

伴随我国经济持续快速增长、交通通信的发展与人民群众对美好生活需

---

* 项目基金：2017年度广西哲学社会科学规划项目"巴马长寿养生国际旅区'候鸟型'旅游生活质量评价及其聚区社区治理"（17FJY023）。本文基础数据源自巴马县政府官方网站，巴马长寿养生国际旅游区发展规划纲要（2014—2020年）、巴马瑶族自治县甲篆乡总体规划（2013~2030）、巴马瑶族自治县盘阳河沿河旅游发展规划（2011~2025）、巴马瑶族自治县盘阳河村屯旅游开发规划等各类规划，巴马瑶族自治县志，巴马瑶族自治县年鉴（2013~2014，2015，2016，2017）和地方政府工作报告。

** 谭华云，博士研究生，南宁师范大学地理科学与规划学院副教授，主要研究方向：旅游地理；凌子燕，高级工程师，主要研究方向：地理遥感监测应用；蒙良莉，硕士研究生，主要研究方向：资源与环境遥感；郑文欣，主要研究方向：区域地理。

求的日益增长，旅游越来越成为一种生活方式，旅游形式也从最初的观光旅游向度假旅游、深度旅游、旅居、第二居所旅游等多种旅游形式分化。这其中，随着健康导向的养生、养心、养老、养身、养病的人群快速增长，还出现了以体验旅游地文化与生活、延长居停时间等为特点的"半旅游、半生活""半旅游、半工作"的旅居生活方式[1]。长寿是人类追求的永恒主题和美好愿望，康养旅游需求和康养旅游潮流给拥有健康地理环境和超然人文生活方式的"长寿之乡"带来了发展机遇。

数据调查显示，截至2018年6月，我国共有77个长寿之乡，其中广西壮族自治区（下文简称"广西"）共有26个，也是我国百岁老人分布最密集的区域。其中，被誉为"天上遗落人间的净土"的巴马瑶族自治县（下文简称"巴马"）是国际公认的长寿之乡，以巴马为代表的广西长寿资源和康养旅游目的地的知名度迅速提升，前来旅游和季节性旅居甚至长居的人群络绎不绝，吸引了大量的资金投入旅游与房地产开发建设，大健康产业融合发展已经成为广西经济发展的新兴热点。

巴马的长寿旅游资源和舒适生活资源主要分布在从百魔洞口至盘阳河漂流起点的30公里流经区域，沿河有百魔洞、巴盘长寿村、百鸟岩、君达斑斓等景区景点，是巴马长寿养生国际旅游区资源分布最为密集也是资源价值最大的核心区域，并于2009年建成国家4A级景区——盘阳河景区。沿河村屯隶属于甲篆镇，已成为我国"三避三养"（避寒、避暑、避霾、养生、养老、养心）的"候鸟人"密集区，探索出"候鸟人"旅游稳定增长带动观光旅游迅猛发展的旅游发展模式[1,3]，2017年被认定为广西首批康养小镇，2019年，甲篆坡月片区发力创建5A级国际康养小镇。甲篆镇观光旅游与"候鸟式"旅居共生发展，是巴马大健康产业融合发展与高质量发展的龙头，具有极佳的示范效应。

二 广西长寿之乡与长寿地理环境

（一）全国长寿之乡分布

"中国长寿之乡"是中国老年学学会2006年开始的评审活动。其评审

标准共15个指标，包括经济发展、医疗卫生、社会保障、大气质量等，涉及三项必须达到的指标与条件，其一，区域人口平均预期寿命高于全国平均水平，其二，连续3年百岁老人（极高寿老人）占总人口比≥7/10万，其三，80岁以上老人占总人口比≥1400/10万。截至2018年6月，全国共有77个"长寿之乡"（如表1所示）。

表1 中国长寿之乡名录

省（自治区、直辖市）	长寿之乡
广西(26)	巴马瑶族自治县、宜州区、大化瑶族自治县、东兰县、凤山县、天峨县、天等县、扶绥县、大新县、龙州县、永福县、恭城瑶族自治县、阳朔县、昭平县、富川瑶族自治县、钟山县、上林县、马山县、岑溪市、蒙山县、金秀瑶族自治县、象州县、东兴市、凌云县、容县、浦北县
广东(8)	佛山市三水区、蕉岭县、大埔县、丰顺县、梅州市梅县区、连州市、信宜市、徐闻县
江苏(5)	如皋市、太仓市、溧阳市、如东县、启东市
江西(3)	铜鼓县、丰城市、宜春市温汤镇
山东(5)	莱州市、乳山市、威海市文登区、单县、高密市
海南(3)	澄迈县、万宁市、文昌市
河南(7)	夏邑县、宁陵县、永城市、修武县、淮阳县、封丘县、鄢陵县
四川(4)	都江堰市、眉山市彭山区、乐山市、资阳市雁江区
湖南(1)	麻阳苗族自治县
湖北(1)	钟祥市
安徽(2)	亳州市谯城区、六安市金寨县
贵州(3)	石阡县、印江县、赤水市
浙江(3)	永嘉县、文成县、丽水市
福建(3)	柘荣县、泉州市泉港区、诏安县
吉林(1)	临江市
上海(1)	崇明区
重庆(1)	江津区

资料来源：中国长寿之乡名单汇总。

（二）广西长寿之乡分布

广西共有26个长寿之乡，占全国长寿乡总数近1/3，数量摘冠。同时它也是全国百岁老人分布最为密集的地区，成为中国乃至世界的"极高寿"密集带。长寿之乡在广西地区分布及其地理位置如表2所示。

表2 广西长寿之乡名录

地级市	长寿之乡
河池市	天峨、凤山、东兰、巴马、大化、宜州
崇左市	天等、大新、龙州、扶绥
桂林市	永福、阳朔、恭城
贺州市	富川、钟山、昭平
南宁市	马山、上林
梧州市	蒙山、岑溪
来宾市	象州、金秀
防城港市	东兴
钦州市	浦北
百色市	凌云
玉林市	容县

资料来源：据中国长寿之乡名录整理。

（三）广西百岁老人概况

2015年调研数据显示，广西地区百岁人口数量为4800人，约占全国百岁人口数量的11%，占广西总人口的比例为11/10万，高于全国3.2/10万的平均水平①。广西百岁老人数量和占总人口比例均在全国居首位。可以说，广西是我国百岁老人分布最密集的省区，是名副其实的"极高寿"密集带。

由图1、图2可知，玉林市的百岁老人人数最多，但梧州市的百岁老人比例却是最高。这在一定程度上说明了长寿人数与人口基数有关。人口数量越大，出现百岁老人的概率越高。

---

① 以2015年全国人口普查资料和广西统计局人口普查资料为依据。

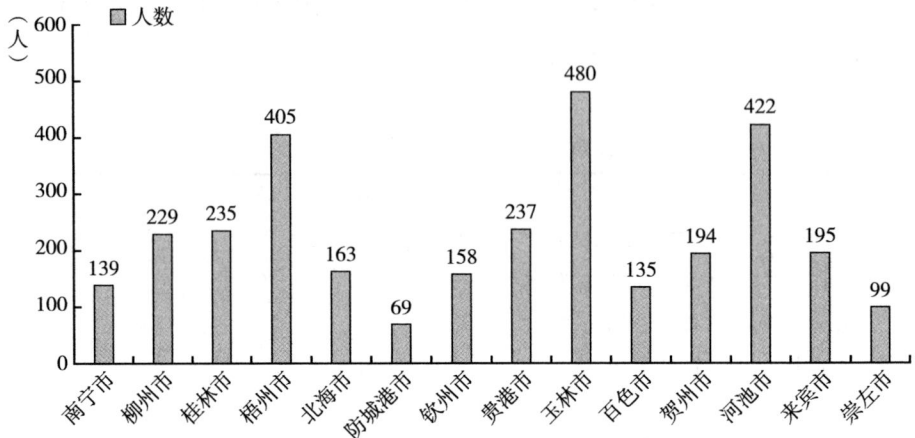

图 1　广西各市百岁老人分布

资料来源:广西统计局人口普查资料。

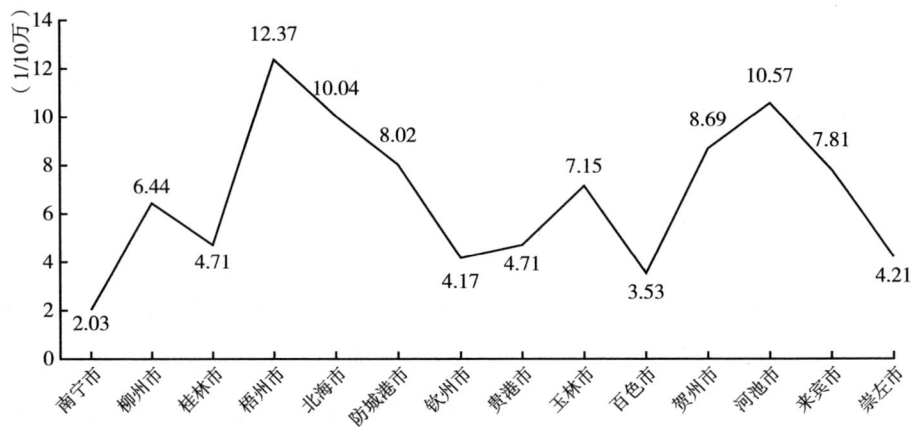

图 2　广西各市百岁老人比例曲线图

资料来源:广西统计局人口普查资料。

由图3可知,京族百岁老人的人数最多,占本民族总人口的13.21/10万,其次是瑶族与汉族,分别占本民族总人口的7.52/10万和6.19/10万[①]。

---

① 以2015年全国人口普查资料和广西统计局人口普查资料为依据。

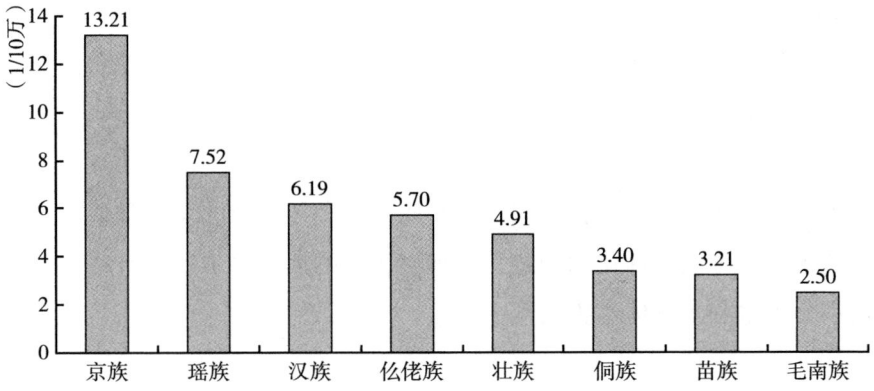

图3　广西百岁老人占本民族总人口比例

资料来源：广西统计局人口普查资料。

这在一定程度上印证了少数民族较易出现百岁老人的现象，尤以京族为盛。这可能与少数民族的地理分布位置与生活习性有关。

（四）广西长寿地理环境

广西长寿之乡的数量居全国之首，百岁老人比例远超经济发达的北京、上海、广东等地。一般说来，富裕地区的人比较长寿，因为他们拥有更健康的生活方式，能获得更好的食物、医疗和环境，但为何广西贫困的喀斯特山区，竟成了中国长寿之乡密集区和罕见的"极高寿"老人（即百岁老人）密集区，这其中，究竟蕴含了什么秘密呢？本文认为，这与广西康体的自然生态环境与长寿的文化生活环境密切相关。

1. 康体的自然地理环境

（1）地形

广西的地理坐标范围为104°25′~112°04′E、20°545′~26°23′N，位于云贵高原东南边缘地区，与广东、湖南、云南连接，与海南省隔海相望，山地围绕。植被覆盖率高，树种丰富。植被覆盖度高、河流多，地下暗河水资源丰富。海拔低于1500米，高度适中，长寿区多山清水秀，景色秀丽，适宜生活。

(2) 气候

从区位和气候分布上看,广西长寿之乡位于亚热带季风气候区,气温适宜、气候湿暖,年均降水量1650毫米,光照充足,适宜人居。

(3) 水

水是生命之源,广西长寿之乡饮水质量良好,水质纯净,富硒、富锶的小分子水是一种能够活化细胞酶、调理微循环的活力之水和健康之水。长期饮用小分子水利于身体健康长寿。

(4) 土壤

广西长寿之乡是我国富硒土壤的集聚区。硒元素具备强大的抗自由基和抗氧化能力,号称医药营养学界的"长寿素"和"抗癌王"。富硒产品成为高端的康养食品代名词,成为康养消费新宠。广西富硒的土壤环境能为当地人日常餐饮提供健康保障。

(5) 空气

广西长寿之乡的所在区域大多植被覆盖率高,远离工业,没有受到人为因素污染,空气中负氧离子较多。研究显示长寿之乡负氧离子浓度高达20000~50000个/cm^3,长期吸入高负氧离子,对人的心、肺、神经系统等有积极的作用,对哮喘病、呼吸道疾病等多发病具有很好的预防和治疗功效。

2. 长寿的文化生活环境

(1) 孝老文化

在康养文化方面,长寿之乡具有优良的历史文化传统,敬老爱老的传统美德历代相传,邻里和睦,四五代同堂现象屡见不鲜。孝老文化为老人健康长寿的舒适生活提供了很好的心理环境,有利于滋育老年人心理福祉。桂林永福县享有"水旱无忧三千垌,十里常逢百岁人"的美誉,福寿文化底蕴厚重。广西巴马自古流传为60岁以上老人补粮、祈福等传统习俗。天等县盛行长寿祝寿宴,当地每年有6个敬老爱老的传统节日。

(2) 遗传基因

遗传基因是长寿现象的关键因素,广西长寿老人尤其是百岁老人家族世代长寿、代际遗传现象突出，这是广西长寿现象不能在短期内被超越的关键因素和绝对优势。

（3）生活习惯

在生活方式方面，长寿之乡的高龄老人均具有较强的自理能力，勤劳耕作，日出而作，日落而归。生产劳作伴随始终，"重活而不重，轻活而不轻"。清淡饮食，常年白切、白灼的烹饪习惯，主张"饭吃六七分饱"的轻饮食习惯，均有益于延年增寿。

（4）婚俗

长寿地区大多晚育，且在瑶族、壮族中保持特有的婚俗，在结婚后夫妻不在一起居住生活，在生完孩子后才共居生活，节制的性生活有利于延长生命的长度。

（5）心态

良好的心态是健康的基础，少怒多喜，能提高身体免疫力。长寿之乡的百岁老人大都保持乐观心态，与家人、邻里相处和睦，精神上的健康无疑也是长寿的因素之一。

（6）民族医药资源

广西壮族、瑶族传统草药资源丰富，药食同源历史悠久，长寿地区地理标志产品众多，巴马香猪、东兰瑶鸡、上林大米、永福大米、容县沙田柚、凌云白毫等长寿物产丰富，有益于在日常餐饮与生活中达到养生康体的效果。

三　广西长寿之乡康养产业发展：巴马案例

巴马地区独特区位赋予了它优美的环境和适宜的气候。自1960年起，国内一些医学专家和长寿学专家开始考察和论证巴马长寿现象，我国自1964年至1990年间，三次全国人口普查数据也证实了巴马的长寿现象；1985~1995年国内外多家媒体和多个国际长寿学术会议报道和研讨巴马长寿现象，1991年巴马因其独特的自然环境和生活方式被国际自然医学会评定为第五个长寿之乡。

巴马是中国人瑞圣地，以巴马为代表的广西长寿资源和康养旅游目的地的知名度迅速提升，前来旅游和季节性旅居甚至长居的人络绎不绝，吸引了大量的资金投入旅游与房地产开发建设，大健康产业融合发展已经成为广西经济发展的新兴热点。

（一）巴马康养环境

巴马是世界长寿之乡中百岁老人长寿率最高且长寿人口持续增长的地区。根据相关调查数据，巴马地区在2016年底的百岁人口数为98人，占比为31.7/10万，高于世界长寿之乡认定标准的3倍。盘阳河又称长寿河，是巴马长寿之源，流经区域是巴马县的百岁老人集聚区。巴马长寿现象主要得益于当地得天独厚的自然环境和超然的生活方式。

1. 巴马自然康养环境

巴马瑶族自治县（东经106°51′~107°23′，北纬23°51′~24°23′），地处广西西北，亚热带季风气候带来了丰富的降水，森林覆盖率高，地形主要为喀斯特地貌，是国家重点保护区域。地磁、微量元素土壤、小分子团弱碱性水、高负氧离子空气和充足的远红外线以及舒适的气温等环境因素，共同形成巴马特殊的长寿地理环境，巴马拥有特殊的健康地理环境。

其一，巴马地磁比较高，地磁强度（45500~5000nT）[①]，形成了一个天然的"地磁场"，适宜人体睡眠、身体发育和增强身体免疫力。

其二，巴马土壤富硒（>0.4mg/kg）[②]、富锶，能生产出具有保健、延缓衰老功能的众多健康长寿食品。

其三，巴马拥有小分子团六环水（70~80Hz），有富硒、富锶、弱碱性（pH7.5~8.5）、氧化还原电位低（ORP值，35~150MV）[③]的水，对人体健康非常有益，国际自然医学会会长日本森下敬一博士向全世界推荐巴马泉水为世界珍稀天然矿泉水。

---

① 参见巴马瑶族自治县人民政府网站。
② 参见巴马瑶族自治县人民政府网站。
③ 参见巴马瑶族自治县人民政府网站。

其四，巴马空气环境质量极佳，具有非常高的能量级空气负离子（20000～30000/cm³）①。

其五，巴马年均日照总时数1531.3小时，紫外线比较弱，远红外线（4～14微米波长）比较多②，有利于人体对维生素的吸收。

其六，巴马有适宜人体活动的舒适小气候环境，年均气温18.8℃～20.8℃，全年无霜期338天，年均降水量约1600毫米，相对湿度79%。

2. 巴马人文康养环境

巴马自古便是长寿地带，巴马人一生劳作、饮食清淡，崇拜自然、敬祖孝老，自然养生、知足常乐，与世无争、夜不闭户，长寿怡然。

其一，劳作习惯。巴马农耕文化厚重，人们日出而作，日落而息，百岁老人也一生劳作，大多无病而终。

其二，饮食习惯。巴马地区物资丰富，得益于自然的馈赠，物种丰富，火麻仁不饱和脂肪酸、维元素含量丰富，具有抗衰老的作用，还含有α-亚麻酸，是百岁长寿的主要原因之一。珍珠黄玉米、火麻、黑豆、茶籽油、黑山羊和蛤蚧酒都被认证为长寿健康食品。巴马长寿饮食习惯不是刻意为之，过去油米不够吃，只能经常吃火麻、玉米粥和青菜，以白灼、白切的方式煮鸡、鸭、猪、羊，保持"六分饱"的餐饮习惯，清淡、节制有利于机体健康。

其三，巴马自古有崇拜先祖和孝老习俗。屯落敬祖孝老的文化浓郁，家家厅堂都设有名为"江夏堂"的祖宗台（神龛），有祭拜祖先神龛及各路神灵的习俗，特别重视三月三、清明和七月十四的三大祭祖活动，为老人祈求健康长寿，并沿袭了历代"补粮"和"备棺"的习俗。

其四，日常养生习惯。盘阳河流沿岸世代遗存男女分区裸体沐浴的养生习俗，是盘阳河流域屯民应对炎热、享受自然的生活习俗，亦是日常劳作后的休闲方式。

---

① 参见巴马瑶族自治县人民政府网站。
② 参见巴马瑶族自治县人民政府网站。

其五，社会环境安全友善。巴马民风忠厚淳朴，有着"仁爱笃厚"的精神图谱，治安优良，夜不闭户，巴马人有着守静安泰、适欲节欲、平和素净的社会文化心理，姓氏家族共同筹办婚礼、丧葬和大寿辰，社会和谐安然。

（二）巴马大健康产业融合发展

巴马旅游盛名因养生、养心、养神、养老、养病的"候鸟人"康养奇迹而起，走了一条"候鸟"旅游稳定增长带动观光旅游迅猛发展的康养旅游发展模式，以"健康长寿"为主题的"候鸟旅游"与大众旅游共生互动发展[3,4]。巴马是广西长寿旅游品牌的主阵地、桂西资源富集区的重点区和巴马长寿养生国际旅游区的支撑点，巴马长寿地理环境与长寿符号给巴马经济高质量发展赋能，促进当地康养旅游产业转型升级，从传统观光养生旅游和中低业态的"候鸟旅游"经济向大健康产业融合发展转变，吸引更多的人延长居停时间，体验大健康产业带来的高品质康养生活，带动当地民众经济生产，提高生产生活质量，为巴马游客、"候鸟人"、当地人品质生活提供保障。

巴马康养经济从分散向集聚式发展，康养旅游最开始融合的是水业加工和房地产以及日常生活商贸与物流行业。长寿是人生命中的一个点，康养、养生是它的一个过程，地方政府先后关停一批高污染、高排放的矿产冶炼企业，重点发展长寿养生经济，推进工业转型升级[5]。当前巴马正大力发展大健康产业，推动大健康产业体系建设，推动休闲旅游业、长寿乡村养生地产业、康养医疗业、多功能农业、健康食品业、快递物流业、健康科技产业等一二三产业融合发展，促进乡村产业结构重组和业态更新[3]。巴马基于国家政策扶持，围绕广西巴马长寿养生国际旅游区核心区、广西大健康产业龙头基地、深圳巴马大健康合作特别试验区"三大定位"[5]，推动农业与健康食品、自然康养与健康科技、大康养旅游服务与地产发展共同构成的大健康产业融合发展体系[5]，推动旅游服务与实体经济共生共融发展。

1. 多功能农业与健康食品

自 2014 年以来华昱集团、巴薯公司等外来投资商长期承包盘阳河沿岸的百马、坡纳、坡莫、巴盘等水田比较集中的屯落河岸的水田种植，开展农业休闲教育活动，发展多功能农业。巴马最先启动的健康食品生产主要是巴马水，创建了巴马丽琅和巴马活泉等知名品牌，巴马水产业正在做大做强做优[5]。巴马正在开展长寿产品品牌保护，建设长寿养生食品产业园，香猪和油茶是巴马传统特色产业，其中香猪是广西首个地理标志产品，受到国家地理标志产品保护，两个产业是巴马主打且具有规模生产基础的健康食品，正在探索未来农业科创平台，引进国家 973 微藻的团队，发展无菌巴马香猪器官移植、益生菌产业、微藻产业等高科技产业增值项目[5]。

2. 自然康养与健康科技

巴马拥有得天独厚的生态宜居环境，巴马长寿空气、水、地磁、阳光、土地五大特殊的自然环境具有流动的康体疗愈效果。养生康体环境自然天成，但长期以来巴马养生环境被过度渲染，长寿生态环境被期盼或被赋予兼具"养生"与"养病"的奇效，"长寿之乡"被部分人理解为"治病之乡"。重症患者及其家属将百魔洞视为"最后一根救命稻草"，医疗骗局时有发生[3]。为保障巴马长寿康养经济的健康发展，巴马正在打造国医康养产业，结合中医、壮医、瑶医等传统医药资源，引进基因、干细胞治疗、免疫细胞治疗、基因检测等科技康养技术，建设基因检测和细胞干细胞库等国际医疗中心，打造一个由自然康养、国医康养和科技康养合成的三位一体的康养体系[5]。

3. 康养旅游服务与地产发展

旅游作为巴马经济发展的主力，正在融合大健康理念，确立新时代健康旅游的目标方向，并基于全域旅游、大健康理念，将旅游与健康融合为一，推动旅游由单一景区景点的观光游向融合大健康的康养旅游转变[6]，如引进君澜度假酒店等国际品牌，建设一批世界级的康养度假胜地，致力建设具有鲜明文化特色、浓郁康养氛围的国际性、复合性、全天候的旅游首选目的地[3]。与此同时，巴马积极依托康养旅游与会展节事服务，当地康养度假

地产正在迅速崛起，在中国东盟传统医药健康旅游论坛的带动下，与健康相关的系列论坛在巴马举办。巴马利用负氧离子含量高、自然环境美、长寿养生品牌响的优势，开展半程马拉松系列健康体育运动，得到了大量国内外爱好健康人士的参与和支持[6]。巴马也正在承担中国东盟信息港大数据备份中心的建设任务，以大健康为主题，建设大健康和大健康相关的专业大数据基地[3]。大健康旅游推动了巴马的快递物流业发展，促进人流、物流和资本流通汇融，带动坡月世纪养生园、中脉秘境、百魔洞国家养生度假区等高端养生度假楼盘的建设与发展。

四　甲篆康养小镇建设

（一）甲篆康养旅游概况

甲篆镇汇聚中国壮族、汉族、瑶族共同生活，总面积为152平方公里，总人口2.9万人，现有百岁老人22人。甲篆镇呈丘陵与喀斯特交融地貌，是广西旅游重镇，亦是巴马长寿养生国际旅游区的核心带。广西重点景区盘阳河自西向东穿越甲篆镇，盘阳河30公里流域区域已整体建成国家4A级景区——盘阳河景区，沿河有被中英探险专家誉称为"天下第一洞"的百魔洞景区和被誉为"水波天窗"的百鸟岩景区。沿河南面大石山群山逶迤，山脚沿河平川，万亩良田。北面丘陵土坡，植被良好，沿河村村田园、屯屯美景。镇域内高速通道交汇，旅游通道贯穿全镇。

1995年以来，甲篆深挖天然旅游资源，打造国家级旅游景区，形成"百魔洞""百鸟岩"等康养旅游吸引物，吸引大量游客前来旅游、定居。2015年，200多万人次休闲养生游客，更有10多万人次"候鸟人"在此居住养生，甲篆境内百魔洞、盘阳河漂流景区、长寿村景区等养生旅游景区所在的百魔屯、坡月、平安屯、坡纳屯等长寿乡村自然成为"候鸟人"的栖居之地和观光旅游者短暂体验的空间，长寿乡村转化为东道主、"候鸟人"和旅游者共享的生活空间[1]。

甲篆是巴马长寿养生国际旅游区全域旅游的主要阵地，甲篆景观良好，长寿文化深厚，休闲农业成熟，坡月村、坡纳屯均是省级农业示范旅游点，具有地区代表性，坡纳屯荣获"十佳名村"等多项荣誉称号，建有省级富硒农业示范区、乡村旅游度假区和盘阳河慢道系统，为走全域旅游发展道路提供坚实基础。甲篆也是巴马长寿养生国际旅游区旅游扶贫的创始地。自2005年起，当地通过发展旅游实现扶贫，平安、坡纳等成功摸索出旅游带动扶贫之路，居民人均收入从3000元以下提高到15000元左右，旅游扶贫经验在全县推广，引起国家关注，巴马成为全国旅游扶贫示范区。

（二）共建甲篆康养小镇

甲篆镇产业已经形成地区独特优势，文化、生态、资源独一无二，乡村田园全域景区发展目标符合国家战略和区域定位，符合广西特色小镇创建要求。在政府、社会团体的共同参与下，以建设田园乡村、幸福甲篆为奋斗目标，将甲篆建设成为独具自然优势、赋有乡愁底蕴的旅游景区和全镇人民的幸福家园。2017年，当地成功创建广西康养小镇，当前，镇域内坡月片区正在打造5A级国际康养小镇。

1. 各级政府支持，确立率先发展战略区位

甲篆镇得到国家及地方政府政策支持，广西政府将该区域发展纳入省级规划中。在2013年提出构建以甲篆为核心区域的巴马长寿养生国际旅游区，是国际旅游区"两带三区六组团"及"十县一区"的中心聚散地，有利于率先带动长寿健康产业发展。镇域内通过重点村屯规划、污水处理和市政管理进村屯等方法来保障公共设施供给与公共服务创新，确立率先发展的战略区位，并将其纳入总体规划和控制性详规编制中[4]。在总体规划中，对盘阳河流域五个重点村进行组团式规划，覆盖72个重点村庄。如通过仁乡、平安两个村进行试点，在村屯污水处理全覆盖、市政保洁全覆盖、公交系统全覆盖以及沿河慢行道路系统建设全覆盖方面取得一定成绩，充分实现市政管理进村屯。

2. 政企社力量汇聚，夯实产业发展基础

汇聚政府、市场和社区多元力量，夯实产业发展基础。其一，政府支持甲篆产业发展具有非常好的规划基础和政策基础。盘阳河流域休闲养生健康产业列入广西规划，国家旅游局把巴马列入全域旅游试点，甲篆镇作为全域旅游主阵地，建成广西现代特色农业核心示范园、有机农业示范园，自治区粮食局在甲篆建设富硒米种植示范区，正在建设平安生态休闲旅游区、仁乡村建设五彩田园。区域内农家旅馆、休闲农业等形式已成为当地发展全域旅游的主要模式[7]。其二，市场参与，在高端的战略区位、勃兴的康养旅游市场环境下，甲篆也吸引了多家大型投资开发商进驻投资有机农业和康养地产。一方面，在百马、拉高、甲篆、那门建立1000亩现代有机农业生产基地，完成了百马、那同360亩大棚西瓜观光园，那门100亩有机生态中稻种植示范点建设。另一方面，镇域内已经承接中脉国际养生都会、世纪养生园以及华昱百魔洞养生等多个康养度假住宅项目。其三，社区参与，率先支持改造建设农家乐，投入5000多万元，建设坡纳度假村、达勒旅游名村、坡莫旅游新村等。群众利用土地参与联建农家旅馆、度假村200多家，床位

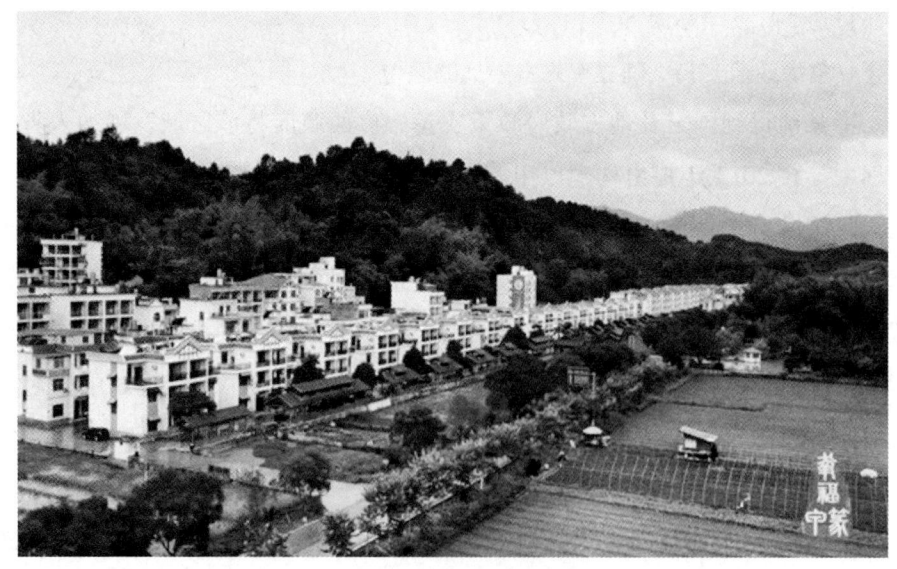

图4　山水田园坡纳度假村

7000多张，通过乡村康养旅游发展，推动成立黑木耳种植、五彩田园旅游开发合作社，中草药种植合作社与平安村休闲旅游开发合作社，使全镇人民充分享受发展成果。

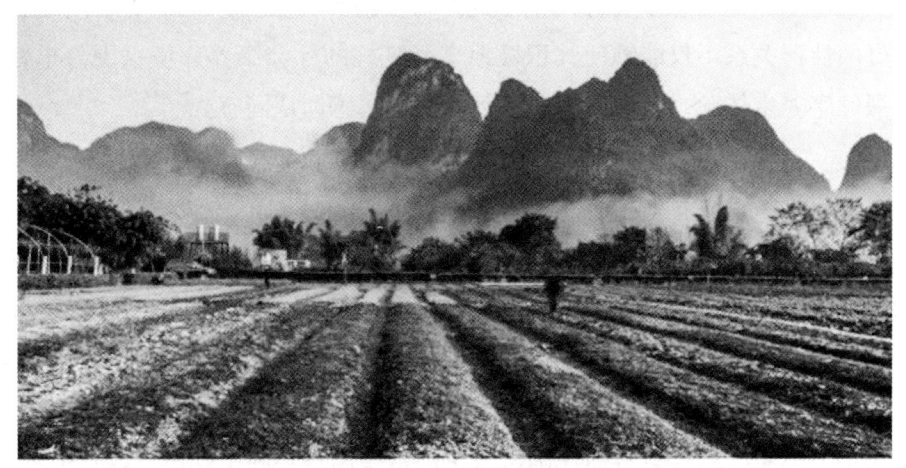

图5　华翌"三生"农业种植基地

3. 主客共建，构筑和谐宜居社区

随着甲篆镇康养旅游的发展，已近有2万多"候鸟人"前来重复旅游甚至长居于此，这些"候鸟人"的身份定位也逐渐从旅游者向生活者、从"候鸟人"向"新巴马人"的角色转变[2]。而他们在长期生活过程中，也逐渐融入当地田园生活，形成具有亲密和支持关系的社交圈层，并逐渐从亲密关系圈扩展向同当地居民发生关系的邻里关系圈，以及在新的社交空间下形成的"候鸟"关系圈[2]，这正是不同于当地居民乡村生活的、具有流动性的"共趣"社交文化圈[6]。"候鸟人"与房东、村民的社会交往频次增加，其之间感情也慢慢加深，随着"候鸟"身份认知的改变，其活动参与将不仅限于休闲活动、旅游活动，而是逐渐扩大到参与当地社会文化生活和社区公益活动。他们成立志愿者协会、社团和工会等组织以彰显融入感与参与感，如定期开展捐助、支教、环保等义工活动，共同参与到当地修路、建广场等公共事务中，为地方发展贡献力量[2]，在当地形成"大爱公益、巴马

情结"的"候鸟人"社群文化标签[2]。其积极探索和热情参与的精神也得到当地政府和社区的高度认可与尊重,既有力推动当地乡村文化与经济建设的有机更新,也是乡村"共建共治共享"的重要体现[9]。与此同时,"候鸟人"能够从中经历从乡村休闲生活到参与互助和社会关系调节等不同体验,良好的社群关系不仅能够使其积极地享受良好的社会康养环境氛围,丰富、扩展健康养生体验,还可以从中找到心灵归属感和认同感。

(三)甲篆康养小镇发展展望

甲篆发展取得进步,但仍存在发展水平较低、规划先导滞后、发展转型的缓慢等问题。由于思想准备不足、能力准备不足、经营准备不足、规划准备不足,发展无序,环境混乱,"两违"成为甲篆的负面标志,环境问题引起国家关注。还未走出看得见山、望得见水、记得住乡愁的全域乡村田园旅游路子。甲篆将继续紧紧抓住国家旅游局帮扶巴马县和甲篆镇,以及甲篆作为巴马创建全域旅游的主阵地历史机遇,以人为本治理好坡月"两违"问题,最大化保障当地居民及"候鸟人"利益,努力把甲篆建设成为广西旅游名镇、乡村旅游示范区、全域旅游典范,并通过多方合作将坡月片区建设为功能齐全的"宜居·宜游·宜养"、具有瑶风壮韵的国际5A级康养度假小镇,最终让甲篆建设成为游客的景区,居民心中的全国乡村振兴综合整治示范区。

参考文献

[1] 谭华云、韦肖雄:《社群理论视角下的养老旅游地生活空间研究——以广西巴马盘阳河流域长寿乡村为例》,《河池学院学报》2018年第4期,第57~62页。

[2] Huang L., Xu H., "Therapeutic Landscapes and Longevity: Wellness Tourism in Bama", *Social Science & Medicine*, Vol. 197, No. 1, 2017, pp. 24–32.

[3] 《巴马的"长寿",已不是你想象的那么简单》,凤凰网视频,2019-9-25,

旅游版。
［4］谭华云：《广西巴马盘阳河流域舒适移民型乡村绅士化研究》，湖南师范大学博士学位论文，2019。
［5］谭华云、许春晓：《舒适移民驱动的乡村绅士化发展特征与机理分析——以巴马盘阳河流域长寿乡村为例》，《经济地理》2019年第1期，第207~214、232页。
［6］邝伟楠：《广西巴马论坛聚焦大健康产业》，《中国旅游报》2018年12月18日。
［7］李天雪、唐织辉、朱浩：《民族地区康养小镇发展模式研究——以广西巴马瑶族自治县甲篆镇为例》，《大连民族大学学报》2019年第2期，第106~110页。
［8］谭华云、许春晓：《巴马盘阳河流域季节性移民社区类型与形成机理》，《人文地理》2018年第5期，第46~54页。

专题篇

Thematic Articles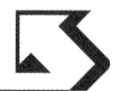

B.10
康养产业发展及资本投资机会

杨政伟 黄凯伦*

摘　要： 我国老年人口增长速度快，老龄化超前于城市化发展，但目前养老仍以居家养老为主，现有养老方式难以适应社会发展，政策、产业结构等仍不健全。在此严峻背景下，政府相关政策不断向养老产业倾斜，利好整个养老行业以及各个养老企业。康养行业作为一个热门行业，发展空间巨大，不仅康养旅游业自身发展快速，而且不同行业间合作更为密切，共同实现养老多元化与智能化发展。通过对涉足养老产业的上市公司财务数据进行分析，以及从宜华健康收购亲和源、南京新百收购安康通两个案例分析可以看出，整个养老行业未出

---

* 杨政伟，中山大学法学院法律硕士，三亚中央商务区管理局局长助理；黄凯伦，中山大学旅游管理硕士，现任职于武汉市江夏区全域旅游发展中心，研究方向：运动康养，旅游中小企业与价值共创。

现市场占有率较高的龙头企业，正进入一个投资窗口期，但由于养老产业投资周期长、前期回报较低的特点，未来资本介入应从价值投资角度出发，以轻资产、重服务的企业类型为主。

关键词： 资本切入　行业合作　投资窗口期　养老多元化　养老智能

一　康养行业现状

（一）中国老龄化呈加速趋势，康养产业完善迫在眉睫

中国社会发展催生了老龄化的问题，目前我国老龄化特征主要表现在人口基数大、增长速度快、超前于城市化发展、空巢高龄现象增多等方面。

自2000年起，我国65岁及以上老年人口占比为7%，标志着开始步入老龄化社会。至2018年底，60岁及以上老年人口比重为17.9%，达到了24949万人，65岁及以上老年人口占比为11.9%，达16658万人。受20世纪50～60年代生育高峰期影响，在未来某个阶段，老龄化速度将迅速提升。预计在2050年，65岁及以上老年人口占比将达26%。社会将面临巨大的养老压力，养老产业的完善和革新迫在眉睫。

在老龄化群体中，高龄、失能、空巢群体数量不断增加，且增速不断加快。失能风险是继疾病风险外严重影响老年生活质量的危险因素，失能老人受到机体条件限制不能或失去完全生活自理能力。根据国际通行标准，吃饭、穿衣、上下床、上厕所、室内走动、洗澡等6项指标，5～6项无法独立完成的为完全失能，部分无法完成的为半失能。我国完全失能老年人的平均年龄为79岁，2014年，失能、半失能老年人口达4000万。预计到2050年，80岁及以上的老年群体将占人口总数的1/5，65岁及以上的独居人口将达到4600万。

（二）我国目前养老方式以居家养老为主，难以适应社会发展

目前世界不同地区采取了不同的养老模式，基于我国国情和实际情况主要有三种类型：居家养老、社区养老和机构养老。现阶段采取的是"9073"养老模式，具体是指居家养老比例为90%，社区养老比例为7%，剩余3%享受机构养老，其中居家养老主要依托子女照顾或第三方完成所需服务，社区养老模式依托社区进行日间照料，机构养老则基于养老院或类似机构来实现。

随着社会不断发展，城镇化水平不断提升，老龄化问题日益突出，家庭养老负担越发严峻，受前期国家生育政策的影响，"80后""90后"大部分为独生子女，同时要赡养四位老人，传统家庭养老模式造成沉重的社会负担。而单纯依靠机构和社区养老完全不能满足当前国内老年人养老需求，现有养老方式问题凸显，传统养老面临诸多挑战，因此现有养老模式亟待变革。

（三）我国康养行业存在的主要问题

目前，发达国家已经形成相对完善的老年康养社会体系。如日本养老模式是以培养养老医护人员为核心、重视老人福利的"保健—医疗—福利"为一体的综合体系，应对老龄化的方式为强制入保险、完善社保制度，提高退休年龄等；美国重视发展多元养老模式；加拿大具有完备的康养产业体系，包括食物和营养、药物和保健品、疾病和身体状况、健康生活、土著居民的健康、医疗保健系统和服务、健康研发和数据等内容。

相对于发达国家相对成熟的养老体系，我国康养行业目前主要存在以下问题。

1. 政策法规相对滞后

近年来，我国国务院和地方政府相继出台一系列与健康促进和养老服务相关的意见和政策法规，基本搭建好康养中国的顶层设计。但细分产业的具体管理办法和措施仍有待进一步完善，总体来看，我国康养产业的发展还停

留在探索期，资本投入与产业发展的积极性在很大程度上受法规和政策扶持影响。

2. 基础设施供应不足

康养产业发展需要建立在一定资源和设施基础上，而基础设施配备的情况也决定了康养产业发展的宽度和深度，基础设施供应在一定程度上也限制了我国康业产业的进一步发展。如我国仍有部分城市没有康复专科医院，或医院没有专门康复科，数据显示，2017年全国近600个城市没有建立康复专科医院，康复医院床位占总体的比重仅为1.8%。养老机构和设施供给也相对缺乏，我国平均每千名老年人养老床位数仅为33.8张，与发达国家相比存在较大差距，致使其难以发挥在养老产业中的行业整合作用。

3. 产业结构不健全

康养产业的发展不仅能够解决社会养老、康复、养生的问题，同时也能够促进康养市场的发展，刺激消费需求，带动相关产业发展。但由于我国目前相关政策不够完善、发展模式较为单一、人才资源短缺，尚未形成完整的全产业体系。

4. 康养专业人才匮乏

人才是产业发展的重要推动力，作为新兴领域，康养人才的培育对产业迅速崛起具有重要意义。而我国现阶段康养专业人才相对匮乏，远达不到国际康养从业人员和技术人员的标准和要求，反而成为制约康养产业发展的重要因素。

二 康养行业现行国家政策

党的十九大提出实施健康中国战略。要积极应对人口老龄化，构建养老、孝老、敬老政策体系和社会环境，推进医养结合，加快老龄事业和产业发展。

2019年政府工作报告中再度强化养老体系建设，要求各级政府要不断推进养老尤其是社区养老服务业的发展，满足社区老人日间照料、康复护理等服务需求，在政策上给予优惠和支持，重点扶持健康产业和市场，完善配套运动设施建设，向农村等地区倾斜，改善老年人群的生活质量，完善医养结合政策，扩大长期护理保险制度试点。同年4月，国务院办公厅印发《关于推进养老服务发展的意见》（以下简称《意见》），为健全市场机制、满足人们基本养老服务、解决政府养老服务的兜底支出、减轻养老服务税费负担等方面提供政策措施。

从近年来的政策路线可以看出，政策对于养老问题的关注点，逐渐从完善养老服务，转向支持养老产业及相关市场的发展。比如，近期政策越来越强调引进社会资本、养老与医疗结合、深化养老商业保险改革等，都是在支持养老产业和相关市场的发展，而不仅仅是完善社会服务（见表1）。

表1　养老服务相关政策文件（2011~2019年）

时间	政策文件
2011年12月	《社会养老服务体系建设规划（2011—2015）》
2013年8月	《国务院关于加快发展养老服务业的若干意见》
2014年6月	《关于加快推进养老服务业人才培养的意见》
2015年1月	《关于规范养老机构服务收费管理促进养老服务业健康发展的指导意见》
2015年2月	《关于鼓励民间资本参与养老服务业发展的实施意见》
2015年11月	《关于推进医疗卫生与养老服务相结合指导意见的通知》
2016年3月	《关于金融支持养老服务业加快发展的指导意见》
2016年4月	《关于做好医养结合服务机构设立许可工作的通知》
2016年6月	《民政事业发展第十三个五年规划》
2016年7月	《关于中央财政支持开展居家和社区养老服务改革试点工作的通知》
2016年7月	《医疗机构设置规划指导原则》
2017年2月	《智慧健康养老产业发展行动计划（2017—2020）》
2017年3月	《"十三五"健康老龄化规划》
2017年5月	《关于促进健康旅游发展的指导意见》
2017年8月	《养老服务标准体系建设指南》
2018年8月	《智慧健康养老产品及服务推广目录》（2018年版）
2019年1月	关于《2019年文旅康养提升工程实施方案》的通知
2019年2月	《养老机构等级划分与评定》
2019年4月	《关于推进养老服务发展的意见》

资料来源：据政府网站整理。

三 康养行业发展空间及未来发展趋势

随着我国经济发展，养老产业作为最后一波人口红利，需求巨大，同时也存在明显缺口，亟待整合优质企业。随着我国老年人口数量不断增加，康养行业将成为人口红利最后一个受益行业。按照目前高达2.6亿的60岁以上老龄人口规模来测算，不考虑我国日益增长的老年人口规模和提升的养老消费水平，以500元/月为基础消费计算单位，兼顾医疗服务费及占比20%的失能失智老人的医疗护理费用，再考虑休闲娱乐等提升老年人生活品质的消费，保守估计整个养老市场空间不低于4.5万亿元。就基础供给养老机构设施而言，按照国际计算标准，中国未来养老床位需求占老年人口总数的5%；截至2017年底，我国养老床位缺口逾500万张。由于养老机构与床位投资周期较长，养老供给增长速度较难跟上老年人口规模增长。

养老服务供给与需求存在结构不平衡，现有优质供给不足，传统养老服务供给跟不上现有老年人群需求。因此，虽然近几年一些运用国外先进医疗疗养设备和医疗管理系统的机构如雨后春笋般蓬勃发展，"一床难求"和"高空置率"现象并存，这和市场尚未规范化存在较大关系。在2019年出台的《养老机构等级划分与评定》中，对于最高等级的五级养老院规定了不得低于50%入住率要求，并对养老机构投资前的市场调研提出了要求。床位空置率高是针对全国养老机构入驻率的整体情况而言，可能由多种原因造成，机构养老观念尚未深入人心、行业发展参差不齐、隐形消费陷阱多等都会影响老年人口消费选择，加剧行业供给的两极分化，同时也意味着行业整个空间巨大，不论是低、中、高市场都有较大的发展空间。

康养行业作为一个热门行业，发展空间巨大，未来发展趋势主要体现在以下几个方面。

（一）康养旅游业快速发展

随着民众健康意识的增强，康养旅游作为新兴旅游形式，逐步登上旅游消费市场的大舞台，受到广大民众的喜爱。一方面，我国发展康养旅游有着得天独厚的优势，不仅康养资源丰富，且民众的养生观念也在不断丰富与完善；另一方面，目前我国已形成一定的康养旅游发展基础，如每年冬天不少北方候鸟老人选择在海南或广东沿海过冬。与传统旅游者相比，康养旅游人群通常停留时间更长、总体消费更高，更能有效地带动康养旅游目的地相关产业的发展。

目前国际上有近百个国家和地区开展医疗健康旅游。2013~2017年，全球健康旅游产业规模增长2399亿美元，占世界旅游收入经济增长总量的2%，从健康旅游在国际范围内占旅游产业比例之高也足以预见康养旅游在我国的发展前景。

（二）通过与各行业的深度合作，康养行业将逐步建立完善的体系

在人口老龄化日益加重、老龄人口越来越多的背景下，养老问题已引起各级政府的高度关注，相应的我国政府对养老产业的扶持力度也在不断加大。从各发达国家的养老模式来看，较为完善的养老制度都是以居家养老为主、社区养老为辅，给予老人生活便利的同时，赋予其精神上的慰藉。同时对于需要特殊护理及特殊需求的老人，由设施完备、人员专业的养老机构补位。

发达国家现有的成熟养老模式值得我国大力借鉴，未来我国养老产业的发展，将会推行居家养老与社区养老相结合的方式，同时完善机构养老对特殊人群及孤寡老人的服务。将医疗体系和服务机构关联起来，养老机构除提供初步的医疗服务以外，还要建立机构与医院的联系，让社会的医疗体系成为整个养老产业的后盾。根据日本的经验，随着老龄化的加深，医疗、护理等方面的保险压力也会越来越大，通过促进医养结合，完善老年人医疗与护理保险制度。同时需要通过打通教育产业，为从业人员提供教育和培训支持，让老人不仅能在生病需要帮助时及时接受医疗服务，而且在服务人员的帮助下，日常也可以通过合理搭配饮食以及适当安排身体锻炼，甚至提供定制化的饮食方案，如糖尿病患者减少摄入糖分，高血压患者要定期检查血压并控制饮食，来预防某些疾病的发生，达到治未病的目的。

（三）养老服务形式的多元化

在养老模式成熟的发达国家，老人一般能够受到家庭和社区的同时照顾，这包括：（1）家庭医疗、家庭护理、家庭救助；（2）短途医院、日托所、夜托所、社区医院；（3）电话或者视频的远程协助。这些多元形式的服务可以满足老年人不同程度的需求，同时大大提高服务人员的工作效率，实现供需匹配，这也是我国养老服务的未来发展方向。

（四）居家养老的智能化

未来养老产业发展离不开智能科技的实践与运用。它能够使老年人通过智能设备进行健康管理与监测、线上诊疗与照护以及紧急救助与定位等系统服务，为居家养老提供便利和效率，也将覆盖更多老年群体，具有广阔的发展前景。

四　养老业发展模式及资本介入切入点

现阶段，我国有三种基本养老模式，一种是居家养老，受"养儿防老"等传统观念影响，我国近九成老年人养老需要以家庭为依托，居家养老在农村更为普遍；社区养老目前规模较小，仅占1%的比例，它通常由政府、家庭、社会三方合力提供养老服务；以养老院、养老公寓为代表的机构养老，目前占整体养老的3%，是在社会保障制度的前提下，由复合型机构来提供养老资源。

目前，我国养老业中居家养老占绝大比例，但社区养老也在政策倾斜中得到蓬勃发展。如2019年政府工作报告中明确指出，大力发展社区养老服务业，包括日间照料、康复护理、助餐助行等服务，并对其予以一定的税费减免等资金扶持。在政策的推动与引导下，我国社区养老服务机构在2014～2017年共增长2.4万家，互助型养老设施在短短三年的时间里增加一倍，均实现了成倍的增长。

我国社区居家养老形成四种模式并存的局面，体现出政府与民营机构之间的合作共赢。其中部分社区居家养老与民营机构合作，孕育出了养老运营产业。四种社区居家养老模式分别为：（1）政府主办、层级联动：即在各级政府和街道社区的推动下建立的机构管理养老模式，政府在这一模式中起决定性作用，但也会出现服务项目单一、效率低下、政事不分、人浮于事等弊端，实行此类模式的有大连市沙河口区、柳州市社区等；（2）政府主导、中介运作：包括公办民营、政府与民营共建两种模式，政府作为项目规划、投资和服务监督、评估主体，并不真正承担具体服务职能，这种政企分开模式能够有效提高服务效率，但受合作发展的成熟度和专业度所限，会造成政府难以把握干预尺度、政企运营界限不清等问题，如宁波市海曙区、兰州市城关区均采用此种养老服务模式；（3）政府资助、机构主办：我国经济较为发达地区开始采用这一模式，它能够在有效节约人力成本和运营成本的同时，大幅提升社区养老服务的专业化和规范化，但由于目前我国专业社区养老服务机构相对紧缺，易对这一养老模式的运营维护产生消极影响；（4）政府购买、市场运营：这一模式往往是由政府作为资金承担者，采取市场运作、购买服务的办法，为部分特殊群体和老年弱势群体购买基本服务，虽然更具有人群针对性，但是也会消耗大量地方财政支出，如南京市鼓楼区、上海市静安区等。

以上四种居家社区养老模式各有优劣，需要各地方根据自身不同情况合理采用，这也为社会机构介入养老市场提供了充足机会。总体上来看，目前社区居家养老在扶植力度、专业组织、服务意识以及支付理念上存在问题和痛点，及时解决以上诸多问题，才能在养老运营服务上孕育大量商机。而对于养老运营服务机构而言，需要以养老服务的口碑和运营能力为核心，这也是决定其在高度分散的行业蓝海中胜出的关键。

由于养老行业具有特殊的社会属性，已成为当前各地政府的重要发展行业，受到各级党委政府的高度重视，但由于受财政限制，难以凭一己之力大力发展养老产业，因此政府与优质民营养老企业相结合的方式才是合理的发展途径。截至2019年9月30日，A股上市公司中涉及或正在布局养老概念板块的公司共52家，详见表2。

表2 A股上市公司（涉及或布局中）养老概念板块

单位：万元

股票代码	股票简称	所属概念	概念解析	营业收入（2018年12月31日）	总市值（2019年9月30日）
000615.SZ	京汉股份	养老概念	2018年5月21日上午,京汉股份与华录健康养老在北京石景山京汉大厦签订战略合作协议,双方将充分发挥各自优势与专业能力,整合各自资源,在全国范围内以双方相关重点项目及专业领域依法进行全面、深入的战略合作。华录健康养老在金融资源、专业的养老服务与运营、专业化的养老服务人才培养体系、智慧养老与养老大数据等方面资源丰富。此次合作,将有利于双方加强健康养老方面的资源合作,并加快合作项目的快速落地,实现共赢	288855.47	408364.61
600100.SH	同方股份	养老概念	2017年4月17日晚间公告,拟出资18亿港元(约合人民币15.94亿元),收购香港上市公司中国医疗网络(00383.HK)4亿股股票,占总股本的27.62%,公司将成为第一大股东。根据公告,标的公司在香港证券交易所上市,一直为投资控股公司,并通过其附属公司从事投资、管理及运营医疗及医院业务、养老业务等	2483297.60	2424469.34
002579.SZ	中京电子	养老概念	中京电子2015年2月26日公告称,广东乐源数字技术有限公司与惠州中京乐源智能科技有限公司联合出品智能穿戴新产品。乐源数字是目前国内具有齐全的智能手表产品类别、核心研发技术以及畅通销售渠道的智能可穿戴行业公司,掌握着穿戴式智能核心技术与云开发应用实力,产品涉及智能手表业务,涉及智能养老、健康管理、时尚运动等三大领域	176133.72	414114.00

续表

股票代码	股票简称	所属概念	概念解析	营业收入(2018年12月31日)	总市值(2019年9月30日)
002603.SZ	以岭药业	养老概念	公司主营业务是中成药的研发、生产和销售,产品覆盖心脑血管疾病、感冒呼吸疾病、肿瘤、糖尿病及其并发症等发病率与死亡率均居前列的重大疾病领域	481455.78	1301604.80
600329.SH	中新药业	养老概念	公司主要致力于中药产品的研究开发和生产,拥有国家机密品种1个(速效救心丸),国家秘密品种2个(牛黄降压系列),中药保护品种18个,独家生产品种82个,主导产品速效救心丸销售额超过4亿元。公司拥有11个系列21个剂型509个注册品种	635862.23	781062.73
600620.SH	天宸股份	养老概念	公司曾与临安碧雪湖农庄有限公司签订了《项目合作意向书》,意向合作在临安钱王铺开发老年公寓以及配套项目	4881.58	453206.89
600572.SH	康恩贝	养老概念	2015年9月,公司拟出资2600万元增资上海鑫方迅通信科技有限公司,占增资后上海鑫方迅注册资本的20%。上海鑫方迅有医养护一体化居家健康管理、远程医学监测、远程会诊、合作医院托管(包括养老社区合作医院)和健康管理与智慧养老五种业务模式	678664.53	1688413.69
002231.SZ	奥维通信	养老概念	2012年10月,公司独家出资200万元组建南京奥维居家养老云服务中心,主要提供居家养老服务等;2013年上半年度净利润为3280.91元。2013年4月,公司独家出资100万元组建天津市虚拟养老服务中心,主要提供居家养老服务等。2013年7月,公司独家出资100万元组建成立甘肃民维虚拟养老服务中心。2013年9月上证报讯,公司董秘表示:其他地区的建设也在与当地民政等部门交涉,希望借此构建全国养老综合服务平台	24752.84	253684.80

续表

股票代码	股票简称	所属概念	概念解析	营业收入（2018年12月31日）	总市值（2019年9月30日）
600518.SH	ST康美	养老概念	2017年年报称，公司健康BAT产品、网络医院、云医院、健康服务平台、云诊所加一体机模式等已先后上线，智慧医养产品、社区养老模式已落地	1935623.34	1934832.19
600530.SH	交大昂立	养老概念	公司诞生于20世纪80年代，现已成为中国保健食品行业的佼佼者。在医疗保健和医疗护理行业中，针对老年人的药品、保健品以及医疗器械、医疗服务等细分方向将最直接受益	24903.70	377520.00
002777.SZ	久远银海	养老概念	公司是中国卫生信息学会理事单位、中国卫生信息学会健康档案与区域卫生信息化专业委员会委员、国家卫健委DRGs质控中心合作伙伴、国家智慧健康养老应用示范企业	86413.88	809284.39
600695.SH	绿庭投资	养老概念	大江股份2013年度股东大会审议通过了《关于公司非公开发行股票方案的议案》《关于公司2014年度非公开发行股票预案的议案》《2013年度董事会工作报告》等议案，公司董事长兼总裁俞乃奋在会上介绍了大江股份对于养老产业的战略构想，指出中国养老产业需求较大。大江股份在上海市松江区拥有土地资源，可积极探索用于养老健康产业，公司未来拟以养老健康物业为核心，在投资管理、开发管理、运营管理方面增强竞争优势，致力于成为养老健康综合服务商。2014年9月17日晚间公告，17日公司控股子公司上海仁晖实业有限公司（简称"仁晖实业"）与上海乐龄健康管理咨询有限公司（简称"乐龄公司"）及其股东李	4798.83	292865.42

续表

股票代码	股票简称	所属概念	概念解析	营业收入（2018年12月31日）	总市值（2019年9月30日）
600695.SH	绿庭投资	养老概念	传福和李艳文签订增资认购协议,乐龄公司将增资至1000万元,仁晖实业拟以现金方式对乐龄公司增资900万元,认购乐龄公司90%股份。公司表示,通过增资乐龄公司,公司可以将其现有业务纳入公司体内,为公司后续养老健康业务的发展打下基础。乐龄公司的原控股股东李传福具有多年养老业务经营经验,公司将加强与李传福的合作,将乐龄公司打造成公司养老健康服务业务的重要平台	4798.83	292865.42
002093.SZ	国脉科技	养老概念	公司2019年6月27日晚间公告,公司与实控人之一陈国鹰签订《股东出资协议书》,拟分别出资6000万元、4000万元,共同设立福建国脉养老产业有限公司,经营范围包括营利性养老机构服务;康复医院;护理院、站;心理咨询服务;营养健康咨询服务;健康管理等	98340.37	887607.50
300244.SZ	迪安诊断	养老概念	随着人口老龄化进程的加快,人类疾病谱的不断变化等带来的各种疾病的发病率不断上升,"防未病"等健康管理理念不断深入人心,这些将继续成为我国医疗健康需求的内生动力,加上国家不断加强对民众健康干预、加快发展养老服务业等政策的实施,将在较长时期内推动我国医疗服务市场的持续上升,由此将促进以公司为代表的第三方医学诊断行业持续快速增长	696685.74	1520743.28
600223.SH	鲁商发展	养老概念	控股子公司出资设立济南福瑞达护理院有限公司,拟打造集机构养老、居家养老、日间照料与医疗保健等功能于一体的养老服务模式	882131.25	363351.38

续表

股票代码	股票简称	所属概念	概念解析	营业收入（2018年12月31日）	总市值（2019年9月30日）
000961.SZ	中南建设	养老概念	2017年3月5日晚公告，公司收到任城区卫生局与中南建筑共同签署的《济宁市中西医结合医院任城区老年护养院政府和社会资本合作PPP项目合同》。据悉，该项目投资规模为6.66亿元，合作期限为22年，其中项目建设周期预计为2年	4011012.59	2878796.11
600527.SH	江南高纤	养老概念	主要应用于卫生材料、特种纸、高档皮革、毛纺等领域，产品畅销国内外，公司产品在国内外市场有较高的影响力和认知度。有望受益养老产业	137155.66	292956.22
000616.SZ	海航投资	养老概念	2017年年报称，公司报告期内继续通过全资子公司北京养正稳步推进自有养老机构品牌建设拓展工作，自北京和悦家国际颐养社区于2016年12月开业以来，截至2017年12月31日，入住老人已达179位。同时北京和悦家国际颐养社区于报告期内完成软硬件设施的全面升级，完成了医疗体检的初步搭建，为70%住户提供了体检服务。2017年11月，北京养正在2017老龄产业博览会上正式发布"和悦居"居家养老品牌。目前已完成天津大通花园、堂庭、庆安街三个自营居家服务机构的设立，为社区老人提供专业、优质的居家养老服务。2017年12月，北京养正与欧葆庭（上海）投资有限公司签订《合资经营合同》，旨在通过成立合资公司将国际先进养老理念与北京养正本土化的创新模式相结合，推进养老品牌的连锁化过程	26990.27	357558.61
002008.SZ	大族激光	养老概念	公司是首家切入养老产业的上市公司	1102948.57	3793429.89

续表

股票代码	股票简称	所属概念	概念解析	营业收入（2018年12月31日）	总市值（2019年9月30日）
300018.SZ	中元股份	养老概念	公司经营范围包括医疗投资、健康管理、养老服务、医院管理服务（不含诊疗）等	37622.31	265867.16
002516.SZ	旷达科技	养老概念	公司2015年11月5日晚间公告，公司实际控制人控股的旷达控股近日与中欧盛世资产管理（上海）有限公司签署了《苏兰养老医疗产业并购基金项目建议书》	176662.65	408893.15
600682.SH	南京新百	养老概念	2017年报告期内，安康通大力发展主营业务，实现业务稳步增长。2017年在各区域筛选了一些重点运营项目，进行深耕和精细化管理，更好地提供为老为民服务。公司在大力拓展居家养老服务的同时，公司的养老云平台也深得民政系统相关领导的认可与肯定。各地民政均提出要采购公司的软件平台。公司大力加强养老与健康服务实践的落地，不断引进健康医疗领域相关人才，目前已在全国13个省30个城市累计提供健康管理服务千万余人次	1454123.05	1451130.53
600239.SH	云南城投	养老概念	拥有住宅综合体与旅游地产、养老地产的产业联动商业模式；2017年11月，出资15亿元与中国人寿共同设立健康养老投资基金，将对运营健康医疗、养老养生的高原农业、生物制药、旅游文化等健康养老休闲旅游行业的企业进行投资	954298.32	470466.26
300212.SZ	易华录	养老概念	拥有政府养老信息化解决方案，与蓬莱市智慧养老PP项目已于2017年下半年正式运营，与黄山市打造早禄旅居养老模式；社区养老方面，承接济南市市中区社会福利院公建民营项目，承接北京市石景山区老山街道养老照料中心项目等	295644.81	1668218.15

续表

股票代码	股票简称	所属概念	概念解析	营业收入（2018年12月31日）	总市值（2019年9月30日）
002652.SZ	扬子新材	养老概念	2018年5月与苏州市相城高新开发区签署意向协议，公司将利用控股股东及关联公司在大健康、养老等产业的资源，以苏州为中心，大力发展大健康与养老产业	274046.47	198680.83
002614.SZ	奥佳华	养老概念	全国最大的养老按摩器材生产制造服务商	544703.07	644553.21
601007.SH	金陵饭店	养老概念	金陵饭店集团与江苏省财政厅共同发起设立"江苏省养老产业投资基金"并成立国内首家养老资源综合交易机构，致力于打造中国新型养老产业标杆，构建养老产品、养老服务、养老金融三位一体的养老产业链，对于公司"金陵天泉湖旅游生态园"项目开发营运将产生积极促进作用	103579.74	292200.00
002285.SZ	世联行	养老概念	针对存量房地产服务的未来格局，公司除提供基础物业管理服务外，还尝试新的服务，如世联红璞的公寓管理、小样社区的运营管理、社区管家和世联养老等服务	753363.84	774286.00
300247.SZ	融捷健康	养老概念	公司目前已形成了年产家用远红外桑拿房1.8万台、便携式桑拿产品20万套的生产规模，主要产品已获得了CE、ETL、SASO、SAA等欧美、中东和东南亚市场的安规认证、符合欧盟RoHS环保指令，产品远销欧美及中东等地区40多个国家和地区。通过远红外理疗房、医疗诊断设备，拓展社区家庭养老医疗服务	106335.79	227543.41

续表

股票代码	股票简称	所属概念	概念解析	营业收入（2018年12月31日）	总市值（2019年9月30日）
600671.SH	天目药业	养老概念	2017年10月17日晚间公告，根据公司大健康产业发展规划，公司拟与文韬投资、武略投资筹资建设银川天目山温泉养老养生产业有限公司，注册资金4700万元，公司货币出资2820万元，占注册资金的60%，目标公司将建立温泉养老养生大健康产业园，推出休闲养生养老服务等一系列大健康服务产品	35847.08	165497.50
300166.SZ	东方国信	养老概念	2013年1月，公司出资1200万元增资参股千禾公司30%股权，千禾颐养家苑位于北京市昌平区，是一家集生活照料、老年看护于一体的养老服务机构。公司计划与千禾公司合作推出"智慧养老"为核心理念的创新型养老服务，即采集老年人生活习惯、兴趣爱好、健康状况等信息，建立企业级数据平台，对老年群体进行细分，针对不同需求和偏好的老年人，提供个性化专业服务。截至2012年12月31日净资产为234.63万元	199617.79	1355720.56
000722.SZ	湖南发展	养老概念	持有"春华健康城"养老地产54%股权，其为高端养老机构	26671.14	311450.21
002162.SZ	悦心健康	养老概念	公司承接托管了浙江省杭州市第三社会福利院护理机构合作项目，并于2017年6月开始运营。三福院拥有养老床位2000张，公司承接托管了其中415张	97787.86	271500.45
600238.SH	ST椰岛	养老概念	公司是国内保健酒行业唯一一家上市公司，公司主业包括保健酒、营养食品、变性淀粉及贸易等。公司主导产品椰岛牌鹿龟酒定位为礼品酒、餐饮酒和以中老年群体为对象的保健酒，具有悠久的历史渊源和深厚文化内涵	70599.25	348251.40

续表

股票代码	股票简称	所属概念	概念解析	营业收入（2018年12月31日）	总市值（2019年9月30日）
600664.SH	哈药股份	养老概念	哈药集团是医药全能选手，经过近20年的发展，集团已经形成了包括原料药及化学处方药、OTC、中药、保健品、医药商业的产业布局，几乎包含了现在医药产业的所有商业模式	1081361.36	963935.81
000919.SZ	金陵药业	养老概念	2018年1月10日晚间公告，公司拟收购湖州市社会福利中心发展有限公司65%的股权，交易价格为18720万元。福利公司拥有湖州市社会福利中心、湖州康复医院有限公司和海盐县幸福颐养康复中心有限公司100%的权益。湖州市社会福利中心目前是湖州市唯一一家四星级养老院	289907.90	369936.00
002105.SZ	信隆健康	养老概念	公司主营业务涵盖自行车配件、运动健身器材和养老康复器材等。当今世界各大城市都面临老龄化问题，根据联合国预测，1990～2020年世界老龄人口平均年增速度为2.5%，同期我国老龄人口的递增速度为3.3%，老龄化速度快于世界老龄化速度。与其他国家相比，中国社会人口老龄化程度高，已逐步进入老龄化社会。许多大城市如上海、北京，老年人的比例已接近20%。在他们当中，有相当多的人因行走不便不得不依靠轮椅才能够正常生活。伴随着经济发展与生活水准的提高，高龄化社会来临，慢性病人口及有健康照护之需求者急速增加，未来康复器材产业将呈现高成长的发展趋势	150341.89	175406.00
300024.SZ	机器人	养老概念	2017年公司对医疗及养老助残机器人进行产品优化，下肢康复机器人、床椅一体化机器人、行走辅助、站立训练康复机器人等陆续进入示范应用阶段	309472.69	2251425.77

续表

股票代码	股票简称	所属概念	概念解析	营业收入（2018年12月31日）	总市值（2019年9月30日）
600240.SH	*ST华业	养老概念	2013年11月，公司拟以货币资金出资，设立全资子公司北京华业康年经营管理有限公司（暂定名），该公司将负责养老事业及托老所的运营与管理。公司注册资本100万元；经营范围拟定为托老、餐饮等；具体投资期限、经营范围等内容以工商局核发的营业执照为准。本次投资设立公司有利于公司未来向养老地产事业发展，进一步扩大公司在房地产行业全方位发展能力，符合公司战略发展方向	488677.94	125334.32
600735.SH	新华锦	养老概念	公司进一步布局大健康养老业务。子公司山东新华锦长生养老运营有限公司，主营养老运营管理，为养老院提供规划、设计、筹备、培训、建设与运营全过程的咨询服务，已与省内多家养老机构开展上述合作。2017年公司先后成立了以培训输出养老护理专业人才为主营的青岛高新区新华锦长生职业培训学校和以参股方式投资成立了以老年康复为主营的青岛大手新华锦康复有限公司，输出养老护理人才和抢占社区康复治疗服务的市场先机	136483.91	212059.65

续表

股票代码	股票简称	所属概念	概念解析	营业收入（2018年12月31日）	总市值（2019年9月30日）
002223.SZ	鱼跃医疗	养老概念	截至2012年底，我国60岁及以上老年人口已达1.94亿，占总人口的14.3%，预计2034年突破4亿。因此在医疗保健和医疗护理行业中，针对老年人的药品、保健品以及医疗器械、医疗服务等细分方向将最直接受益。公司作为医疗器械OTC市场的龙头企业，在康复护理和医用制氧两大核心领域占据主导地位，在养老产业链条受益明显	418339.16	2165350.17
300171.SZ	东富龙	养老概念	2015年5月，公司拟以3500万元增资获诺诚电气14.77%股权。诺诚电气主要产品包含脑电图仪，肌电图和诱发电位仪，术中神经监护仪，系列化康复设备等，已开展康复三级网络建设，构建康复诊疗一体化专业平台，建立基于移动式、便携式设备的社区康复指导平台	191682.19	457429.37
002551.SZ	尚荣医疗	养老概念	截至2012年底，我国60岁及以上老年人口已达1.94亿，占总人口的14.3%，预计2034年突破4亿，但目前我国各类老年服务机构共拥有床位416.5万张。老龄人口的快速增长与养老服务设施发展缓慢的矛盾，困扰着未富先老的中国。未来随着各类基层医疗机构、康复护理中心等需求的巨大释放，公司将在相关医疗工程领域受益巨大	163043.21	328957.75

续表

股票代码	股票简称	所属概念	概念解析	营业收入(2018年12月31日)	总市值(2019年9月30日)
603709.SH	中源家居	养老概念	公司主要产品有手动功能沙发、电动功能沙发、扶手推背沙发、老人椅、固定沙发	88806.58	217600.00
002381.SZ	双箭股份	养老概念	拥有桐乡和济颐养院，入住率接近满员；2017年5月以2亿元收购湖州市社会福利中心67%股权；成立上海双箭健康科技有限公司，加快公司在医疗服务行业、养老服务行业、健康产品（包含医药、诊疗设备、试剂等）等布局	135814.16	307444.48
600716.SH	凤凰股份	养老概念	拥有健康养老地产项目凤凰怡然居，主要为花园洋房和低层建筑产品，并配有活动中心康复养老中心；与南京爱乐思健康合作康复医院、护理院、养老院、社区机构服务项目	104696.84	369743.93
000931.SZ	中关村	养老概念	2018年中报称，报告期内，在社区和居家养老服务业务方面，北京泰和养老院有限公司积极拓展市场，新签社区养老机构网点4个，截至报告期末，公司管理的养老床位数超过500张	177350.68	677061.16
300272.SZ	开能健康	养老概念	2016年1月，公司控股子公司原能集团与健康医学院签订《战略合作框架协议》。双方共同合作成立项目机构，在上海崇明东平国家森林公园附近争取当地政府的支持，建设大型健康产业示范基地，搭建城市医疗综合体。通过老年公寓、健康会所、医养康复中心、健康养生大学、百岁健康公社、抗衰老研究院、公共服务配套中心等载体，逐步形成集生命医学研究、临床医疗、产业孵化、养生养老四大功能于一体的健康产业综合体	90102.28	287126.69

续表

股票代码	股票简称	所属概念	概念解析	营业收入（2018年12月31日）	总市值（2019年9月30日）
000150.SZ	宜华健康	养老概念	收购亲和源58.33%股权,后者已开业和在建的养老社区已达15个	220400.08	488877.54
600998.SH	九州通	养老概念	九州通与武汉市汉阳区政府签订战略合作意向协议,双方拟在汉阳经济开发区九州通现有医药园内建设医养综合体项目,内容涵盖结算中心、电子商务、医药超市、三甲医院、康复养老及相关配套设施。该项目意向总投资约25亿元,总建筑面积32万平方米,建设期3~4年	8713635.86	2679426.75
002178.SZ	延华智能	养老概念	通过外延并购布局智慧医疗领域,参与募投长春养老综合云信息平台、崇州市智慧医疗项目等	113591.70	253526.47
002675.SZ	东诚药业	养老概念	2016年1月5日晚间公告,公司与上海诺恺资产管理有限公司签署了《诺恺东诚核医药产业投资基金框架协议》,协议双方拟共同发起设立诺恺东诚核医药产业投资基金(有限合伙),基金规模5亿元。诺恺资产是一家专注于大健康产业的股权并购投资的专业机构,目前管理多支专门投资医疗健康产业的私募股权基金	233282.29	973888.19

数据来源：同花顺网站。

上述上市公司的2018年营业总收入为3202亿元,总市值约4339亿元,其中部分公司刚刚着手布局养老产业,大部分公司的主营业务非养老（健康）产业,即使按3202亿元营业收入计算,也仅占总产值4.5万亿元的8%。整个养老行业未出现市场占有率较高的龙头企业,整个养老行业的发展整合空间巨大。

五 康养行业盈利性分析

经筛选，52家涉及养老概念股的A股上市公司中，部分是正在布局养老产业、部分刚刚涉足养老产业、部分财务数据正在调查（ST康美）。经整理，有34家上市公司有养老（健康）板块财务数据（见表3）。

以上34家上市公司2018年总营业收入为1975亿元，净利润为-9712万元，净利润率为0.049%，主要为ST华业亏损较为严重所致。34家上市公司中，7家净利润为负，但涉及养老（健康）板块业务毛利润为负的仅有湖南发展、融捷健康、世联行3家。这3家毛利润为负的亏损原因分别为：（1）湖南发展康复医疗、养老业务布局基本形成，但依然处于培育期，短期内难以产生良好收益，亏损原因主要为春华健康产业园项目；（2）融捷健康子公司久工健业由于共享按摩椅销售业务不及预期，业绩大幅下降；（3）世联行主要是由支付给出租方的租金费用和摊销的室内装修配置费用大幅增加导致亏损。

34家上市公司养老（健康）板块2018年总营业收入为1166亿元，毛利润为317亿元，毛利率为21%，整个行业盈利性较好，但可以看出养老（健康）行业的发展规律，即重资产或以养老地产为主业的公司因投资巨大，短期内难以产生较好收益。尽管大量资本开始主动涌入养老产业，但目前养老行业的竞争尚处于初级阶段，行业垄断和品牌效应尚未形成，预计未来十年内潜在的发展机遇将得到充分释放。

随着"养老+"产业链上开始融合不同产业进行协同发展，养老产业的盈利空间也逐步清晰化：一个包含老年护理、老年医疗、老年消费和老年金融等在内的养老生态圈正在形成。随着"养老+"的各种新型养老模式的快速发展，我国养老体系建设和养老产业发展将逐步完善，并实现多元化格局。

表3 上市公司含养老（健康）板块的财务数据

股票代码	股票简称	所属概念	营业收入（万元）2018年12月31日	净利润（万元）2018年12月31日	养老（健康）板块营业收入（万元）2018年12月31日	养老（健康）板块营业成本（万元）2018年12月31日	养老（健康）板块毛利润（万元）2018年12月31日	养老板块净利润率（%）2018年12月31日
000722.SZ	湖南发展	养老概念	26671.14	9461.50	2163.95	4309.99	-2146.04	-99
300247.SZ	融捷健康	养老概念	106335.79	-78217.01	106335.79	184552.80	-78217.01	-74
002285.SZ	世联行	养老概念	753363.84	41572.47	63380.80	105175.99	-41795.19	-66
600998.SH	九州通	养老概念	8713635.86	134057.88	8713635.86	7961426.74	752209.11	9
600527.SH	江南高纤	养老概念	137155.66	8841.73	80352.36	69629.53	10722.83	13
000616.SZ	海航投资	养老概念	26990.27	34884.20	3622.38	3054.79	567.59	16
600735.SH	新华锦	养老概念	136483.91	7644.32	2902.32	2364.41	537.91	19
002105.SZ	信隆健康	养老概念	150341.89	1092.51	41000.92	32673.67	8327.25	20
600240.SH	*ST华业	养老概念	488677.94	-643830.01	94805.81	72857.13	21948.68	23
002178.SZ	延华智能	养老概念	113591.70	-28570.41	22867.17	17391.35	5475.81	24
000919.SZ	金陵药业	养老概念	289907.90	24178.69	289907.90	220275.81	69632.09	24
002551.SZ	尚荣医疗	养老概念	163043.21	9771.08	163043.21	122845.59	40197.61	25
300171.SZ	东富龙	养老概念	191682.19	7045.77	42744.62	31898.52	10846.11	25
600664.SH	哈药股份	养老概念	1081361.36	34614.00	1081361.36	786821.69	294539.67	27
600682.SH	南京新百	养老概念	1454123.05	-88588.99	125010.52	86035.69	38974.83	31
300244.SZ	迪安诊断	养老概念	696685.74	38860.84	696685.74	459510.01	237175.73	34
002614.SZ	奥佳华	养老概念	544703.07	43912.18	544703.07	347221.13	197481.94	36
600671.SH	天目药业	养老概念	35847.08	-888.17	29210.23	17670.03	11540.21	40

续表

股票代码	股票简称	所属概念	营业收入（万元）2018年12月31日	净利润（万元）2018年12月31日	养老（健康）板块营业收入（万元）2018年12月31日	养老（健康）板块营业成本（万元）2018年12月31日	养老（健康）板块毛利润（万元）2018年12月31日	养老板块净利润率（%）2018年12月31日
002223.SZ	鱼跃医疗	养老概念	418339.16	72715.43	418339.16	251734.83	166604.33	40
600329.SH	中新药业	养老概念	635862.23	56167.97	635862.23	372283.38	263578.86	41
300272.SZ	开能健康	养老概念	90102.28	34801.12	3137.91	1806.34	1331.57	42
300018.SZ	中元股份	养老概念	37622.31	-44650.50	13994.03	8045.95	5948.08	43
600716.SH	凤凰股份	养老概念	104696.84	56417.53	5343.80	2947.66	2396.14	45
300212.SZ	易华录	养老概念	295644.81	30244.82	36853.75	17895.76	18957.99	51
002675.SZ	东诚药业	养老概念	233282.29	28042.67	233282.29	99582.97	133699.33	57
000150.SZ	宜华健康	养老概念	220400.08	17741.53	27822.17	11413.39	16408.78	59
600238.SH	ST椰岛	养老概念	70599.25	4051.33	31594.15	12814.91	18779.24	59
002777.SZ	久远银海	养老概念	86413.88	11869.68	31634.82	10969.57	20665.24	65
002603.SZ	以岭药业	养老概念	481455.78	59922.19	480156.80	162354.89	317801.92	66
600530.SH	交大昂立	养老概念	24903.70	-50603.91	13474.54	4062.42	9412.12	70
600223.SH	鲁商发展	养老概念	882131.25	16206.03	3301.91	921.41	2380.49	72
000931.SZ	中关村	养老概念	173750.68	9314.02	110270.79	26481.60	83789.19	76
600572.SH	康恩贝	养老概念	678664.53	80379.45	678664.53	155331.31	523333.22	77
300166.SZ	东方国信	养老概念	199617.79	51825.91	2752.70	-1260.49	4013.19	146
合计			19747688.47	-9712.13	14830219.59	11663100.79	3167118.80	21

资料来源：同花顺网站。

六 从近几年收购养老行业企业案例看康养行业投资回报

(一) 宜华健康收购亲和源

2016年11月8日宜华健康发布公告,公司以4.08亿元现金向康桥资产、周星增、TBP购买亲和源股份58.33%的股权,正式进入养老社区运营及养老服务行业;2017年4月13日,宜华健康再次发布公告,公司以29169万元支付现金的方式购买奚志勇、上海亲和源置业有限公司所持有的41.67%股权,正式完全收购亲和源。亲和源是一家从事会员制养老社区运营及提供养老服务管理的专业服务公司,成立于2005年。目前,亲和源主要运行了四条产品线,覆盖养老社区、休闲养老、医疗护理、养老咨询及委托运营等方面。

宜华健康披露的亲和源审计报告显示,亲和源2016年度、2017年度净资产均为负,且处于亏损状态。因此,宜华健康宣布以4.08亿元控股养老企业亲和源58.33%的股权后,收到深交所公司管理部的关注函。在关注函中,深交所重点对收购亲和源的定价依据、业绩承诺的确定依据以及亲和源现有项目的经营情况提出询问。从亲和源2016年度、2017年度财务报表中可以看出,尽管这两年中亲和源的净资产为负,但亏损逐步降低,具体见表4。

表4 亲和源2016年度、2017年度财务数据

单位:万元

年度	资产总额	负债总额	所有者权益	营业收入	净利润
2016	97968	99064	-1096	8507	-2917
2017	139927	141445	-1518	16704	-422

2017年7月12日晚间,宜华健康披露公告对深交所公司管理部关注函进行回复。

(1)看重商业模式。宜华健康表示,由于我国养老产业尚处于培育期,

绝大多数从事养老服务产业的企业尚未达到盈亏平衡点。上市公司看重亲和源的商业价值，在于其已成功实践出适用中国市场规律的中高端养老模式及标准，拥有经验丰富的专业团队，并且其业务能与上市公司旗下其他健康医疗板块能够产生较好的协同效应。

同时，亲和源为重资产公司，除上述商业模式、团队及品牌价值外，其拥有的实物资产特别是位于上海康桥亲和源社区房屋、土地价值中长期（覆盖业绩承诺期）处于保值增值状态。在考虑了上海康桥亲和源社区土地使用权剩余年限（40年）及土地用途为其他居住用地、交易对方均为财务投资者未承担业绩补偿责任等因素的前提下，参考标的公司在上海亲和源社区拥有产权证的房屋建筑物面积及周边可比二手房均价所估算的价值并加上其他资产及减去负债后的结果，最终亲和源100%股权的价值确定为7亿元。

（2）在业务拓展方面，未来亲和源将通过重资产运营模式和轻资产运营模式两方面开展。重资产运营模式方面，亲和源将以上海康桥亲和源养老社区旗舰店为基础，选择以长三角、珠三角以及北上广深等经济发达的城市作为亲和源养老社区异地扩张的落脚点，采取自建或租赁等扩张模式。目前已经在上海、广州、深圳、北京、青岛等城市储备并考察了一些优质项目。

（3）轻资产运营模式方面，亲和源将扩大轻资产业务范围，提高持续盈利能力，全面扩张养老项目顾问咨询、设计及受托管理养老社区服务等业务；积极参与公建民营养老项目，逐步参与居家养老、医养结合等项目。此外，亲和源还将加大衍生业务比例，通过逐步导入老年用品、老年旅游、老年健康、老年教育及老年金融等，将各种老年产业有机交融，围绕老年价值再造拓展养老产业链。

（4）部分项目已产生盈利。宜华健康同时披露亲和源现有项目的经营情况。亲和源自建的上海亲和源康桥项目占地125亩，建筑面积近10万平方米，拥有公寓838套，护理床位200张，会员卡已经售罄，入住率超过95%，整个养老社区运营已经开始产生盈利。租赁的上海康桥爱养之家项目建筑面积大约1.8万平方米，拥有公寓126套，护理床位64张，2016年10

月首批会员开始入住。

收购取得的海南亲和源项目建筑面积大约1.3万平方米，拥有86套公寓，海南项目产品是异地度假养老产品，亦是公司新推出的熟年产品，已经销售超过15%，亲和源公司将加大宣传及销售力度；租赁的浙江亲和源桐乡爱乐之家建筑面积2.5万平方米，公寓260套，于2016年8月入住首批会员；自建的浙江宁波项目（占地100亩），建筑面积约9万平方米，拥有公寓610套，护理床位264张，已于2018年开始入住。

此外，亲和源还分别在浙江海宁项目和辽宁营口项目中参股10%和20%，海宁项目建筑面积约8.2万平方米，拥有公寓673套，护理床位100张，一期已经竣工，已经销售大约70套；营口项目规划建筑面积42万平方米，其中4幢公寓楼及2幢附属楼已经竣工，竣工面积2.76万平方米，公寓280套，护理床位160张，已经入住80位老人。

（5）在轻资产运营方面，亲和源养老社区前期咨询设计策划业务已经和数家单位签约，如广州富力、中铁四局及西安荣华等；受托养老社区管理已经和3家单位签署管理合同，随着民营资本进入养老产业的增多，亲和源将充分发挥其品牌影响力，轻资产业务将逐步增加，毛利率水平也会逐步提高。

此外，交易对方奚志勇对亲和源未来盈亏情况进行承诺，即自2016年至2018年，每年亏损比上年同期减少1000万元，至2019年开始年盈利不低于2000万元，此后每年盈利同比增加2000万元，预计到2023年将实现年净利润不低于1亿元。对这一业绩承诺的实现，宜华健康表示，国家在最近几年对养老产业越来越重视，相继出台的诸多文件及政策，同时人们的养老观念也逐步改变，养老产业的市场前景巨大。根据标的公司目前经营情况及已着手实施的发展规划，亲和源将保持"1、3、5"的谨慎扩张速度，即每年新增1个自建项目、3个租赁项目、5个受托管理项目。

从亲和源立场来看，公司在2016~2018年大力投入、培育的项目，成本消耗较高，而随着项目的运营与发展，不同板块业务开始相继产生应力：一些咨询策划和受托管理业务已开始产生盈利；租赁运营业务投资后的第三年即可扭亏为盈，并在随后的时间里按照每年利润递增的趋势达到预期收益。且随着亲和源品牌的持续推广、良好口碑的树立，新项目的培育期将缩短，亲和源实现业绩承诺具备可行性。

根据宜华健康已披露的亲和源2017年审计报告，2017年亲和源亏损已控制在1000万元以下，提前达成2018年业绩承诺目标。根据宜华健康2018年报告，其养老板块2018年营业收入27822万元，毛利润16409万元，不考虑其他成本，其通过7亿元收购的亲和源介入的养老板块，毛利润在4年左右即可收回投资，按50%计算其他成本计提净利润，则8年可全额收回投资，投资回报效益非常可观。由此可见，宜华健康通过收购亲和源介入养老产业是一次成功的转型。

（二）南京新百收购安康通

2015年5月11日，南京新百公告旗下子公司新百香港拟以现金方式出资236.48万美元向自然人毕仁海以及Global Network Holdings Limited收购安康通控股有限公司（下称"安康通"）20%的股权，据此安康通估值为7330.88万元。

公告显示，安康通注册地为香港，主要以中国内地顾客为服务对象，主营业务是推广与家庭健康和养老相关的产品与服务，如面向老年群体提供生活照料、紧急救助、精神关照等生活服务，医疗健康与管理类服务，以及老年用品和保健用品等销售服务。

安康通优势在于瞄准了"互联网+大养老"的生态链。在移动互联网和大数据的技术加持下，以智能穿戴、云智慧处理为切入口，逐渐实现从技术、设备、数据到最后的服务一体化。养老产业链在纵向扩大的同时也不断横向扩容，曾经停留在理念和思想之上的远程养老产业以及智能服务等领域，已经在悄然间实现了养老产业的丰富化与多元化。

2017年2月4日，南京新百公告披露，以4.16亿元收购安康通84%的股权，据此安康通估值为49524万元。交易完成后，南京新百将持有安康通100%的股份。安康通近期财务数据如表5所示。

表5 安康通2016~2018财务数据

年份	总资产(万元)	净利润(万元)	总资产增长率(%)	净利润增长率(%)
2016	19650	1720	—	—
2017	56205	2761	186	61
2018	61954	4720	10	71

根据南京新百收购安通康公司承诺，安康通2016年度至2020年度扣除非经常性损益后归属于母公司的净利润分别不低于1700万元、2100万元、3400万元、5300万元、7500万元。如在承诺期内，安康通截至当期期末累积实现净利润数低于截至当期期末累积承诺净利润数，则广州金鹏和常州元康将向南京新百支付补偿。按2018年净利润计算，约10年即可收回对安康通投资。

七 安康通等养老模式具体案例分析

安康通是目前中国最大的养老产业运营商，据安康通公布的数据，其已覆盖1723万人，按照60岁以上老人有2.5亿人计算，市场占有率约为7%，在整个行业的发展初期竞争阶段，安康通已然走在行业前列。

（一）安康通控股有限公司简介

安康通成立于1998年，是南京新百旗下国内综合养老运营标杆企业。公司拥有专业化的线上线下服务团队、自主运营的智慧养老中心，以及自主研发的信息管理系统平台。它能够有效整合社会资源提供居家、社区、机构三位一体的全方位养老服务，目前安康通已覆盖边远地区之外的全国大部分地区。公司推出的特色养老模式包括：采用"物联网+健康养老"模式进行远程服务，为客户提供随时在线的健康管理与咨询服务；通过血压腕表等智能穿戴设备，推广全天候健康智能监测预警；通过老年人常用的电话、短信、App等形式建立"老人—子女—平台"三方联动机制。截至2019年初，公司已拥有近1800万国内老年用户，建立66个智慧养老指挥中心服务于当地政府和老年群体，同时设立500多家养老服务站点，累计提供超过2亿次的居家养老服务。

（二）安康通运营模式

随着"互联网+"技术的不断发展，安康通公司借此打造"平台战略"，将家政、信息、健康管理等相关服务企业信息纳入平台数据库中，以此成为搭建供应商和终端客户之间的联系，是安全、便捷、高效的服务平台和交易平台，其主要运营模式如下。

（1）平台的搭建能够有效帮助政府破解智慧养老管理的信息化难题。以平台为基础依托，将政府、服务商、医疗和健康服务工作者、用户等多方机构和人员进行有效串联，成为养老信息化的指挥和调度中心平台。以此可以弥补线下服务不及时、不便利等不足，并对区域内的老年人服务需求进行及时响应。

（2）建立标准化和个性化的服务体系与流程。从政府和机构角度来看，标准化建设有利于对养老服务市场进行规范，并为养老服务中存在的问题提供较为快速、准确的综合性解决方案；从老年群体来看，标准化养老服务能够使其感受到服务的专业性，但是针对个人的特质和身体、家庭状况，还需要进行个性化服务，才能够更好地满足老年人需求。

（3）对政府已有的养老指挥中心运营管理方案进行有机更新。从专业人员招聘、培训、考核等方面优化人力资源管理，以提升服务人员的服务态度和质量。

（4）政府已有养老机构可依托企业来进行综合运营管理，不仅可以为老年人提供更为专业、适当的医疗、护理、康复等服务，还能够从丰富的经验和技术角度维护老年人尊严，以提高其晚年生活的满意度和幸福感。

（5）根据老年人身心特点进行适老化改造服务，通过提供适当的老人安全服务和生活辅助设施改造，以保障老年人生命安全和正常、有序的生活活动。

具体表现形式如下。

(1) 居家养老

通过智能居家养老平台，AI智能看护，在家中安装辅助设备实现助乐、助急、助餐、助洁、助学、助安、助疗、助医、助行、助浴等10多项服务。

(2) 社区养老

①设立健康中心，在社区服务站配置各类健康监测医疗设备和专业护理人员，为社区自理老人建立慢病管理档案，提供慢病监测和健康指导服务。

②设立日照中心，在社区服务中心建立餐厅、厨房、娱乐室、谈心室、康复训练室、淋浴室等功能室，为社区自理老年人提供休闲娱乐、膳食餐饮等服务，适合老年人"白天入托接受日间照料，晚上回家享受家庭生活"。

③设立日托中心，在社区服务中心安装医疗呼叫系统和医疗专用床，安排专业护理人员，为失能老年人提供日常护理服务。

④设立长者照护之家，既有"日托"，又有"喘息式"的"全托"，可以读书、下棋、看电影等，还可以吃饭、午休、理发，既可以接受康复护理，又可以居家得到紧急援助，更重要的是它依托社区建设，让老人养老不离家。

⑤设立护理站，开展社区或居家医疗护理服务，为社区居民健康促进提供基本医疗护理工作，组建各类护理团队，不仅服务于失能失智老人，还可以为社区婴幼儿、残疾人等群体提供基础护理、专科护理、消毒隔离技术指导、营养指导、社区康复指导、健康宣教等适宜护理站开展的护理服务。

(3) 机构养老

①护理院，由医护人员为长期卧床患者、晚期姑息治疗患者、慢性病患者、生活不能自理的老年人以及其他需要长期护理服务的患者提供医疗护理、康复促进、临终关怀等服务的医养综合体。

②持续照料退休社区，源于美国成熟的CCRC养老模式，老年人可以在熟悉的环境下继续居住并接受照料，而社区则需根据老年人身体和自理情况，为其提供相应的自理、介护、介助等一体化设施和服务。

颐乐居是我国率先大规模运营美国CCRC模式的综合养老服务企业，它与安康通联合共同打造"医养结合+智慧养老"模式，在CCRC综合养老社区的基础上，以医养结合的养老机构为业务支撑，以居家养老为服务延伸,努力打造居家、社区、机构三位一体的养老服务体系。该模式在以养老为主体的同时,兼具医疗、康复、养生、保健、休闲、娱乐等多功能于一体,可满足各阶段老年人的养老需求。颐乐居建立的全国第一家综合养老社区——颐乐居·江阴夕阳红,自2007年在江苏省江阴市投入运营以来,入住率持续保持100%,并获得江苏省养老示范基地、无锡市养老服务工作先进集体和先进社会组织等多项荣誉。

(三)安康通核心竞争力

安康通的核心竞争力具体体现在五个方面。

(1)专业的养老系统研发能力。公司拥有20多年养老系统研发经验,软件著作权105项,并不断改进智能化养老服务管理平台。

(2)标准化的服务运营能力。公司建立了标准化项目筹建体系,涵盖人员、信息、平台、制度、环境及财务等各个方面。

(3)完善的行业标准和质量体系。公司建立了标准化闭环服务流程以及全方位的培训与考核体系。

(4)养老大数据生态链。公司实现了服务过程的监管、动态分析与评估。

(5)强大的医养资源支撑。公司能够为老年人提供就医绿色通道、远程医疗、慢病干预与治疗等专业服务,真正实现"医养结合"的养老服务。

综上,养老问题正受到社会广泛关注,养老行业是我国当前及今后重点关注和发展的行业。养老行业正进入一个投资窗口期,但由于养老产业自身特点,其投资周期长,前期回报较低,一般需要8~10年时间。未来资本介入,应本着价值投资角度发展,以解决社会痛点为出发点,实现投资增值。投资建议以轻资产、重服务的企业类型为主。

参考文献

[1]桂世勋:《应对老龄化的养老服务政策需要理性思考》,《华东师范大学学报

（哲学社会科学版）》2017 年第 4 期，第 78~84、163 页。
［2］李虹：《基于空巢化的城市养老服务研究》，北京交通大学硕士学位论文，2014。
［3］黄闯、李琳：《养老服务业发展的理想前景和实践困局——以我国人口老龄化背景为视角》，《长白学刊》2015 年第 3 期，第 114~120 页。
［4］胡安骐：《养老行业 PPP 模式有关风险分担机制的研究》，浙江大学硕士学位论文，2018。
［5］高春兰、班娟：《日本和韩国老年长期护理保险制度比较研究》，《人口与经济》2013 年第 3 期，第 104~110 页。
［6］戴俊：《高端养老业商业模式研究》，华东理工大学硕士学位论文，2018。
［7］司富春：《中小城市社区居家养老模式和实践路径研究》，《中国发展》2016 年第 4 期，第 25~30 页。

B.11
2019年森林康养产业发展实践探索

谢德智 王灿娜*

摘　要： 森林康养是康养行业的巨头之一，也是诸多康养产业中发展相对成熟的一种。从产业发展的角度探讨森林康养，可以从实践中总结出具有借鉴性与启发性的经验。本报告通过对政策、资金、技术、人才、产品及市场五个方面的剖析后认为：在充分利用现有政策的基础上，期待新政策能够更为完善与因地制宜；资金方面除了巧用政策资金，还可以广泛吸纳社会资金；技术层面首要任务是厘清医疗与健康管理的区别，建立分级服务体系，建立一套具有中国特色的统一标准；人才培养除了输入新生力量外，更需要关注现有人力资源的在职培训，实现人才就地转化；产品及市场方面，搭建一个供需双方的交流交易平台，实现共建共享。

关键词： 森林康养　社会资金　服务体系　人才培养

本报告是四川展翔体育文化传播有限公司和世界中医药学会联合会森林

---

* 谢德智，世界中医药学会联合会森林康养研究专业委员会常务副秘书长、森林康养国际标准研制专家组成员、四川省林学会自然教育与森林疗养专业委员会副主任、四川省旅游学校康养与森林旅游研究所所长、文旅部教育部全国康养休闲旅游教学标准编制专家组成员、四川明科众惠大健康管理集团有限公司常务副总经理、四川展翔体育文化传播有限公司董事长。主要研究方向：森林康养市场运营、研学旅行和乡村振兴产业运营；王灿娜，中山大学硕士研究生，主要研究方向：康养产业。

康养研究专业委员会的森林康养产业发展实践探索，就政策、资金、技术、人才、产品及市场五个方面对森林康养经验进行探讨。

一　政策

（一）当前重点工作是对既有政策的充分运用

从产业发展的角度看，森林康养是在森林环境下开展健康服务。从四川省的森林康养实践和政策布局来看，"森林康养"一词早在2015年就出现在《四川省养老和健康服务业"十三五"规划》之中；2016年9月四川省又单独针对森林康养发布了《四川省森林康养"十三五"发展规划》；2017年10月，四川省委农工委出台《大力发展生态康养产业实施方案》；2019年3月6日，国家林业和草原局、民政部、国家卫生健康委、国家中医药管理局四部门发布《关于促进森林康养产业发展的意见》。然而，从此类政策文件可以看出各委厅局制定了原则性、指导性意见，尚未出台促进森林康养产业发展的具体发展规范和管理方法。

发展森林康养可以充分利用其"产业+"的特点，灵活运用养老服务、医疗卫生、文旅康体等相关产业出台的优惠扶持政策，推动森林康养产业发展。如通过森林康养进机关活动，把党政机关和企事业单位的会务和工会活动引导到森林康养基地，特别是国有林场；通过民政部门对森林康养基地适老性建筑和服务人员的指导及验收，既给予相关养老床位补贴，同时吸引养老客群；通过把森林康养基地纳入地方医疗服务范围，可以逐步实现森林康养健康服务和社保慢病治疗相结合，实现医保联网支付，这在新疆乌苏佛山森林公园已经初步尝试，但在全国范围普遍实施上还需要调整相应政策；通过和教育部门联合认定森林自然教育基地，研发替换课堂教学课程，承接大中小学生的研学旅行市场，让学校在非节假日长期、成批输送客源，实现规模化发展；结合体育养生、康养旅游和中医药健康旅游，把体育部门、旅游部门和中医药管理局的康养产业进行融合发展，实现森林康养基地平台价值最大化。

（二）期待出台新政策

1. 面对人民群众对利用林地开展康养活动的需求，需要尽快适应新变化，调整国内林种分类和森林经营体系

对于自然条件优越的国家级自然保护区，现有政策规定"国有一级国家级公益林，不得开展任何形式的生产经营活动"，国家级自然保护区等均属于一级国家公益林。由于国家级公益林区以生态优先为原则，相关生产经营活动应当受到严格管控，至于哪些类型林地可以开展森林康养经营活动，需要出台新政策进一步明确及细化。

2. 对于依托森林公园开展森林康养投建的用地需求应该依法分类审批，"一刀切"地"严控"不利于一些康养项目招商引资和落地建设

2018年2月发布的《四川省林业厅关于进一步加强国家级、省级森林公园管理的通知》，表明严格控制森林公园开发建设的态度与原则，将森林公园实际可建设用地压缩至2%以下，规定在规划可建设用地上的开发建设也应与整体森林公园生态环境相协调，如对项目建筑高度进行控制。

未来新政策出台，可以考虑采用带条件挂牌土地，严格限定项目土地使用性质，实现从规模控制到用途把控。如洪雅县政府就已经从招商引资提升到"招商选资"，在供应土地要素的同时，要求企业交纳"产业发展保证金"，明确各项康养产业项目的开工和投入运营时间，甚至对运营的阶段性经营指标都要进行考核，让产业真正落地。

3. 森林康养用地可以近林不进林，应进一步出台具体土地利用细则

建设用地指标是制约森林康养基地投资的第一大因素。针对不同情况应有不同的用地方案，发展森林康养一方面不一定需要大型建设用地，另一方面用地不局限于保护林区，将森林康养项目建筑主体部分规划在近林区域是一种更实际的策略。具体而言，首先，可以对林区已有建筑设施进行康养功能化改造，如森林民宿、疗养体验馆等（浙江四明山森林公园）；其次，盘活林区现有存量土地，因地制宜，补充提供康养服务（洪雅玉屏山）；再次，跳出现有林区建设用地限制，充分利用国有保护公益林区外的集体林地资源（如洪雅七里坪）；最后，除了直接在林地投资建设，林地附近风景优异的山地和乡村建设用地也是较好的选择（如洪雅香花岭），并且有较直接的经济带动和吸纳就业的作用。

森林康养基地建设首先必须严格服从国有森林公园规划和管理要求，不碰"生态红线"。但是，根据《森林法》相关规定，可以把生产设施、旅游配套设施用地指标"用活、用够、不用乱"；通过移动装配式建筑，不占地、不硬化、不砍树；大型项目规划"近林不进林"，为了满足用地需求，可以将项目规划在建设用地限制少的邻近森林公园的村镇建设用地和集体林地，不仅有利于充分利用当地基础设施和公共服务资源（医疗、交通、商业、市政配套等），而且更便于融入当地社区，促进乡村振兴。

4. 明确与健康服务业相关部门的各项森林康养政策，采取更有充分政策依据的规范行为发展森林康养产业，促进产业的长期稳定

二 资金

（一）用活、用够现有林业政策资金和政府资金

在资金方面，应灵活应对现有政策，充分利用现有财政扶持及税收优惠政策，为森林康养发展争取条件。

（二）争取新的森林康养专项资金

目前林业产业发展基金一般针对第一产业的种养殖和第二产业的木材和食品加工，缺少第三产业的森林康养服务业认定标准和扶持办法。目前，贵州省对于康养产业发展和康养企业的资金扶持力度较大，如对评为省级森林康养基地企业补助100万元，对国家级森林康养基地补助300万元。对此，建议以龙头企业示范试点的方式切入，引入风险投资、创业基金和森林康养专项产业发展扶持基金。

（三）广泛吸纳社会资金

第一，吸引现有项目和企业积极涉入康养行业。如成都市西岭雪山风景区和花水湾镇、重庆武隆区仙女山景区和渝北区统景温泉、湖北省神农架林区和英山县温泉镇，不仅积极创建森林康养试点示范基地，还统筹开展森林康养服务体系建设。知名企业如华大基因、北大未名集团等跨界涉足康养，分别在秦皇岛、湖南青羊湖投资森林康养项目。

第二，对森林康养基地的资金引入工作进行统一培训指导，通过官方招商平台发布，面向大型国有企业及上市公司进行招商推介。

第三，紧贴市场发展前沿，与"互联网+"、智慧森林平台、健康大数据、共享经济等新业态和风险投资进行对接。

三 技术

森林康养相关技术包括学习吸收引进的森林医学，以及开发森林康养实用技术。

（一）关于森林医学、森林疗养、森林康养的发展背景

我国的森林疗养理念引进源于李卿博士《森林医学》一书。李卿博士目前担任世界中医药学会联合会森林康养研究专委会常务副会长，正在组织5个国家的数十位专家编写森林康养国际技术标准，未来将成为75个成员国的共同标准。从国内来看，该专委会将在2020年取得人力资源和社会保障部批准的"森林康养指导师"和"森林康养疗法师"两个职业培训资格。

为确保森林疗养环境的资质，国外通常采用资格认证方法。认证包含森林环境中的物理化学指标测量、人体生理反应的森林内外对比试验，以及食宿等接待能力评估等。

在四川、湖南等地，为响应国家大健康产业的号召，在把森林疗养作为

核心价值的前提下，将森林康养内容扩展为"所有依托森林等林业资源开展的现代服务业的总称"，使其范围扩大化。

（二）面临的问题

1. 森林康（疗）养概念界定不清晰

在原来森林旅游、森林休闲与养生、森林体验、森林自然教育诸多理念之外，森林疗养和森林康养的联系和区别未能达成共识，由此带来森林康（疗）养产业化、市场化发展的概念不一、标准不明的问题，进而导致定位不准，服务产品难以精准推广给客户。

2. 医生角色在森林疗养中的地位不明晰

本文认为森林疗养作为一种自然疗法、环境疗法和替代疗法，应该是起到辅助治疗和保健康复的效果。但是由于在森林疗养中特别强调专业医疗人员和检测设备，通过循证医学认可治疗效果，所以"以医生介入为标志，认为森林疗养就是一种医疗手段"的观点盛行。实际上，不能因为医生介入、将森林环境对人体健康影响的生化指标做医学级别的检测对比，就凭此称之为医疗方式。森林疗养虽然由医生进行检测认证，但是森林疗养活动以文化、运动、养生康复为主，不可能单由医生来带领客群完成。由此医生的角色在森林疗养中也成为矛盾点：究竟是森林疗养的执行主体，还是仅作为检测环节而存在？

3. 人们对医疗与健康的区分尚未明确

尽管医生们对森林康（疗）养的自然疗法有所认识，并表示支持，但是很难深度介入。这是由于在我国，医院主要以完成基本医疗任务为主，而疾病预防控制、健康教育、精神卫生、职业病防治等健康服务工作属于公共卫生、保健行业和健康管理的服务范围。

4. "医生标准"难以推进

由于缺少医院的进入，森林康养基地不属于基本公共医疗体系，无法达到医疗层级的循证医学试验检测的标准，并且较难吸引专业的医疗领域人才。森林康养虽然也需要医学实证，并以森林疗养为基础和核心，但是由于

难以引入医疗部门参与,可根据实际发展情况放宽标准。目前人们普遍认为,凡是对健康有益的、依托森林等林业资源开展的现代服务业,就是森林康养。

(三)分级服务体系是解决之道

1. 明晰医疗和健康两个领域的区别和联系

健康管理领域的章坚指出,医疗和健康其实是存在少量交集的两个单独的行业,只是我国健康管理发展起步晚,缺乏经验,国内对于健康管理的认知不全面,导致外界对医疗和健康的认识存在很多误区。可以从以下三个方面来区别医疗和健康管理:首先是实现的目标不同。就高血压的测量与控制而言,健康领域的目标是120/80mmHg,而在医疗领域,则一般只需将人体血压控制到140/90mmHg,不属于病理的状态即可。存在这种差异一方面可能是出于对医疗公共资源的考量,另一方面则是仅仅通过医疗手段难以达到更高标准的健康状态。第二个主要差异是实现目标的不同导致采取的手段和管理模式存在较大差异。医疗领域的目标主要是"治病",因此主要采取药物、手术等手段,健康领域的目标则是"恢复与增进健康",更接近于对医疗领域的补充,需要通过多种替代疗法来实现健康目标,包括对亚健康人群饮食、运动、起居等多方面的管理。第三个差异则是对从业人员的要求与专业培养不同。医生的专业培养核心在于掌握病理、药理及治疗手段等专业技能;健康管理从业人员则是需要知道如何通过辅助手段对亚健康人群或者老年人群的生活状态进行调整以实现健康目标。医生更多的是奋战在医院等前线,而不是给"健康"人群做生活方面的指导与健康管理,如设定客户每天的运动量与营养成分摄入量等。由于社会发展的阶段不同,之前对健康管理的需求还不至于大到支撑健康管理领域的发展,但是随着生活水平和健康意识的逐步提高,人们不再以生病为临界线才重视身体,不再等到生病再寻求医生的帮助,而是将健康管理作为自身的内在需求。由此可知,只有把医疗与健康管理明确区分开来,分别管理,才能促进健康管理产业在我国的迅速发展,并给予森林康养等子领域或业态以指引。

2. 森林康养医学实证的三个层级

（1）基础性研究。即研究森林整体环境中的核心指标，如不同植物与林种精气的化学成分的类别与含量、不同时间段负氧离子含量的测定等，以及这类核心指标对各类人群健康指标的影响。目前，针对森林环境核心指标对不同特定亚健康人群及慢性病患者的实际影响效应的研究还有所欠缺，有关森林环境对人体健康效应的基础性研究需要不断加强。原国家林业局城市森林研究中心王成主任在温州的森林康养研究中心进行了大量的实测研究，除了森林环境的温度、湿度、PM2.5、负氧离子和芬多精，还增加了空气中微生物、过敏原（飞花飞絮）等和人体直接相关的环境指标，以及不同时间段负氧离子浓度、植物精气垂直分布等指标，这些实证研究有利于更加科学、精准地制定森林康养活动方案。

（2）医疗辅助研究。即对比城市医院和森林疗养基地的辅助疗效，主要是通过医疗部门循证医学测试的科学手段。浙江医院老年病研究所王国付博士团队早在 2010 年就在浙江遂昌进行医疗辅助研究，研究结果证明某森林疗养基地对某些病症具有某种程度的辅助治疗效果，但是其中的影响效应有待于进一步深入研究，研究的对象也需要更加多样化。森林医院或者森林疗养基地只有在开展医疗辅助研究之后，才能够承接医院的部分病例的辅助治疗。2017 年四川林业中心医院在绵阳七曲山做森林康养医学实证时，不仅就城市环境和森林环境进行对比，还对比了有干预和无干预条件，这为在森林康养活动中引入健康管理提供了充分依据。这说明森林康养不仅停留在森林浴等五感体验，而且能够通过一定的办法和技术更科学地适应中国市场。

（3）健康管理测试。在普通森林疗养基地，开展健康服务前后，运用四川长虹健康科技有限公司"妥妥医"等国家批准的二类医疗设备（是可居家自检的便携式设备），对常规指标进行检测，也可以就森林疗养对健康的影响做出评估。要点一：非医疗人员，操作非医院专业设备（但也是国家认可的医疗器械）；要点二：针对目标人群，多因素（环境影响＋健康干预手段）测定；要点三：一般情况下，不需要做对比测试。因为大多数客

户本来就同时认可森林环境（空气清洁度、负氧离子和芬多精）和健康干预手段（传统养生功法和现代运动医学）对健康有益，不需要对环境因素和干预手段进行单独对比测试。

在健康干预手段中，运动处方是最为有效的干预方式，并受到大力推崇。在国务院印发的《全民健身计划（2016—2020年）》中明确指出，要制定并实施运动促进健康科技行动计划，推广"运动是良医"等理念，研究制定并推广普及健身指导方案、运动处方库和中国人体育健身活动指南，开展运动风险评估，大力开展科学健身指导，提高群众的科学健身意识、素养和能力水平。

以运动处方为代表的健康管理体系的引入，既符合国家政策，更是中国森林康养的创新发展；既能更快推动森林康养产业化发展，也是彰显文化自信的重要表现。目前运动医学已经在玉屏山森林康养基地和四川省旅游学校康养旅游系推行，并编入全国康养休闲旅游教学标准。

3. 三个层级医学实证的开展和运用

基础性研究具有专业性、持续性和公益性的特点，对研究人员、研究场地和研究投入资金都有比较高的要求，只能由相关直接管理部门如卫生健康部门、林业主管部门设立专项基金，并由大专院校、医疗机构和专门科研机构具体实施，基础性研究是整个森林康养发展的科学根基，需要得到各界的支持与投入。

医学辅助研究则是以森林康养作为辅助治疗手段的医疗机构，在辅助治疗过程中对接受森林康养治疗的病患或人群进行研究，治疗的过程也是研究的过程，研究的结果对于推广相关医学经验与疗法具有重要意义，特定医疗机构可以对此项增值项目与服务进行积极尝试。

健康管理测试则对于测试地点、测试人员几乎无要求，更多的是鼓励相关医疗测试仪器的研发与制造商加大科研投入，不断改进仪器的精确度与使用便利度，让更多只有专业医护人员才能操作的检测仪器走进普通大众的家中。健康管理测试可适用于注重健康数据的所有人群。

由此，森林康养服务体系可以分为卫生（医疗）和健康（服务）两个板块,对接的是两个行业——医疗行业和健康服务行业,二者都属于大健康产业。这和目前的卫计委改组为卫生健康委的初衷也是不谋而合。如此分级以后,各地方、各基地可以结合自身情况量力而行。

医疗板块:如重庆医科大学在石柱县黄水森林公园的康复医院,以及其他已对接好医疗机构的森林疗养基地,可以按照医疗研究标准开展森林医学实证,承接慢病康复和术后康复人群的森林疗养服务。

健康板块:目前绝大多数森林康养基地未能和医疗机构合作,而是按照健康服务行业标准,采用二类医疗设备由非医疗专业人员进行测试对比,其结果用于客户自我体验和健康管理。

尽管从事医疗板块的森林康养基地也可以作为健康板块,但是出于客户体验和运行成本等因素考虑,可能也需要在流程设定、设备选用上,按健康板块的要求来做。只有将医疗板块严谨的循证医学实证、健康板块的便捷和大众普适性相结合,森林康养才能得到有效发展。

(四)森林康养的中国特色

基础研究方面,应尽快启动和林业、医疗教学及研究机构相关的课题,如医疗部门对森林医学的对比测试,包括引领性的洗肺研究(城市雾霾和森林自然环境对呼吸系统及肺功能影响的评价)、皮肤影响对比研究等。在这个过程中,研究机构和人员发表学术论文,康养基地将其用于市场推广,医疗机构也可以将它作为辅助治疗的参考。

在发展森林康养的过程中要注意交流合作,切忌盲目模仿,要因地制宜发展森林康养。如四川玉屏山(气候潮湿、降雨量大)的步道,由于简单模仿北方(气候干燥、降水量少)的木质步道(将原木从中间劈开,以中间的平整面作为梯步的台面),加之没有设置"反坡",一年多后从有助于健康的森林特色步道变成湿滑的危险路段。玉屏山的经验也验证了淮橘为枳的道理,在学习异地森林康养经验的同时也要注意因地制宜。

在发展中要将康养理念体现在每个环节中,比如步道的标识系统和解说

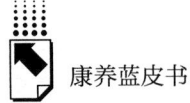

词。这种体现不能只是照搬照抄，而应该为每个基地、每条线路赋予自己的"故事"。从使用功能和运动医学角度赋予其康养价值，如一条森林康养步道的长度、坡度、消耗热量、适宜人群、不同地点不同人群适合开展的森林康养活动图例及解释、沿途植物种类、知识讲解，五感（视觉、嗅觉、听觉、触觉、味觉）体验要点等。

中国森林康养发展的两大核心元素就是中国文化和中医药，这和引进的国外森林疗养形成了鲜明对比，同时也是突出优势、彰显文化自信的有力表现。从初期的引进国际森林疗养理念，到最终输出中国森林康养产业的发展模式，应该将中国特色森林康养打造为像中国高铁一样的新的中国名片和文化品牌。

（五）统一技术标准是森林康养发展的必然要求

森林康养是相对专业且具有一定技术门槛的领域，我们在强调产品及服务特色的同时，更应该注重统一健康检测和评估方面的技术标准。统一的技术标准能够通过标准化，实现森林康养基地的合理竞争，为消费者提供选择和对比依据。同时，科学的技术标准能够为森林康养基地提供发展目标，实现行之有效的康养方式推广，有助于森林康养的产业化发展。就客户健康检测评估体系而言，为了更好地和医疗机构、国民体质监测进行对接，可以采用现有成熟的指标体系和检测设备，以达到数据交换和共享；从消费者参与的角度来看，森林康养基地认证标准在专家的认证下得到统一，并进行全国范围内推广，有利于整个森林康养产业的发展与壮大，进而能够吸引更多的资本进入森林康养行业。

目前，以运动处方、食疗处方、保健处方为核心的健康管理体系，已经在玉屏山森林康养基地和四川省旅游学校康养旅游系推行，并已经编入文旅部和教育部的全国康养休闲旅游教学标准。下一步还将在世界中医药学会联合会森林康养研究专委会组织的森林康养国际技术标准中得到运用，成为75个成员国共同的行业标准。

四 人才

森林康养是在森林环境下开展的健康服务业。专业服务和管理人才的培育与储备是当务之急。目前国内的健康管理教育尚处于萌芽阶段,健康管理教育主要依靠借鉴国外成熟经验,健康管理专业人才极其短缺,现有健康服务业大多是低素质、非经受专业教育训练、只凭借短期培训就上岗就业的服务人群。从短期来看,可从现有医疗检测、美体保健等相关行业"借用"人才,如将原有林业工作者等就地培训"转化"为急需人才,在森林康养产业发展初期是一条便捷的用人路径,但不足以支撑森林康养产业的转型升级与长远发展。

就目前而言,以森林康养基地的当下条件,无法吸引高素质专业人才。虽然相关院校已经有意识地在培养相关人才,但高校人才培养周期较长,无法解决当下人才空缺的问题。因此,委托教育培训是现有康养行业育人用人的可行方式之一,扶持专业的康养人才培训机构的发展可以解决此需求,打通康养产业人才服务的关节,即在康养行业内部采购教育培训服务或者直接购买管理服务引进人才,完善康养产业链,实现健康服务各环节的专业化协作。就森林康养基地而言,可以采取在职培训的方式,既解决当前森林康养发展首要的人才问题,自身也可以成为一个创新的特色产业。以下就以森林康养人才在职培训为例进行具体分析。

(一)产业现状及市场需求

目前,全国森林康养产业呈现不均衡发展。

北京及部分地区继续提倡"森林疗养",由于启动时间早,有德、日、韩等国的国际合作背景,也和医疗机构保持联系,但是也局限于"医学"和"疗养"理念,门槛高,参与难,推动慢。

很多地区,特别是华东华南地区继续推行原国家林业局场圃总站的"森林体验和森林养生",以发展森林旅游为主。虽然即将推动"医疗旅游""健康旅游""生态康养旅游"等业态,但还是不如"森林康养"一步到

位、全面囊括。

四川、湖南等中西部地区坚定推行森林康养，后来者居上，前景广阔，但也需要和森林旅游、森林疗养找到结合点，融合发展。这既可以让森林康养全面、快速发展，也体现了森林康养的包容性和巨大内涵。

市场需求方面，各森林公园资源基础、旅游配套设施投入、资金和市场条件各不相同，开展森林康养的认识和意愿有很大差别。

（二）森林康养人才培训体系

森林康养人才培训针对不同层级工作需求，本文以四川展翔公司作为人才培训的案例公司，将其培训模式分为五类：管理培训、技能培训、全员培训、继续教育、产学研融合。

1. 管理培训

森林康养管理培训对象为玉屏山森林康养项目管理者，学习森林康养政策及法规、管理方法、森林康养基地规划及建设标准、玉屏山森林康养服务体系等。

2. 技能培训

森林康养技能培训对象为康养服务一线人员，通过科学合理的课程设置（见表1），让学员能够进行理化指标应用与讲解；掌握基地现勘与方案设计基本方法；强化户外拓展基本技能教学，锻造运动处方执行能力。

表1　集中理论培训课表（节选）

课程分类	课程	学时	备注
保健养生类5	中医基础理论	2	
	保健养生处方	1	
	食疗处方	1	
	健身气功	1	
功法运动类5	八段锦	1	
	五禽戏	1	
	易筋经	1	
	青城太极	1	
	手杖操	1	

续表

课程分类	课程	学时	备注
自然教育类 10	自然教育概述、发展及现状	1	
	青少年成长特征	2	
	青少年营期活动	1	
	自然体验所具备的自然要素	1	
	自然教育体验课程介绍	1	
	森林植物的分类和识别	1	
	自然教育解说技巧	1	
	人文历史介绍及挖掘	1	
	居家园艺疗法体验	1	
宣讲类 2	森林康养市场分析与对接要点	1	
	森林康养基地现状分析	1	
运动解剖 4	骨与骨骼肌	1	运动系统
	骨连接与骨骼肌	1	
	消化、呼吸系统与运动	1	运动代谢系统
	泌尿、脉管系统与运动	1	
运动生理 4	血液与循环机能	1	
	呼吸机能、物质与能量代谢	1	
	运动技能形成与有氧无氧工作能力	1	
	身体素质与运动性疲劳	1	
运动处方 6	运动处方概述、跑台试验、台阶试验	1	
	生理生化指标检测与计算	1	
	肥胖运动处方制定	2	
	轻度高血压运动处方制定	2	
运动损伤 2	常见运动损伤概述及康复	1	
	颈腰椎与六大关节常见运动损伤	1	
现勘方案设计 2	现勘基本方法与动线设计	1	
	活动方案设计与组织,户外拓展理论教学	1	
运动处方实操 2	健康管理档案信息收集与评估	1	
	常见理化指标分析讲解与实操	1	
基地实操 10	基地信息资源收集整理现勘、活动方案设计	2	
	青少年营期活动主题	2	
	健身计划制定、办公室职业病防治	1	
	中医经络检测讲解与实操	1	
	健康体适能测评	1	
	森林康养套餐流程分析及客户管理	2	
	越野行走在森林康养中的应用	1	
合计课时		52	

资料来源:四川展翔公司。

3. 全员培训

森林康养全员培训对象以森林康养基地各项目负责人和服务人员为主，例如酒店管理人员、酒店客房服务人员、餐厅服务人员、大堂经理等。以一对多的短期森林康养宣讲课程为主，目的在于让森林康养基地全员学习了解森林康养，熟悉森林康养产品及服务规范、话术规范等。

4. 继续教育

森林康养继续教育，对象以参加过培训的管理者、技术操作人员以及涉及森林康养的服务人员为主。通过专业App和微信公众号两大线上平台，提供网络教学、远程教学、疑问解答、工作交流等，根据大数据针对不同客户推荐具有针对性的提升课程，并驻派导师到康养服务现场指导工作。

5. 产学研融合

积极与大专院校合作，开设森林康养专业，编制专业教材和培养体系。如四川省旅游学校在全国率先成立康养旅游系，受教育部、文旅部委托编制全国康养休闲旅游教学标准。教学器材中添加了健康检测设备，课程教学中增加了健康管理和森林康养的养生功法。

五 产品及市场

（一）森林康养供给分析

2016年国务院印发的《"健康中国2030"规划纲要》提出，我国健康服务业的规模将于2020年超过8万亿元，2030年超过16万亿元。森林康养强调的是对森林生态资源的更好利用，进一步将其与健康服务资源充分融合，可以说是大健康产业最好的服务产品。因为城市环境下的健康服务产品无论如何发展，由于没有改变影响人身心健康的因素，如污染的空气、水、土壤，质量较差的植被，不安全的食品，职场压力，慢性病，精神疾病，自然缺失症和不良生活方式，都会"事倍功半"；反之，在森林环境下的健康服务则会"事半功倍"。此外，由于传统的观光旅游在景点设置和线路方面缺乏科学性，"森林康养旅游"难以达到康养要求，森林康养发展还需进一步创新。国外经验数据表明：参加森林康养，需要平均每人1亩的活动空间，才能保证空气洁净度、负氧离子和植物芬多精等康养指标达到标准，且减少相互的声音、情绪等干扰。所以森林公园开发康养的独特优势不可替代。

森林康养产业发展也面临各种压力。健康服务市场由于卖方众多，可选择面较为广泛，已然进入了买方市场。一是，各种健康服务产品如修炼类，道医养生、佛家禅修、瑜伽等，现代医疗技术类，如干细胞抗衰老、医疗整形美容等，保健食药品类，如玛咖、虫草、有机茶、保健酒等，种类驳杂；二是，对于森林康养而言，生态环境压力逐渐增加，森林康养项目建设更加困难；三是，关注的企业多，投入实施的企业少，市场形成初期培育成本太大。

可以就此推进两个方面的工作：既要开发适合森林环境下的健康服务产品，也要走出森林，把健康服务延伸到城市客群身边。尽管这看似超越了森林康养基地的发展范围，但是对于客群来说，森林和城市这两种"消费场景"融为一体，其健康服务更加持久有效，自然也更有价值。

（二）森林康养服务产品

森林康养服务产品主要有两类：（1）森林康养培训服务。针对森林康养服务各环节专业技术人才与管理人才的培训服务，如自然教育体验师等。（2）森林康养服务规范与标准制定。主要包括具体服务项目的操作与管理流程的制定，涵盖多种服务项目与产业链流程，如森林康养自然教育服务流程、健康旅游服务规范、亚健康调理服务规范、慢病康复服务规范、培训服务指南、林下经济种养殖服务手册、服务推广手册、服务人员从业资质评定等。

（三）营销推广模式

1. 根据客源市场经济距离构建服务圈层体系

以四川展翔公司为例，基本构成了以核心客源城市为中心的"社区→

城市森林公园→城郊森林康养→远郊森林公园"四重森林康养服务圈层，并不断发力于跨市与跨省市场，以所在地省会城市为核心，构建更大影响半径的周边省份服务圈。根据季节、地理特征（经济距离、地理位置关系等）、客群特征（消费能力、年龄段、特殊需求等）、产品特征（消费时长等）设计产品与营销推广方案。

2. 充分发挥互联网技术优势进行线上推广

构建多媒介渠道体系，独立开发具有综合服务运营功能的"森林康养"服务类 App，通过线上一站式服务平台，吸纳多类型客户，精准管理与留存客户，根据后台大数据有针对性地推介产品与服务。

3. 针对不同人群进行产品设计和市场推广

四川展翔公司在产品设计和市场推广中做了多维度尝试，进一步推动森林康养走向大众、发挥实效。（1）深入社区，与核心客源城市社区达成合作。如案例公司与成都市青羊区疾病控制中心达成合作，以社区体育指导、慢病防控为切入点推广森林康养，并通过苏坡街道办事处中坝社区辐射周边社区，以越野行走切入，以森林康养套餐为吸引，走进社区，走向大众。（2）针对大型企事业单位、住宅开发商的物业管理公司、保险公司的寿险客户、社区银行等群体设计个体健康管理和团队服务方案。如案例公司与四川德仁堂（成都同仁堂）合作开展中医药森林康养，在成都市锦江区的绿地集团 468 项目健康中心，组建社区森林康养推广中心。（3）森林康养和林业生态扶贫相结合。四川省 2020 年将推出"千万计划"，即用微信、视频教学等方式，未来 5 年对 50000 名护林员和林区职工普及森林康养知识，让他们成为森林康养宣讲员，开展基本的森林康养经营活动，就地实现增收脱贫。（4）深入挖掘传统养生文化，可以与现有传统文化运营及宣传平台合作实现传统养生功法与现代健康管理的融合。如案例公司与青城武术运营平台公司达成合作意向，将千年道家武术养生运用到森林康养，在青城道家武术基地、豪生酒店、六善酒店开展森林康养和健康旅游。（5）与自然科学教育相结合，将森林康养理念与科学原理融入中小学通识教育之中。（6）与现有森林康养基地通力合作，输出康养服务及管理，为合作基地开展森林康养服务派遣人员。（7）建立森林康养专业教育体系，科学开发高等教育与职业教育专业课程。如四川省旅游学校已经开始编制健康管理和森林康养养生功法的网络教学视频。

（四）产业发展新趋势

森林康养要实现市场化、产业化发展，第一要拓展空间，第二要跨行业融合。

以四川展翔公司为例，其自2017年底开始建立完善玉屏山森林康养服务体系，包括设计不同人群的康养产品、培训林业职工就地开展基本的康养服务、进行相应的设施改造和设备配置、展开各种方式的营销推广等。

2019年初，案例公司将主战场从国有森林公园拓展到乡村集体林地，把涉及的行业从林业扩展到农业、旅游业、教育业和医疗健康行业。在绵阳市游仙区和政府平台公司成立了绵阳幸福山湾集团有限公司，整合运营22个乡镇、56万城乡居民、1000平方公里的产业集群发展，真正实现了"发展森林康养，助推乡村振兴"。森林康养已经从初步的理念引进，来到国民经济主战场，并成为主动力之一。

2019年11月，案例公司与四川十大民营企业之一的开元集团合作，在南江光雾山、德昌海花沟两个总投资150亿元的康养小镇开展森林康养服务体系建设及后期运营合作。希望以"避暑在光雾山，避寒到海花沟，日常健康管理在成都（及购房重点城市）"的模式，构建全年龄段、全生命周期、全场景的客户服务体系。

（五）世界性森林康养行业组织的形成

世界中医药学会联合会森林康养研究专业委员会，以下简称"世界中联森林康养专委会"，是由中华人民共和国民政部批准、总部设在北京、现任国家中医药管理局副局长马建中担任会长、全世界75个成员国参与的国际性组织，是国家中医药管理局指定的对接发展森林康养的官方平台。森林康养行业国际性组织的成立，有利于促进行业领域的交流与通力合作，并有

利于形成行业共识与规范，发挥引导服务行业发展的作用。

该组织具有世界领先的学术性：（1）世界中联森林康养专委会常务副会长李卿，是世界森林康养（森林医学）研究的第一人，其著作已被翻译成三十多种文字。在医学实证基础上，把到森林康养基地的"人员行走状态下，芬多精吸入量的数值"作为不同服务层级的认定标准，而不是选择目前过于泛化的负氧离子浓度这一个标准。（2）由世界中联森林康养专委会秘书长杜敏教授任主任的专业技术标准审定委员会负责编制的森林康养相关标准，将上升为世界中联国际组织标准。（3）形成了"中医为主、中西医结合、体医结合、医旅结合"的运用技术体系，有效对接了林业、旅游、中医药和体育等部门的康养技术标准，未来将在各行业得到广泛运用。（4）将改善肠道菌群的功能性保健食品，以及其他经过认证的中医药保健技术，用于森林康养服务疗程，大大增加疗愈效果。

官方认可的职业资格培训的唯一通道：世界中联森林康养专委会已经对接好人力资源和社会保障部，近期完成"森林康养指导师"和"森林康养疗法师"职业资格的审批，后期将开展相关培训。这两个职业资格，将广泛运用到林业、旅游、中医药和体育等部门的人才培训中。

六　发展建议

（一）森林康养的推广工作注重实效

2015年以来，各地纷纷制定本地《森林康养产业规划》和《森林康养基地建设标准》。然而由于缺少产业发展的实践基础作支撑，目前的规划和标准都是指导性、方向性的，缺少"技术指南"和"操作细则"之类的具体实操内容。

森林康养相关组织越来越多，但是缺少相互交流合作。中国林业产业联合会森林康养分会于2015年开始启动森林康养相关工作，2017年底和2018年初，相继成立了中国林场协会森林康养专业委员会和中国林学会森林疗养分会。2019 年，湖北省通过医疗部门的世界中医药学会联合会、森林康养研究专委会和林业部门的湖北省森林康养研究会，联合召开学术年会，邀请湖北大学、湖北民族大学等九所大学科研机构和湖北省中医院、武汉市第一医院、浠水中医院等八所医院的专家、学者，共同研讨森林康养的发展，这也是很好的宣传推广森林康养的平台。建议各协会共同组织森林康养交流学习活动，从基地情况出发，解决产业发展实际需求，用实效打动人。

（二）推广一批森林康养优秀案例

洪雅玉屏山森林康养服务体系建设正在逐步建成，案例公司的森林康养产业化发展也卓有成效。建议世界中医药学会联合会森林康养研究专业委员会、国家林业和草原局相关部门、中国林业产业联合会等组织召集一次全国性的森林康养产业发展现场会，用生动案例公开展示，用完整体系充分交流。

如川渝合作开展森林康养旅游产品研发及推广，各选 6 个森林康养基地，包括大邑县西岭雪山运动康养产业功能区（花水湾温泉第一村大酒店）、峨眉山红珠山宾馆、洲际酒店（三岔湖、黑龙潭）、玉屏山森林度假酒店、宝兴县神木垒青衣江源、营山县太蓬山国家森林公园、清水湖国家湿地公园与重庆武隆仙女山景区、涪陵武陵山森林公园、渝北区统景温泉酒店、重报怡家人、彭水县摩围山景区、綦江区黑山谷，共 12 个基地，以成都市大邑县西岭雪山和花水湾镇为首站，每月一个基地做主题推广。

此类活动建立的医疗健康服务技术标准，是成熟团队、成熟技术的全新组合。可以借用社区卫生服务中心、社区体育中心、国民体质监测中心等政府公共健康服务资源，也同样适用于社区居民健康管理。各地皆可以按照统一的技术标准和流程来实现，实现客户健康管理信息的共建共享。

最后，我们坚信未来康养产业发展将实现跨行业、跨地区的全年龄段、全生命周期、全场景的广泛运用，一个康养产业的"嘀嘀打车""共享单车"即将出现，全面快速发展康养产业所面临的遍地开花、条块分割、各自为政、重复低效等制约瓶颈将被打破。届时，健康将是"刚需"，通过共

建共享服务平台链接进行供给；而康养服务也会像食物一样容易取得，成为人们日常生活的必需品，我们也将有幸一起见证、参与和推动康养产业的发展。

参考文献

［1］吴志文：《广元市森林康养产业的现状与发展》，《中国城市林业》2018年第3期，第57~61页。

［2］梁宝君、石焱、袁卫国：《我国森林生态效益补偿政策的回顾与思考》，《中南林业科技大学学报（社会科学版）》2014年第5期，第1~5页。

［3］阴倩雯：《基于居民调查的北京市保障性住房公共服务设施研究》，清华大学硕士学位论文，2014。

［4］吴后建、但新球、刘世好等：《森林康养：概念内涵、产品类型和发展路径》，《生态学杂志》2018年第7期，第2159~2169页。

［5］齐联、胡耀升：《新常态下我国林业产业形势分析》，《林业资源管理》2017年第3期，第6~9、30页。

［6］马得平：《"健康中国"视阈下我国体育健身休闲业发展研究》，《浙江体育科学》2016年第5期，第19~24、30页。

B.12
从康养设备设施视角看产业发展难点

穆 婕 李珍妮*

摘 要: 随着我国人口深度老龄化，亚健康状态常态化，康养需求旺盛且呈现多样化趋势，康养产业规模急剧扩张。然而从多层次医疗机构和养老机构设施配备与服务能力来看，康养供给缺口显著，特别是基础康养设备设施配备不足，成为制约康养产业发展的关键。近年来，我国康养产业已形成包括康养设备产品等硬件制造、康养管理信息系统集成服务、康养平台服务运营等在内的康养产业链，从设备设置的全流程来看，康养设备包含供给、配置和维护三个阶段。研究发现，前期，我国康养设备制造主体集中在民营中小企业，研发创新能力弱，缺乏龙头企业与品牌，中高端产品主要依赖进口；中期，设备配置则存在空间布局不合理、安全隐患突出等问题；后期，技术人才的短缺成为核心制约因素。从日本发展经验来看，其基本服务供给配备充足，形成了家庭、社区、机构共生发展的局面，主流科技制造企业涉入康养设备研发制造与设施配备、人性化设计和细节化关怀、产业专业化细分的经验值得我国借鉴。我国应该从康养软环境建设、"医养结合"、设备智能化与人性化双向发展三个方面来破解康养产业供需失衡难题。

关键词: 康养需求 康养供给 设备设施 康养产业

---

* 穆婕，中山大学旅游管理专业硕士，方正证券研究所广深区域销售总监；李珍妮，天风证券研究所分析师，主要研究方向：餐饮、酒店、旅游等社会服务领域。

一 康养供需不匹配，产业极具发展空间

（一）康养需求旺盛，产业规模急剧扩张

康养产业市场规模急剧扩张，需求旺盛使得康养成为最具前景的产业。《中国康养产业发展报告（2018）》显示，2018年我国共有逾240万家康养企业，市场总规模超6亿元，年增长速度逾10%。随着我国老年人口比重的不断攀升，康养理念深入人心，预计2050年我国康养产业规模将达21.95万亿元。目前中国基本康养需求已然非常旺盛，尤其在人民基本生活得到保障的当下，享受康养服务成为追求品质生活的重要构成，基础刚需转变为个性化发展型与享受型需求，驱动康养产业专业化发展，存在更大的潜在营利空间。

1. 中国已步入老龄化社会

当前中国已进入老龄化社会，且呈现深度老龄化趋势。自1982年施行计划生育政策以来，我国的人口增长持续走缓，生育率的持续下降在千禧年过后逐渐暴露出老龄化的问题，尽管2011年二孩政策出台，多次放宽二孩条件，但年龄结构的惯性使得老年人口占比依然较高，整体老龄化的态势并未得以遏制。从我国人口老龄化发展的综合态势来看，到2050年，预计这一比例将进一步攀升至36.5%，从国际范围来看，我国将成为仅次于日本（42.5%）的第二大老龄化国家，因此，老龄人口的养老问题受到广泛关注，也成为难以回避的社会问题（见图1）。

2. 亚健康状态趋于常态

亚健康状态人群已经占据中国社会较大比重。亚健康是相对于健康的概念，随着整体生活节奏的不断加快以及不良生活习惯等带来的持续性影响，在生理、心理及社会适应方面失衡的亚健康状态变得越来越突出，研究发现中国有约70%的人口处于亚健康状态，其中，据《中国城镇居民心理健康白皮书》，中国有高达73.6%的人群处于心理亚健康状态，社会发展的负向

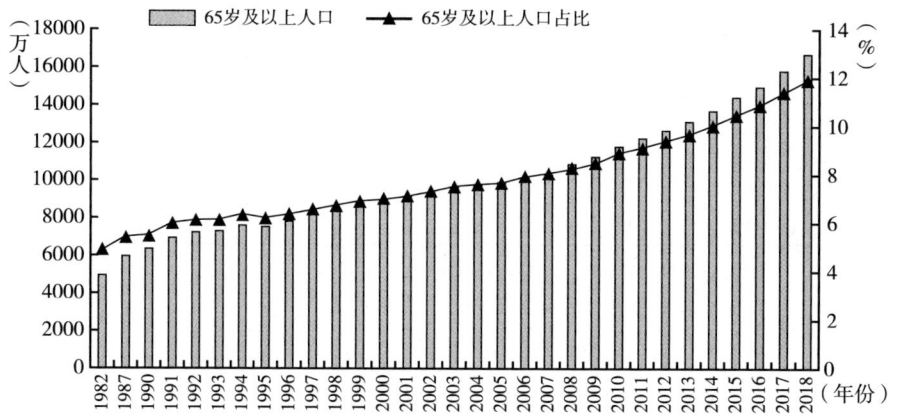

图 1　中国 65 岁及以上老龄人口数量及占总人口比重情况

资料来源：国家统计局，方正证券研究所。

张力使得亚健康状态凸显。

3. 康养需求潜在人群庞大

"康养"以"康"为目，以"养"为纲，是迎合时代需求而生的集健康、养生、养老于一体的概念。康养产业则是基于"康养"理念而衍生的为社会提供相关产品和服务的各相关产业部门组成的业态，涉及传统医药、设备制造、运动休闲等产业的整合与转型升级。从服务对象角度来看，也日渐呈现出多元化的典型特征：基于健康维度的亚健康人群、病患者，基于年龄阶段的妇孕婴幼、青少年、中青年、中老年等都是存在康养需求的潜在人群，尤以老年人群、亚健康人群为关键服务人群。

基于此，针对 65 岁及以上老年人口、入院患者、残疾人等关键对象展开研究。在此基础上我们获取了关于 65 岁及以上老年人口的确切数据，医院入院患者 2 亿人次，其中康复医院入院患者达 87 万人次。从 2010 年关于残疾人的统计情况来看，其人口占比约 6.34%，以此估算 2018 年末残疾人总数约为 8767 万。综合看来，当前我国康养关键对象至少占总人口逾三成，潜在康养对象数量显著，康养产业发展空间前景广阔（见表1）。

表1　潜在康养对象统计

潜在康养对象	统计时间	单位(万人)
65岁及以上老年人口	2018年	16658
康复医院入院人数	2018年	87
残疾人总数	2010年	8502
已办理残疾证人数	2017年	3404

资料来源：国家统计局，Wind，中国残疾人联合会，方正证券研究所。

（二）政策支持康养发展，供给仍存在瓶颈

社会支持和服务供给是康养发展的两大重点。目前政策层面鼓励康养行业，但康养供给仍然不足，成为制约行业发展的瓶颈。

1. 国家方略政策频频提及康养产业

国务院文件多次提及康养问题，在健康中国的方略下整体推进全民健康，重点加强养老、妇婴相关工作建设，尤以配套设施设备完善、环境塑造作为突出策略。

2019年国务院文件涉及"康养"主题的意见梳理如下（见表2）。

表2　2019年国务院文件涉及"康养"主题的意见梳理

文件	主题要点
《国务院关于实施健康中国行动的意见》	1. 落实《"健康中国2030"规划纲要》，加快推动从以治病为中心转变为以人民健康为中心，动员全社会落实预防为主方针 2. 坚持普及知识、提升素养，自主自律、健康生活，早期干预、完善服务，全民参与、共建共享的基本原则 3. 加快建成总体目标：2022年基本建立健康促进政策体系，2030年大幅提升全民健康素养水平、基本普及健康生活方式 4. 落实健康知识普及、全民健身、心理健康促进、健康环境促进、妇幼健康促进、中小学健康促进、职业健康保护、老年健康促进行动等主要任务
《国务院办公厅关于推进养老服务发展的意见》	1. 持续完善居家为基础、社区为依托、机构为补充、医养相结合的养老服务体系，建立健全高龄、失能老年人长期照护服务体系 2. 确保2022年在保障人人享有基本养老服务的基础上，有效满足老年人多样化、多层次养老服务需求，老年人及其子女获得感、幸福感、安全感显著提高 3. 扩大养老服务消费，促进养老服务高质量发展

续表

文件	主题要点
《国务院关于落实〈政府工作报告〉重点工作部门分工的意见》	1. 大力发展养老特别是社区养老服务业,给予税费减免、资金支持、水电气热价格优惠等扶持 2. 新建居住区应配套建设社区养老服务设施,农村养老服务设施建设,实施"互联网+养老"行动 3. 改革完善医养结合政策,扩大长期护理保险制度试点 4. 针对实施全面二孩政策后情况,加快发展社区托幼服务等多种形式的婴幼儿照护服务,支持社会力量兴办托育服务机构,加强儿童安全保障
《关于进一步扩大养老服务供给,促进养老服务消费的实施意见》	1. 全方位优化养老服务有效供给。促进养老服务提质增效 2. 繁荣老年用品市场,创新优质老年用品供给、激发老年用品消费潜能 3. 加强养老服务消费支撑保障,推进适老化改造 4. 培育养老服务消费新业态,发展"养老+行业""互联网+养老" 5. 提高老年人消费支付能力,切实降低成本,健全保障机制 6. 优化养老服务营商和消费环境,加强养老服务质量安全管理

资料来源:中国政府网,方正证券研究所。

2. 康养供给缺口显著,康养设备是关键

康养供给的增速难以满足需求,存在明显的供需缺口。其中,设备设施条件是制约康养产业效果的关键因素。中高级设备的质量、数量增速较快,与设备迭代更新和智能技术的发展有关。未来,康养服务供给的个性化和智能化将成为重要发展方向。

从医院的供需来看,床位、医生、护士等基础设备与人才的供给尤为短缺,而中高级设备的增速反而较快,存在结构性的供需失衡。①一般医院情况:从需求层面看,医院入院患者由2005年的0.51亿人增至2018年的1.50亿人,CAGR(复合年均增长率)达到10.35%。从供给层面看,医院机构数在2018年末为3.30万所,相较2005年的1.87万所,CAGR仅为4.47%;医院基本设备床位数由2005年的2.45百万张增至2018年的6.52百万张,CAGR为7.84%;医院中高级设备、医生、护士2005~2018年CAGR分别为12.32%、6.04%、9.06%。②康复医院情况:从需求层面看,康复医院入院患者由2005年的12.02万人增至2018年的87.49万人,CAGR达到16.50%。从供给层面看,康复医院机构数在2018年末为637

所，相较2005年的246所，CAGR仅为7.59%；占专科医院比重由2005年的9.17%降至2018年的8.06%；康复医院中高级设备、医生、护士2005~2008年CAGR分别为20.53%、10.81%、14.90%。

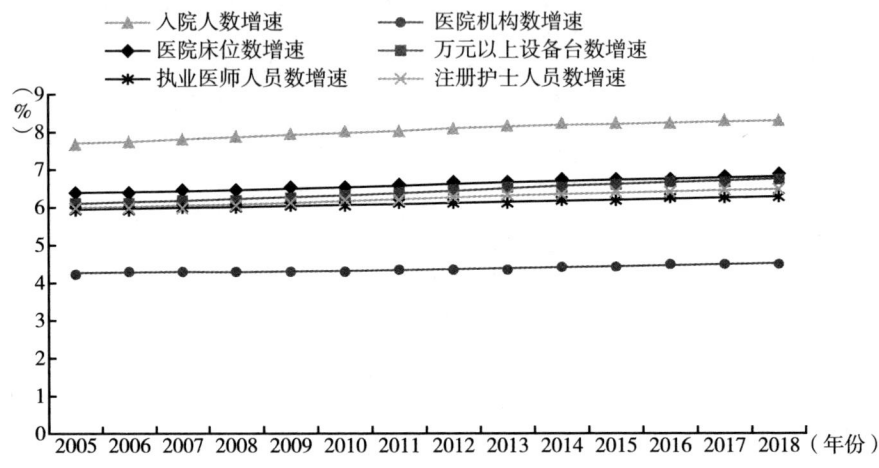

图2　一般医院供需增速对比

资料来源：Wind，方正证券研究所。

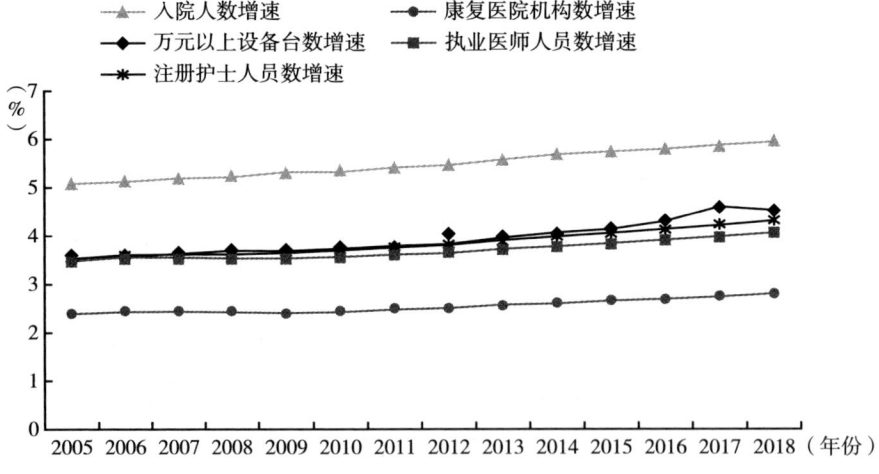

图3　康复医院供需增速对比

资料来源：Wind，方正证券研究所。

老年人群康养供需方面，在政策引导和社会支持下，老年人群的康养服务总供给在近年得到大幅增长，而人均服务供给仍难以匹配持续增长的老年人口。从需求层面看，65岁及以上老年人口由2014年的1.38亿增至2017年的1.58亿，CAGR为4.80%。从供给层面看，社区养老机构和设施由2014年的1.89万个增至2017年的4.32万个，CAGR为31.68%；养老床位数由2014年的5.78百万张增至2017年的7.45百万张，CAGR为8.84%；社区日间、留宿照料床位数2014~2017年CAGR分别为33.82%、23.82%。而每千名老年人拥有养老床位数由2014年的27.20张增至2017年的30.90张，CAGR仅为4.34%，增速相对较缓。

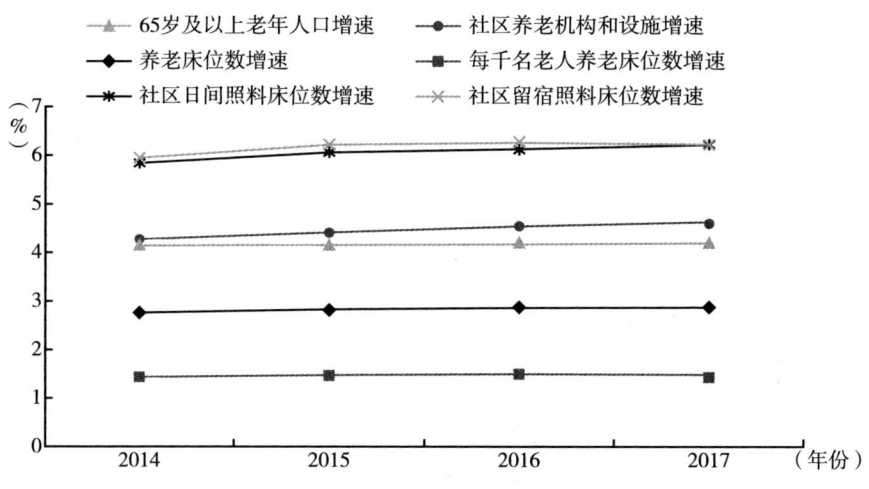

图4　老年人群康养供需增速对比

资料来源：Wind，方正证券研究所。

二　全流程分析中国康养设施设备的主要问题

我国康养产业已形成包括康养设备产品等硬件制造、康养管理信息系统集成服务、康养平台服务运营等在内的康养产业链。康养设备在康复养老护理中发挥着重要作用，具体包括提高护理能力、维护环境安全、补偿老年人功能障碍等方面。从康养设备的设置全流程来看，包含供给、配置和维护三个阶段（见图5）。

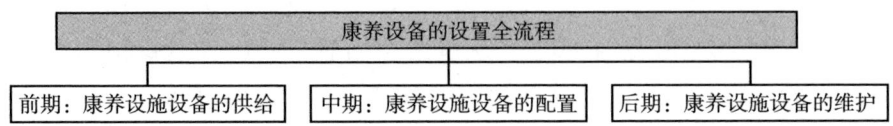

图5　康养设备的设置全流程

资料来源：方正证券研究所。

（一）前期：康养设施设备的供给

康养设备供应商承担着为整个产业链提供智能硬件产品、搭建智能软件系统和应用平台的任务，是康养产业的核心环节。但我国康养设施设备发展仍处于初级阶段，在供给端主要存在以下几个问题。

1. 国内康养设备制造商缺乏实力雄厚的龙头企业

我国目前涉足康养领域的上市企业主要集中在养老地产领域，紧随其后

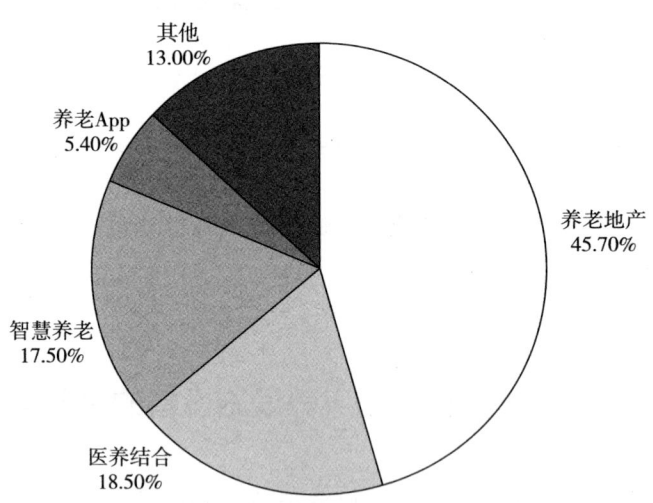

图6　上市公司切入康养领域的方式

资料来源：60+研究院，亿欧，方正证券研究所。

的是医养结合,选择智慧养老切入的上市公司位列第三(见图6)。康养设备生产商则大部分是中小型民营企业,资金实力有限,投资研发创新与管理运营营销上存在短板,盈利能力不强、利润不高、发展动能不足(见表3)。

表3 国内布局"康养+智能化"的相关企业

公司名称	公司性质	康养相关布局
迪安诊断	已上市	与阿里合作,探索"智慧养老运作模式"
东软集团	已上市	布局大健康产业链,研究"智慧健康信息系统"
海尔集团	已上市	用智能终端硬件切入智能康养产业
华东医药	已上市	利用"互联网+"技术连接用户与医生的居家医养服务平台
南京新百	已上市	旗下安康通与上海、重庆等市民政局合作,建设健康养老信息化平台
万达信息	已上市	与上海市、四川省政府合作,建设健康养老信息化平台
数字政通	已上市	与河南焦作市、云南文山市合作推进卫生信息化、智慧化建设
延华智能	已上市	承建长春市综合养老云信息平台项目
中兴通讯	已上市	与深圳市民政局合作推动养老服务信息化、智能化、现代化水平
思创医惠	已上市	重点推进智能鞋、RFID被服等医疗信息耗材产品
乐普医疗	已上市	控股国内唯一医疗级远程心电实时监测服务商优加利
九安医疗	已上市	打造智能康养实验室
易华录	已上市	与蓬莱市合作建设综合性智慧康养社区
理邦仪器	已上市	国内监护仪、心电设备领先企业
三诺生物	已上市	致力于利用生物传感技术研发、生产、销售快速检测慢性疾病产品
万孚生物	已上市	国内即时检验(POCT)行业领军企业
中国电信	国有独资	与中兴健康科技合作建设智慧康养平台
中国太保	已上市	提供符合中国传统养老习惯的智能化、个性化养老服务
康美药业	已上市	旗下康美健康布局"智慧+互联网医养"线上平台和线下服务供应商
中国普天	已上市	打造智慧健康养老产业服务大数据平台
梧斯源	新三板	研发移动通信、娱乐互动为一体的多功能智能看护机器人
三开科技	新三板	研发居家养老服务运营管理系统等产品
青岛软通	新三板	开发运营青岛智慧健康养老平台
软汇科技	新三板	由软件开发转型为"互联网+"行业养老解决方案供应商
佳音在线	新三板	在沈阳打造智慧社区养老的全国典范"诚信易居智慧社区"
艾倍科	新三板	搭建北斗智慧康养云服务平台,构建完整的现代家居养老服务体系
迈动医疗	新三板	智慧康养床垫,可为使用者提供呼吸检测等四大智能检测服务
京福安	新三板	"北京-养老助残卡"项目运营商
爱依养老	新三板	与多地民政部门共建养老服务指导中心,开发养老服务综合信息平台

资料来源:Wind,方正证券研究所。

2. 国内康养设备与国外相比竞争力不强

国内康养产品两极分化严重，高端设备多依赖进口，附加值较高的高端产品领域多被国外品牌覆盖。主要原因是国内康养设备制造发展起步晚，缺乏严格的产品标准和行业规范，国内设备制造商实力较弱且竞争激烈，在研发投入、创新能力上较为薄弱，主要集中在低端产品领域。康养设备制造领域缺乏龙头科技企业的技术投入，缺乏龙头康养设备制造企业和品牌（见图7）。

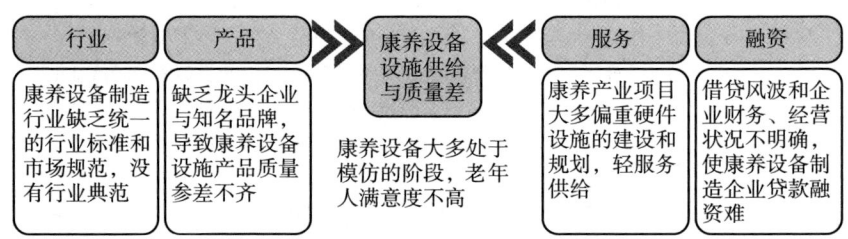

图7　康养设备设施供给与质量差的原因

资料来源：方正证券研究所。

（二）中期：康养设施设备的配置

康养设施设备的采购一般分为两种形式：养老机构或社区委托政府进行统一招标采购，个人用户或私人养老机构直接向康养设备销售商或制造企业进行采购。在采购和配置的过程中，设计者对康养空间的认识存在误区，很多设备并不能完全贴合目标用户的需求，存在精细化不足、空间布局不合理、有潜在安全隐患等问题（见表4）。

表4　康养设备的两种采购形式

类型	政府采购、社区委托(B2B)	用户与企业对接(B2C)
采购主体	国家机关、事业单位和团体组织	个人用户
资金来源	财政性资金（财政部、厅、局拨款）	私有资金
采购性质	非商业性	大多数为商业性质
采购数量	一般较大	根据需求

续表

类型	政府采购、社区委托(B2B)	用户与企业对接(B2C)
采购偏好	遵循国家政策或社区要求、标准统一	模式多样性、没有统一标准
采购价格	相对偏高(要求售后和保修等)	根据个人议价能力(一般低于政府采购)

资料来源:方正证券研究所。

1. 康复设施设备配备不合理

从康复设施设备的具体配置来看存在脱离目标用户实际需求与精细化不足的问题。某些养老机构配备的跑步机、动感单车、仰卧起坐设备等运动健身设备,多数不适合老年人。而养老机构需要配置相对合适的智能化康复设备与技术方法,例如海外进口的智能化床上踏车系统等(见表5)。

表5 康养空间设计和设施配置不合理

不合理设计	错误认知及原因	合理做法
配备大量健身器械	老年人的身体比较虚弱,健身器械利用率不高	丰富活动设计、配备相应设备
空间面积配比不当	面积不足,难以展开康复活动;规模过大,使用效率低下	康复空间应相对宽敞,老人同时锻炼、相互激励
多功能大厅设计不当	只考虑单个空间使用功能,使用其他功能时,效果不理想	多功能大厅设计应综合考虑,合理配备设施
餐桌类型不合适	老年人用餐的桌子都是"一"字形,不方便老人交流及护理人照料	将桌子摆放成"U"或"O"形,老人坐在外圈,护理人员在中间。护理人员与老人距离均匀,提高护理效率,使每个老人都能得到照料
缺乏设计和维护	绿化的作用仅仅是美观,有的养老设施中种了很多的花草树木,但没有将绿化的作用发挥出来。	用绿化环境帮助康复,让室外空间成为老人能够通行、停留和活动的室外康复场所

资料来源:方正证券研究所。

2. 养老机构设施设备配置不规范

养老机构的设备配置应该根据机构规模(床位数)、承担功能(功能分区:自理区、照护区、失智区)来制定不同的配置标准,实现设施设备利用的最大化,与养老机构的规范化、层次化和多样化发展相适应,然而国内尚未形成统一的业内标准(见表6)。

表6 养老机构生活照料类设施配备

设施设备		自理区 必备	自理区 选配	照护区 必备	照护区 选配	失智区 必备	失智区 选配
穿衣	老人介护限		☆	★		★	
	介助手套		☆		☆		☆
	穿鞋穿袜辅具		☆		☆		☆
	束缚带		☆		☆	★	
	便捷式穿脱睡衣		☆	★		★	
	介护短裤		☆	★		★	
口腔清洁	漱口接水盘		☆	★			☆
	开口器		☆		☆		☆
	口腔用手电筒		☆		☆		☆
饮食照料	围裙		☆	★		★	
	介护用口杯		☆	★			☆
	介护用餐具		☆	★			☆
	电子秤		☆		☆		☆
	非接触式温度计		☆		☆		☆
排泄护理	环带式成人纸尿摔		☆	★		★	
	老年马桶	★		★		★	
	直肠清洗马桶/垫	★		★		★	
	坐便椅		☆	★			☆
	马桶垫高器		☆		☆		☆
	小便器扶手	★		★		★	
	坐便器用扶手	★		★		★	
	尿器		☆	★			☆
	插入式便器		☆	★			☆
	防水床单		☆	★		★	

资料来源:《老龄科学研究》,方正证券研究所。

(三)后期:康养设施设备的维护

缺乏专业维护人才。康养设备安装后并非一劳永逸,需要制定合理的维护保养计划,进行定期检查和长期维护,以保证设备的正常使用,防止设备出现问题带来使用上的不便和安全隐患。康养设备在使用过程中需要专业的维护人才进行定期检查和长期维护，但是目前一般的康养社区中并不会配备专业的设备维护人才进行该项工作，大多是在设备出现问题时，才联系设备供应商进行处理，影响设备的及时使用，降低设备的使用寿命（见表7、图8、图9）。

表7　康养设备设施可能会出现的问题

使用损耗或产品质量问题	外部原因
长期使用导致设备老化	产品使用不当导致设备故障
产品出现质量问题导致无法使用	其他因素导致设备无法正常使用

资料来源：方正证券研究所。

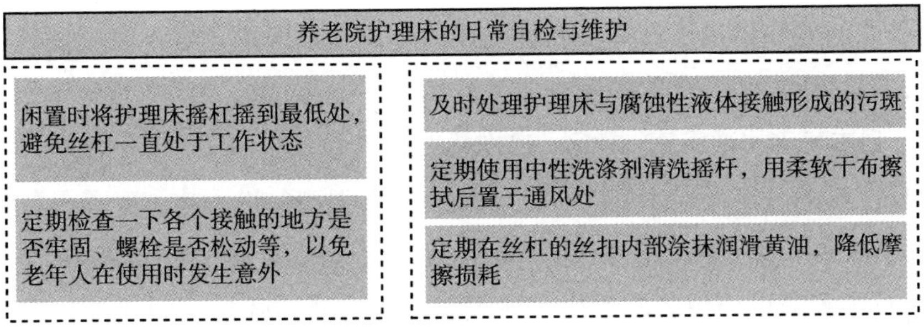
养老院护理床的日常自检与维护
闲置时将护理床摇杠摇到最低处，避免丝杠一直处于工作状态
定期检查一下各个接触的地方是否牢固、螺栓是否松动等，以免老年人在使用时发生意外
及时处理护理床与腐蚀性液体接触形成的污斑
定期使用中性洗涤剂清洗摇杆，用柔软干布擦拭后置于通风处
定期在丝杠的丝扣内部涂抹润滑黄油，降低摩擦损耗

图8　养老院护理床需要进行的维护工作

资料来源：方正证券研究所。

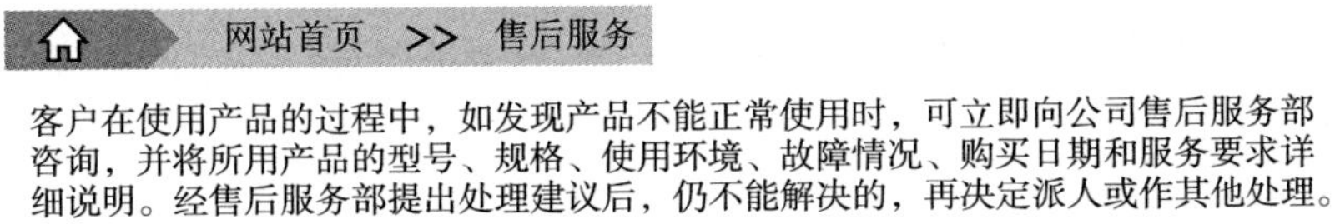
网站首页 >> 售后服务
客户在使用产品的过程中，如发现产品不能正常使用时，可立即向公司售后服务部咨询，并将所用产品的型号、规格、使用环境、故障情况、购买日期和服务要求详细说明。经售后服务部提出处理建议后，仍不能解决的，再决定派人或作其他处理。

图9　普瑞森医疗设备公司维修说明

资料来源：山东普瑞森医疗设备有限公司，方正证券研究所。

三 他山之石：日本养老——健全的社会环境使康养设备产生最大效应

1. 康养观念成为社会主流认知，基本服务供给配备充足

早在1970年，日本老龄人口比重就达到了老龄化的标准，进入了老龄化的社会。截至2014年，日本的老龄化进一步加剧，并且跃至老龄化国家的榜首。现实的国情使得政府加大力度完善老年人福利保障体系，在社会保险与商业保险的制度保障下推进养老护理体系健全。在这一过程中更多地发挥出养老机构的作用，通过协同医院的方式，以机构内部设置护理中心、机构外联周边医院的方式小病内治、大病外诊，迎合老年人的医疗护理需求，最大限度激发"康养"的核心理念，以养为纲，以康为目。社会环境的塑造为养老的发展提供了良好的软性支撑，形成基本医护人员、医疗设备实地配置，高端康复医护合作的医养服务。

2. 日本养老呈现家庭、社区、机构共生发展

日本养老已经形成家庭、社区、机构三大类型并进之势，康养设备基于不同类型的养老场景，在基础设备的共性之上，实现个性化发展（见图10）。日本养老设施设备的运行，注重温暖、沟通性强的空间设计，因地制宜地应用环境资源，最大限度激发设备设施效益，达到联络老年群体感情的作用。具体包含三个层次：（1）以轮椅、拐杖、洗浴设备等为典型的基本生活设备提供生活基本条件；（2）床位、治疗器具等疗养医护设备的配置则充分考量老年群体的身体健康，贯彻"医养结合"的方策；（3）机器人等高端智能辅助设备则紧跟科技前沿，"互联网+康养""科技+康养"的理念深入其中。

（一）机构养老：向着智能化、产业链条化方向发展

日本机构养老设备的智能化包含三个方面。

1. 养老保健设备智能化

以安全防护、使用便利作为基本原则建设。例如，松下集团开设的养

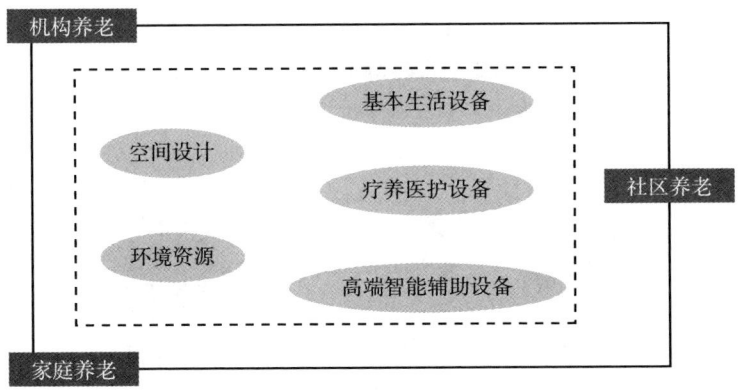

图 10　日本养老模式分析

资料来源：方正证券研究所。

老院发挥自身作为智能电器制造科技企业的特性，在养老保健设备上深入贴合老年人群需求：遥控器调节床位高度、定位仪掌控实时位置等（见图 11）。

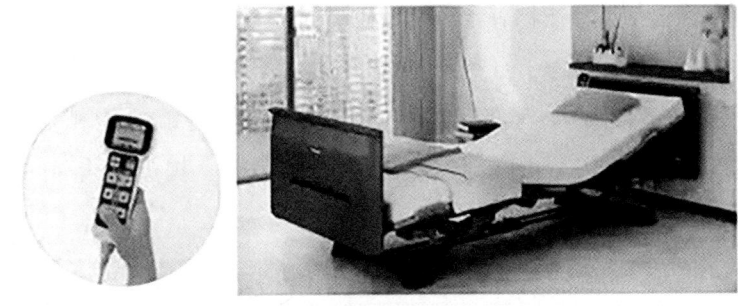

图 11　松下养老院保健设备

资料来源：公开资料整理，方正证券研究所。

2. 医疗护理设备智能化

便利老年人群医护需求。日本养老机构配备智能化医疗护理设备，通过"互联网+医疗"的模式，带动养老机构迈入医疗远程与现场、虚拟与现实相结合的共生阶段（见图 12）。

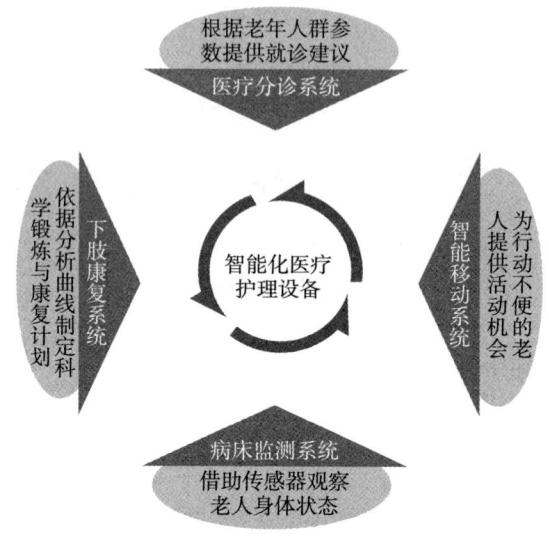

图 12　智能化医疗护理设备

资料来源：方正证券研究所。

3. 创新性流通设备支持养老可持续化

以内部流通货币为引导，促进老年群体自理生活。以蒲公英介护中心为例，其创造性生产内部流通的 SEED 币，与货币功能相似，鼓励老人通过参与康复训练、配合护理工作获取货币，提升老年群体活动积极性。

日本的机构养老以养老设施设备为核心形成了有机链条，各类衍生产业相互促进、共同发展。养老机构在建设养老设备设施时注重专业化细节设计，并将专业性问题的解决外包给专门企业，促进细分领域的发展，形成了"老年群体用品专卖""老年餐饮配备专营""老人之家管理咨询""养生服务人员咨询"等产业，以优化解决养老用品设计与销售、餐饮配备、机构运营管理、人才培训与输出的问题，提升整个产业链的运转效率（见图13）。

从康养设备设施视角看产业发展难点

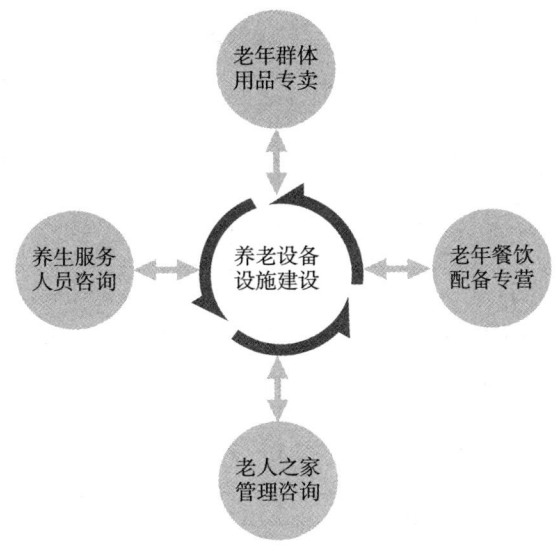

图 13　养老设施设备产业链条

资料来源：方正证券研究所。

（二）家庭养老：细节关怀与人性化

日本家庭养老在设施设备方面的领先之处，主要表现在四个方面。

1. 家庭养老空间设计合理

日本居家养老在空间设计上以老人为本，简易有序。注重动线合理应用，缩短动线距离，借助走位入口宽度等便利老人全方位需求，并考虑护理人员、亲人朋友的聚行空间。

2. 基础生活设备规范化

家庭养老基本之处在于生活便利，基础设备规范化是重中之重，且均在细节中体现，包括厨房高度、抽拉龙头喷水射程、洗碗机操作便捷性、马桶智能程度等。

3. 安全防护设备周全

养老关键在于安全保障，包括用电安全、通行安全、夜晚安全、使用安全等均有一套标准，配备相应设备防范危险（见表8）。

265

表 8　安全防护设备要素

防护类型	防护设备装置
用电安全	电器、插座及开关位置
通行安全	楼层与过道
	无障碍地面
	防滑地砖地板
夜晚安全	夜间照明系统
使用安全	家具高度与外形设计
细节安全	扶手
空间布局安全	浴室
	厕所
	厨房

资料来源：方正证券研究所。

4. 重视健康保障与人文关怀

除冷暖色彩对比、防燥通风设计、温度湿度考量外，针对特殊障碍老人的个性化特色服务亦是出彩之处。

（三）社区养老：发展多功能整合

社区养老注重多功能整合，主要通过康养设施设备的空间设计、功能布局、分型养老实现。

1. 空间设计注重环境便利化与需求个性化

如日本北海道养老社区充分利用开放展廊和食堂与周边学校等组织机构建立联系，实现社区生活一体化。在基本空间结构设计基础上提供完全自由的设备布置机会，便于老人个性化的施展，有效提升空间利用率（见图14）。

2. 空间布局功能合理化

养老社区针对不同功能需求优化空间布局。以鹤之苑为例，在不同楼层进行分区布局（见图15）。

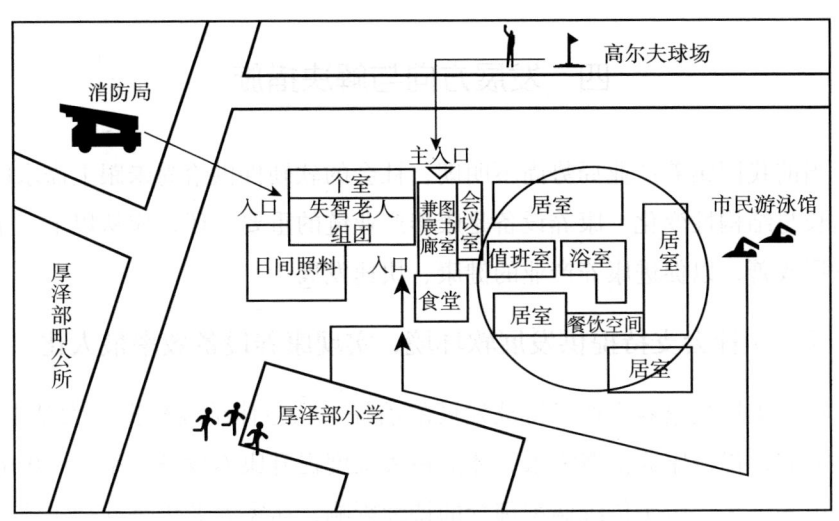

图 14 日本北海道养老社区空间结构平面图

资料来源：公开资料整理，方正证券研究所。

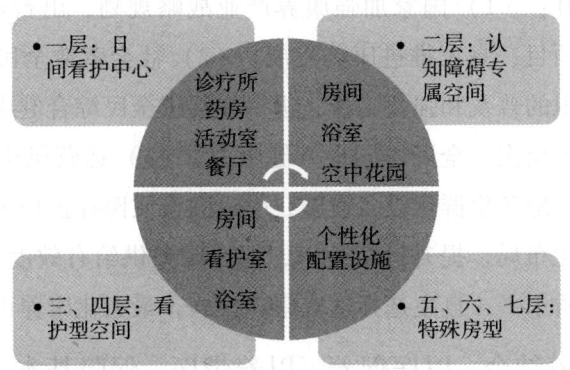

图 15 鹤之苑楼层功能布局

资料来源：方正证券研究所。

3. 分型养老设施形成功能分化

养老社区以分型设施提供分化功能，精准供给。医疗型为长期看护老人提供照护疗养、护理强化、疾病治疗等专门化服务，保健型为复健型老人提供介于医疗与福利间的复健护理服务，福利型为老人提供生活的便利支持及福利保障。

四 发展方向与解决措施

当前我国康养产业局势尚不明朗,社会的软硬件供给尚未跟上需求的持续增长与结构性变化。康养设备是康养产业链的重要一环,应从以下三个方面发展改善,以促进康养产业的健康、快速发展。

(一)社会支持提供发展软环境,实现康养设备效率最大化

社会支持是康养产业可持续发展的前提。从主体维度提振两大基本面,以供应需,提振康养消费需求,才能最大限度提升康养设备效率。中国养老问题由来已久,由于传统儒家理念的持续影响,居家养老仍是社会主流,机构、社区的存在往往会被舆论所诟病,全民康养观念有待提升。社会支持乏力,国家政策落地进展缓慢,养老、医疗环境亟待提高。具体而言可以从以下四个方面提升:(1)国家加强康养产业战略规划,出台前沿方针政策,孵化落地相应项目,真正推进康养发展。(2)社会营造全民健康氛围,切实开展健康知识的普及和强化工作,进一步促进全民综合健康素养的持续加强,各年龄、各层次,全民协同提升健康力。(3)运营机构全面打造核心竞争力,进一步配备集群化设备设施,引进高素质医疗护理人才,积极借鉴国际经验,优化布局,提升运营效率,保证服务供给有效度。(4)康养群体提升康养素质水平,自主选择适宜康养模式,最大化康养设备边际效益。

(二)医养结合、以医促养、以养带医,保障基本人才供给与设备配套

在康养产业的发展中,"医"是保障"养"有序进行的至关重要条件。中国目前医养分离,医疗服务供给不足。以养老为例,商业化的养老服务主要局限于机构养老,基础设施基本配备,常规医疗人员定期会诊是当前养老机构的供给现状。但中高级设备、医疗供给相对不足,智能化诊断设备、专门医护人员、专业护理中心的安置有所缺失。可从以下四个方面改善:(1)提升养老机构、社区照料中心服务能力,基本保障医护人员定期会诊,条件适

当时引入医护中心，配备监测、诊断、康复、护理等专业性医疗设备。（2）积极发展周边医疗环境，与大型医院合作，打造一体化康复医疗中心，提供重大疾病的外包服务。（3）发展医养保险，增加商业保险品种，多组合推进长期护理保险试点，提供康养后备支撑。（4）吸取国际经验，与日本专门学校、护理院、介护中心、综合医院交流合作，提升设备利用率、优化医护服务能力。

（三）设备智能化与人性化双向发展，人文关怀与科技强度共生促进

社会支持与服务供给的保障是康养发展的首要条件，而设备设施的智能化程度则是提升康养服务质量的关键。（1）加强研发整合，提升康养配套设备设施品质，实现智能化全覆盖，以智能引领康养产业腾飞。（2）积极开发人工智能型康复、护理、保健类医疗科技产品，以新技术提供可靠保障，提升老年人和重病患者生活质量，满足社会康养需求。（3）合理布局周边配套与内部设备，实现设备设施一体化集群，构建生活一体化服务平台。（4）因人而异、因势而变，提供个性化设备设施，在基本康养设施之外提供个性化弹性空间，吸纳特定人群个性化需求。

参考文献

[1] 原婕：《探索居家养老趋势下社区公共环境体系的再构建》，天津大学硕士学位论文，2017。
[2] 穆光宗：《应对老年群体脆弱化的思路和对策》，《北京工业大学学报（社会科学版）》2017年第5期，第11~18页。
[3] 丁凡、梁薇、刘慧岭、刘浩：《"标准化＋养老"发展路径研究——以湖北省为例》，《标准科学》2017年第7期，第44~49页。
[4] 贾伟新：《基于BIM的智慧社区养老管理研究》，西安建筑科技大学硕士学位论文，2016。
[5] 刘婷、余晶波：《国内外医养结合养老模式的经验和启示》，《现代实用医学》2019年第12期，第1567~1569、1572页。

案例篇
Case Articles

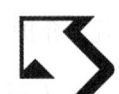

B.13
基于康养产业可持续发展能力评价体系的宁夏回族自治区康养旅游标准化研究报告（2019）

张仁汉　李进云　敖亚嵘*

摘　要： 随着我国逐渐进入老龄化时代，加上社会对健康生活的普遍追求，康养产业的巨大潜力开始显现，越来越多的企业涉足康养产业，探索康养产业的发展新模式。为了探索康养产业的可持续发展，本文以宁夏回族自治区为例，使用康养产业可持续发展能力评价体系对当地康养旅游资源进行标准化梳理和分析。研究发现，宁夏在康养旅游发展方

---

* 张仁汉，管理学博士，研究员，硕士生导师，主要研究方向：文旅信息化和标准化体系建设；李进云，宁夏回族自治区文化和旅游厅，研究方向：文旅信息化和标准化体系建设；敖亚嵘，中山大学旅游学院学士，广州速游网络科技有限公司广告投放专员，主要研究方向：康养大数据、银发旅游。

面有很好的资源基础，尤其体现在林草农业资源、政策文化环境、康养品牌等方面。在未来发展中应进一步巩固优势，弥补医疗设施、养老设施等方面的不足，实现康养旅游产业的可持续发展。

关键词： 康养产业　康养旅游　可持续发展　宁夏

一　项目背景

第三次消费结构的升级加上人口老龄化趋势的凸显，社会普遍开始追求高品质的健康生活方式，这也使得涵盖了医疗、养生养老、文化、旅游、体育等诸多业态的康养产业的潜力愈加增大，康养产业在我国得到了蓬勃发展。越来越多的企业开始涉足康养产业，探索康养产业的发展新模式。

宁夏回族自治区（以下简称"宁夏"）位于中国西北内陆地区，有"塞上江南"的美誉，是国内最具吸引力的旅游目的地之一。2019年，宁夏全区接待中外游客4011.02万人次，同比增长19.92%，实现旅游总收入340.03亿元，同比增长15.00%。整体旅游经济指标稳中有进。同时宁夏在自然保护区建设、特色民俗文化、绿色农业等方面取得了长足发展，对保护和改善全区的生态环境、自然环境以及生物多样性保护上起到不可替代的作用，也为区内康养旅游产业的发展打下了坚实的基础，具有较大的康养旅游发展潜力。

本文立足于康养产业可持续发展能力评价体系，对宁夏康养旅游资源基础进行标准化梳理分析，以期对宁夏康养旅游发展战略提出建议，促使其充分发挥当地的资源优势发展康养产业。

二 宏观环境分析

（一）国家相关政策分析

1. 健康中国

2016年《"健康中国2030"规划纲要》出台，成为健康产业发展的重要指导，将助力推动老年人医疗卫生服务体系的建设，推进中医药领域与康养领域的融合，以及全民运动健身事业的发展，把大众目光聚焦在康养领域。

2. 全域旅游

"全域旅游示范区"创建工作于2016年正式启动。就目前来看，旅游产业建设提升了宁夏的硬件设施建设与整体环境，而塑造产业内核，则需要以康养旅游为抓手，充实旅游业态。

3. 养老政策

党的十九大报告首次将养老问题与就业、教育、医疗、居住问题并提；2019年底，国家加快构建社区养老机构与居家养老相协调、医疗与康养相结合的养老供需体系，并鼓励社会、民间力量进入养老服务领域，康养产业的发展空间不断拓宽。

4. 乡村振兴

一方面，实施乡村振兴战略能有效激发自治区内创新氛围，大批基层劳动力以及科技创新等各类知识型人才返乡，成为康养旅游产业发展的活力源泉；另一方面，康养产业的发展能吸引老年人群、高消费人群前往乡村，为乡村振兴提挡增速。

以上有利的政策环境，在促进乡村基础设施建设与系统管理、医疗健康养老产业链完善、打造旅游节点城市与提升景观的同时，通过政府、市场与产业的三方联动，全方位助推康养产业建设，拓宽康养产业发展空间。同时，康养产业的发展也能够兼顾政府、市场与产业。

（二）自治区相关政策分析

宁夏已出台一系列政策文件，为促进自治区康养旅游发展提供了有力支撑，现将具有代表性的政策文件及举措整理如下（见表1）。

表1　宁夏关于支持旅游业发展的政策性措施

时间	举措	政策文件	实施意义
2012年	把做强做大文化旅游产业作为推动经济社会发展的战略重点	《自治区党委、人民政府关于做强做大文化旅游产业的决定》（宁党发〔2012〕3号）	充分发挥文化旅游产业在经济社会发展中的重要作用
2016年	"着力改善旅游消费软环境"；把"投资"作为主题，并分别从旅游基础设施提升、旅游投资促进、乡村旅游提升、加大改革创新力度、保持旅游投资增长等多个角度明确了政府在旅游投资中的角色、作用和实施路径	《关于进一步促进旅游投资和消费的实施意见》（宁政办发〔2016〕114号）	改善旅游营商环境、规范旅游市场、促进旅游投资与消费
2016年	创建十条旅游特色街区、做强十大精品景区、发展十大旅游购物商店、打造十强旅行社、做优十家旅游饭店等。同时注重完善旅游交通服务、完善旅游基础设施、推进智慧旅游工程、推进旅游服务标准化等	《自治区人民政府办公厅关于全面提升旅游服务质量，实施"十百千万"工程的若干意见》	实现自治区旅游企业大发展，旅游服务水平大提升，旅游消费软硬环境大改善，全域旅游示范区创建上台阶
2017年	优化全域旅游空间布局、提升全域旅游产业素质和竞争力、创新全域旅游产品体系、推进绿色生态旅游建设、强化全域旅游市场营销、构建全域旅游发展保障体系	《宁夏回族自治区"十三五"全域旅游发展规划》	促进旅游业建设成为开放宁夏的先导产业、富裕宁夏的支柱产业、美丽宁夏的绿色产业和和谐宁夏的富民产业
2018年	推进全国乡村旅游道路建设；加大对乡村旅游基础设施建设的用地支持；加大对贫困地区旅游基础设施建设项目推进力度	《促进乡村旅游发展提质升级行动方案（2018—2020年）》	补齐乡村旅游道路和停车设施建设短板

续表

时间	举措	政策文件	实施意义
2020年	统筹开展农村土地综合整治,鼓励探索"土地整治+特色农业/休闲旅游"模式,对集中连片建设生态保护与修复工程达到一定规模的经营主体,允许在符合国土空间规划、依法办理建设用地审批手续前提下,利用不超过3%的治理面积从事旅游、康养等产业开发	自然资源厅:18项政策助力脱贫攻坚与乡村振兴	为自治区决战脱贫攻坚、推进乡村振兴提供自然资源要素保障
	做活乡村休闲旅游业。实施休闲农业和乡村旅游改造提升工程,培育一批美丽休闲乡村、特色小镇、精品农庄、旅游酒庄、乡村民宿和康养基地,打造一批休闲观光农业精品路线	《自治区人民政府关于推进农业高质量发展促进乡村产业振兴的实施意见》	建设康养旅游基地有政策可依,推进康养旅游基地发展建设

资料来源:项目团队整理。

三 康养产业可持续发展能力评价体系与标准化分析

本文将使用康养产业可持续发展能力评价体系对宁夏康养旅游资源基础进行标准化研究。该评价体系基于评价指标体系的构建原则,在参考、阅读多位专家学者研究及《中国康养产业发展报告(2018)》的基础上,结合康养产业自身的发展现状和特点,拟定了资源、环境、设施、康养发展水平4个一级指标,从这4个方面出发进行梳理。对于资源,本文选定林草康养资源、水域康养资源、农业康养资源、其他特色康养资源4个二级指标;环境方面,本文分析了政策环境、文化环境、人居环境、气候环境4个二级指标;设施方面,本文选择了医疗设施情况、养老设施情况、休闲设施情况3个二级指标进行分析;康养发展水平方面,本文从区域健康水平、康养经济发展水平、康养品牌发展水平3个方面进行梳理。最后以49个三级指标分析相应的二级指标,从而对宁夏发展康养旅游产业的基础资源进行详细梳理和评价(见表2)。

基于康养产业可持续发展能力评价体系的宁夏回族自治区康养旅游标准化研究报告（2019）

表2 康养产业可持续发展能力评价体系

一级指标	二级指标	三级指标	三级指标的详细说明
资源A（20%）	林草康养资源A1	森林覆盖率A11	区域内森林覆盖面积占总面积的比例、区域绿化覆盖率
		保护地数量及级别A12	保护地数量及级别（如世界级、国家级、省级等）的比例
		生物多样性A13	区域内动植物的种群数量、特有物种、濒危物种及保护成果
	水域康养资源A2	湿地面积A21	区域内大型湖泊、河流等湿地的面积占比
		水质情况A22	各级别水质的水域数量及面积比例
		饮用水源情况A23	获优质水源地等认证的水域数量及总面积占比
	农业康养资源A3	绿色健康种植A31	符合相关食品安全国家标准的农业基地规模及产量
		优质康养农产品A32	获"三品一标"等各类认证的农产品，富硒等健康产品的种类数、规模及产量
		药用价值农产品A33	可用于康养保健的中医药种植规模及种类
		特色性康养农产品A34	区域内农产品康养的特色和稀有程度，国家地理标志产品
	其他康养资源A4	特色康养资源A41	除上述以外的可用于康养的特色资源数量、质量及开发情况，如海洋、温泉、沙漠等
环境B（30%）	政策环境B1	政策支持度B11	康养产业发展的专项政策与支持力度
		政策持续性B12	康养政策的生命周期、稳定性与贯彻力度
	文化环境B2	传统孝文化与养生文化B21	尊敬、关爱、赡养老人等传统敬老文化风气，中医等与养生相关的传统文化基础
		居民健康素养B22	区域居民利用已掌握的健康信息进行健康促进的能力，对健康活动的重视程度、参与度
		康养教育与人才培养B23	地方高校、职业院校、开放大学、老年大学的康养专业教育和职业培训情况，包括专业设置、课程体系培养、学科建设等
		康养会展与节事B24	当地承办康养相关会议、休闲节事、体育赛事等会展节庆活动的数量、级别及影响力
		居民友好度B25	邻里和谐程度，对外来人口的接受度，治安处罚比例及刑事案件发案率
	人居环境B3	环境质量B31	空气质量（全年空气优良天数、负氧离子浓度），噪声标准（指区域内环境噪声标准达到0类"特殊住宅区"，适用于康复疗养）
		居住条件B32	人均住房面积，社区配套设施建设，棚户区、城中村、乡村改造情况

275

续表

一级指标	二级指标	三级指标	三级指标的详细说明
环境 B (30%)	人居环境 B3	市政基础设施 B33	公共供水覆盖率,生活供水水质,生活污水、生活垃圾处理情况,燃气普及率,互联网用户普及率
		交通出行 B34	平均通勤时间,公共交通出行分担率,交通系统建设程度
		公共服务 B35	人均拥有图书馆、博物馆等公益性文化设施用地面积
	气候环境 B4	全年温度适宜人居的天数 B41	一年内温度适宜人居的天数,即无霜期加无高温预警的天数
		全年湿度适宜人居的天数 B42	一年内湿度适宜人居的天数
		全年可见阳光的天数 B43	全年可见阳光的天数
		全年气压适宜人居的天数 B44	一年内气压适宜人居的天数
		海拔 B45	适合人类生存的海拔(500~2000 米)
设施 C (20%)	医疗设施情况 C1	医院数量及等级 C11	区域内医院的数量及等级
		每千人床位数 C12	区域平均每千人床位数
		每千人执业医师数 C13	区域平均每千人执业医师数
		医疗科研水平 C14	区域优势医科、医学院数量
	养老设施情况 C2	养老服务机构的数量和等级 C21	区域内养老服务机构的数量及等级
		千人养老床位数 C22	区域内千人养老床位数
		老年友好设施覆盖率 C23	区域内老年友好设施覆盖率、无障碍设施覆盖率
	休闲设施情况 C3	康养设施规模及分布 C31	康养基地、康养小镇数量、规模及分布情况
		公共休闲空间的规模及分布 C32	区域内公园、绿地、广场的面积及分布情况
		公共体育休闲设施的规模及分布 C33	区域内体育场馆、绿道、小区休闲设施的面积及分布情况

续表

一级指标	二级指标	三级指标	三级指标的详细说明
康养发展水平 D（30%）	区域健康水平 D1	人均寿命水平 D11	百岁以上老人数及占比、80 岁以上老人数及占比、区域居民平均寿命、健康预期寿命
		健康人群占比 D12	健康群体人数占总人数的比例（即无亚健康、无疾病的人群）
		民生幸福指数测度 D13	民众物质幸福指数、健康幸福指数、社会幸福指数、文化幸福指数、环境幸福指数
		疾控水平 D14	应对传染病、突发公共卫生事件能力，区域重大疾病、慢性病等所占人群比例，营养与食品安全等
	康养经济发展水平 D2	康养服务业增加值占 GDP 比重 D21	包括旅游产业、文化产业等在内，以健康、养生、养老服务为内核的康养服务业产值及增加值占 GDP 比重
		规模以上康养制造业增加值占 GDP 比重 D22	包括器械、设备、制药等在内的康养制造业产值及增加值占 GDP 比重
		康养农业占农业总产值比重 D23	有机农业、生态种养殖、特优农产品等产值占农业总产值比重
		康养项目投资占固定资产投资比重 D24	包括已有、在建大中小型康养项目数量、规模、投资金额、建设周期
		康养消费占人均消费比重 D25	本地居民康养消费占人均消费比重，外地游客康养消费占旅游支出比重
	康养品牌发展水平 D3	获康养相关奖项称号的数量 D31	区域获文明城市（县）、园林城市（县）、养生城市（县）等称号的数量及级别
		康养品牌知名度 D32	知名康养企业数量及不同规模企业比例

资料来源：项目团队整理。

四 标准化分析

基于上述康养产业可持续发展能力评价体系，本文将从资源、环境、设施和康养发展水平四个方面分别对宁夏的基础资源进行梳理，进而分析其发展康养旅游的优势及劣势，从而科学地指导宁夏发展康养旅游。

（一）资源

这一部分主要从林草资源、水域资源、农业资源及其他康养资源四个方面进行分析。

林草康养资源方面，宁夏林地资源充裕，生态环境优良，有独特的动植物资源，也有一定规模的中草药资源种植，总体来说有利于康养旅游的长远发展。此外，虽然宁夏整体森林覆盖率不高，但固原六盘山地区的森林覆盖率较高，适合夏季康养。1970年以来，宁夏大规模开展了国土绿化，沙化、荒漠化和小流域综合治理行动，也在全国率先实行全省域封山禁牧，森林覆盖率由新中国成立初期的1.5%提高到2018年的14.6%。区内现有14个自然保护区，其中国家级9个、自治区级5个。有国家级重点保护植物麻黄、甘草、沙冬青、沙棘、沙芦草等共9种，国家Ⅰ级重点保护动物6种，国家Ⅱ级重点保护动物17种，自治区级重点保护动物30种。另外，宁夏抓住了国家复兴中医药的契机，立足于自身的有利条件，着力发展中药材产业。截至2017年底，全区的中药材种植面积达到了61.8万亩，总产量达到10.13万吨，总产值10.93亿元。2018年上半年，区内新增中草药种植面积近10万亩，品种达37种。种植面积万亩以上的药材有菟丝子、银柴胡、黄芪、板蓝根、小茴香、甘草等共8种。在政策的扶持和鼓励之下，区内建立了一批中药材的规范化种植基地，中药材产业蓬勃发展。总体来看，区内林草资源丰富且具有地域特色，当地大力发展中草药产业、封山禁牧等政策也为康养旅游的发展提供了助力。

水域康养资源方面，作为中国水资源总量最少的省份，宁夏的大气降水、地表水和地下水都比较贫乏，且年径流量地区分布很不均匀，呈现山地大、台地小，南部大、北部小的特点；黄河两岸湖泊湿地众多，银川更有"塞上湖城"的美誉。2019年11月宁夏地表水环境质量状况月报显示，黄河干流宁夏段水质总体状况良好，但境内9条黄河支流、8个沿黄重要湖库水质均为轻度污染，可见水质方面对区内康养旅游发展较为不利。但当地可以依托阅海水域和黄河等水域资源，发展帆船、赛艇、皮划艇等水上康养运动项目。2016年底，当地政府为积极响应国家体育总局出台的《水上运动产业发展规划》，结合沙湖景区自然资源，以帆船、赛艇、皮划艇项目为引领，开展水上特技表演、水上运动体验、青少年帆船赛等丰富多样的水上运动主题文化活动；2017年，当地举办了沙湖国际水上运动旅游文化节暨青少年OP帆船邀请赛，力图通过赛事打造"体育+旅游+文化"的水上运动文化品牌，这也是值得继续推进的康养旅游IP。

农业康养资源方面，在政策导向下往特色化、优质化、绿色化方向发展，取得较好成果，符合康养旅游的发展条件。宁夏的优势特色产业产值占农林牧渔业总产值的比重达到86.7%；其中，"1+4"主导产业的产值占农林牧渔业总产值比重为77.3%。2018年，优质粮食产业实现产值108.7亿元，草畜产业产值139.2亿元，瓜菜产业产值115.8亿元，枸杞产值26.8亿元，葡萄产值14.7亿元，红枣产值2.4亿元，中草药材产值34.3亿元，马铃薯产值29.3亿元，以优质牧草为主的其他农作物产值7.6亿元。随着政府"质量兴农、绿色兴农"战略的深入推进，当地农业不断向高质量发展迈进。截至2018年，当地天然草原补播改良面积达到730万亩，草原综合植被覆盖率达到55.4%。推广测土配方施肥910万亩、绿色防控及统防统治618万亩次，同时，宁夏完成银北盐碱地农艺改良78.6万亩，实现了化肥农药负增长，畜禽粪污的资源化利用率达到88.7%，农作物秸秆利用率达到84%。宁夏枸杞获得国家地理标志证明商标，被誉为"生命之树"的枸杞，全身都是宝。《本草纲目》记载，"春采枸杞叶，名天精草；夏采花，名长生草；秋采子，名枸杞子；冬采根，名地骨皮"。宁夏羊肉鲜香味美，不膻不腻，最出名的宁夏盐池滩羊作为G20杭州峰会、厦门金砖国家会议、2019夏季达沃斯论坛的特供产品，如今已名扬世界。贺兰山东麓分布着近百座酒庄，无工业污染，是休闲康养的好去处。同时，在政策的合理引导下，当地农业绿色化、优质化、特色化、品牌化水平不断提升，成为区内康养旅游可持续发展的重要基础。

其他康养资源方面，宁夏拥有特色温泉资源，目前已发现的温泉有5眼，其中楼房沟温泉、双井温泉、太阳山温泉的水质都符合国家医疗矿泉水标准，属于医疗热矿水；庙山湖泉和鸽子山泉泉水也符合饮用矿泉水标准。但属于医疗热矿水的3眼温泉水温都比较低，直接利用不能满足浴疗要求，且除楼房沟温泉外，其余几眼温泉大都存在交通不便的问题。楼房沟温泉除水温偏低外，硫化物含量之高、微量元素含量之丰，完全可与国内同类医疗矿泉水相媲美，且楼房沟温泉地处六盘山自然保护区内，地理环境优越，进一步开发的关键是提高泉水温度，使之与人体温度相适应或将其开发为避暑浴疗基地。同时，中卫有丰富的沙漠资源，营养美味的硒砂瓜，是沙疗、观星的理想区域。

总体来说，宁夏康养资源优越，特色显著，并且得到了良好的政策引导，为康养旅游的进一步发展提供了坚实的基础。

（二）环境

环境板块分政策环境、文化环境、人居环境、气候环境四个方面进行分析。

政策环境方面，宁夏回族自治区政府一直对旅游、文化等产业有较大力度的政策支持。早在2017年，宁夏回族自治区党委、政府就出台了《关于加快全域旅游示范区建设的意见》，从全域旅游示范区建设总体要求和发展目标、全域规划、产品供给、提升服务、成果全面共享、保障措施六个方面提出具有前瞻性和针对性的26条政策措施来推动旅游产业的发展。2019年，为了全面贯彻落实党的十八大和十九届三中、四中全会以及自治区第十二次党代会精神，宁夏回族自治区文化产业"十三五"发展规划明确提出文化产业发展的方向和重点。自治区党委、政府从政策上对旅游、文化、特色农业等与康养旅游发展息息相关的板块给予了高度支持与重视。

关于文化环境，一方面，当地少数民族特色节日及独特的地方风俗是发展民俗旅游的巨大宝藏，为康养旅游赋予了地方特色，与目前普遍的"养生""康养"等观念有重合之处，也可以作为特色民俗与康养旅游进行联合开发。另一方面，城市全民健身的文化氛围也是康养旅游产业发展的有利条件。《银川市全民健身实施计划》等相关政策的落实，进一步加快了全民健身事业的发展。该计划从锻炼人数、体育休闲设施建设、社体指导员培训、健身休闲产业供给侧结构性改革等多个方面，对市内全民健身事业发展做了详细的规划。规划提出到2020年，全市经常参加体育锻炼的人数应达到80

万人以上，老年人、残疾人等群体参加体育锻炼的人数比例应有明显提高。在运动员培养方面，2018年区内有158人达到国家一级运动员等级标准，390人达到国家二级运动员等级标准，19人获得国家一级裁判员等级称号，很好地带动形成了全民运动的氛围。

对于人居环境，政府十分重视。目前，自治区内建制村全部通硬化路，农村自来水普及率达85%，有线电视实现户户通，4G网络覆盖率达98%，累计完成危窑危房改造45万户、安装太阳能热水器近80万户。区域内积极开展生态宜居美丽乡村创建，累计建设改造美丽小城镇104个、美丽村庄588个。吴忠市利通区被评为全国19个农村人居环境整治激励县。同时，区域86%的乡镇编制了总体规划，65%的村庄实现生活垃圾治理，88%的畜禽粪污得到资源化利用，村庄清洁行动实现全覆盖。综上，人居环境有利于当地康养旅游的发展，而且银川市当选中国最适合养老的20座城市名单的第一名，这些都能有效带动康养旅游产业的宣传。

气候环境方面，宁夏地处内陆，属温带大陆性干旱、半干旱气候，区内昼夜温差较大，四季分明。当地的全年日照时数达3000小时，无霜期150天左右，是国内日照和太阳辐射最充足的地区之一。宁夏的海拔在1100~1200米，为低海拔地区，在最适合人类生存的海拔区间内。总体来说，宁夏气候环境较为宜居。

（三）设施

这一部分从医疗设施、养老设施、休闲设施等方面进行分析。

医疗设施方面，截至2018年末，全区卫生技术人员共53029人，其中执业医师和执业助理医师19415人，注册护士23281人。同年区内共有医疗卫生机构4451个，其中医院231个；区内共有基层医疗卫生机构4121个，其中卫生院217个，城市社区卫生服务机构184个，村卫生室2300个；区内有专业公共卫生机构89个，其中疾病预防控制中心25个，卫生监督机构25个。同年全区医疗卫生机构实有床位41005张，其中医院35698张。宁夏每千人口执业（助理）医师和注册护士数量仅为北京的55%左右，且存在区域间的分布不均衡。线上医疗设施方面，2018年国家卫生健康委与宁夏回族自治区政府签署关于共建"互联网+医疗健康"示范区战略合作协议，成为中国首个"互联网+医疗健康"示范区，一定程度上弥补了宁夏地区医疗力量的不足。

养老设施方面，截至2018年末，宁夏共有养老服务机构77个，社会服务床位15301张（不包括社区床位数），其中养老床位11997张（不包括社会日间照料床位3671张以及社会留宿床位3992张）。每千名老人拥有养老床位数与国内平均水平仍有一定差距。

休闲设施方面，政府为公共体育设施覆盖提供了多项有利政策，例如银川市提出努力创建"全国健康城市"，并计划2020年确保全市社区公共体育设施的覆盖率达到95%，村（居）覆盖率达到85%，全市人均体育场地面积达到2.5平方米以上。此外，当地政策还重点推动"山地户外运动"的发展，着力推进冰雪运动、攀岩等户外运动项目的发展，在场地和设施的建设上给予政策支持；同时推动航空飞行营地和俱乐部发展，发展热气球、滑翔等航空运动项目，以及鼓励极限运动、电子竞技、击剑、马术等时尚运动的落地，各项政策共同促进银川市康养体育产业水上、山地、航空的全面立体发展。截至2018年底，宁夏人均公共体育场地面积达到2.15平方米，超过全国平均水平，为区内市民、旅游者提供了丰富的公共休闲空间，但在空间上仍存在分布不均衡的情况。

（四）康养发展水平

这一部分从区域健康水平、康养经济发展水平、康养品牌发展水平三方面分析。

区域健康水平方面，2019年公布的《宁夏医改十周年省级自评工作报告》显示，宁夏人均寿命已由2009年的73.38岁提高到2018年的75.33岁，高于全国74.83岁的数据。孕产妇死亡率、婴儿死亡率、五岁以下儿童死亡率分别由2009年的20.72/10万、15.93‰、20.09‰，下降至2018年的16.71/10万、5.45‰、7.42‰。在医疗系统的改善下，居民健康水平日益提高。截至2018年，全区共有百岁及以上老人88位，80岁以上老年人口10.47万，占区内老年人口的11.5%；从百岁老人的县区分布来看，利通区的百岁老人最多，有11位，兴庆区、灵武市百岁老人各有10位，长寿老人也能够成为康养旅游的形象宣传点。

从宏观经济环境发展来看，2018年，宁夏实现生产总值3705.18亿元，比上年增长7.0%，其中第三产业增加值比重为47.9%，比上年提高1.1个百分点。按常住人口计算，全区人均生产总值54094元，增长6.0%，居民消费价格比上年上涨2.3%。第三产业增加值比重最大，结构合理，整体宏观经济环境稳步向好。康养经济发展水平及康养品牌发展水平方面，区内有2个全国文明城市和银川、吴忠、青铜峡3个国家园林城市，以及贺兰、盐池、彭阳、隆德4个国家园林县城。区内康养相关的企业超过1100家，其中注册资本大于5000万元的有20家，大于1000万元的有50多家。著名康养项目有荣颐康养小镇等。从康养经济发展水平及康养品牌发展水平上看，宁夏相较其他规模相似的城市，处于中等水平。

（五）小结

根据以上对宁夏康养旅游产业基础资源的研究梳理，总结出如下特点。

（1）区域内林草资源、农业资源丰富且有自身特色，当地政府的政策引导得当，有利于康养旅游的进一步发展。温泉资源受自然条件限制，目前不能作为很好的吸引点，但存在改善提升的空间。依托水域资源，近期可以发展帆船、赛艇、皮划艇等水上康养运动项目，中远期吸引更大规模的帆船赛事或将"沙湖杯"帆船邀请赛发展为当地的品牌赛事，利用赛事影响力带动康养旅游产业的发展。

（2）环境方面，政策环境、文化环境、人居环境、气候环境等都较为有利，尤其是文化环境，当地的特色民俗文化是很好的宣传亮点，可与森林人家、康养基地、乡村民宿、特色小镇等融合发展。

（3）设施方面，政策将医疗设施建设、休闲设施建设等都纳入了发展重点，但目前设施水平仍不足以成为当地的竞争优势，且区域内出现了分布不均衡的情况，还有进一步发展建设的空间。

（4）康养发展水平方面，区内有百岁老人、全国文明城市、知名康养项目等康养服务品牌，是与康养产业相匹配的发展基础。康养企业的数量及规模处于中等水平，有较大发展潜力。

五 康养旅游标准化建设路径分析

基于以上项目背景和全区资源基础分析发现，宁夏在康养旅游发展方面具有良好的资源基础，尤其在林草农业资源、政策文化环境、康养品牌等方面。在未来发展中应以独特的民俗文化和优质的农业林草资源为主要吸引点，进一步巩固康养发展优势，弥补医疗设施、养老设施等方面的不足，实现康养旅游产业的可持续发展。具体建议如下。

（1）发挥林草资源丰富及生物多样性的优势。宁夏丰富的林草资源和生物多样性是发展森林康养的绝佳条件，未来在保护区周边地区开发、休闲观光园区建设、森林人家规划时均可以考虑融入康养元素，从而实现旅游与生态保护的相互促进。

（2）利用夏季凉爽干燥舒适的气候、独特的地理位置、宁夏引黄灌溉区以及美味的瓜果，吸引长三角、珠三角、京津冀的游客来消夏避暑。

（3）进一步推进中药材产业发展和中药材规范化种植基地建设。

（4）农业方面继续坚持特色化、优质化、绿色化的发展方向，鼓励有机农业基地建设与推广。随着人们健康养生意识的觉醒和消费水平的提高，有机农业将越来越受到康养旅游消费群体的欢迎。

（5）依托水域资源，打造水上运动的康养旅游品牌。沙湖自然条件优越，是承载文化旅游、体育运动、休闲康体等产业协同发展，开展水上竞技运动的理想之地，可以继续吸引更大规模的帆船类赛事或将"沙湖杯"帆船邀请赛发展为当地品牌赛事，以赛事的影响力为当地"体育+旅游+文化"的康养运动品牌赋能。

（6）充分利用当地民俗特色。当地很多民俗特色均符合目前普遍的"养生"观念，可以利用特色文化宣传康养旅游，例如在康养小镇融入民族特色，温泉景点融入当地沐浴风俗等；也可以把当地民俗文化塑造为独特的旅游体验，例如固原西吉县龙王坝村的窑洞精品民宿客栈等。

（7）"银川市当选中国最适合养老的20座城市名单的第一名"等事件是切合宁夏进入康养养老产业的有效宣传点，可以借此鼓励并引进企业在银川市建设养老社区。

（8）改善床位资源分布的地区差异。宁夏5个地市床位资源配置差距巨大，尤其是银川市在人口分布和地理分布方面都表现出极度的不均衡。在资源配置的过程中，政府的作用就是保障公平，政府应该统筹考虑区内医疗卫生资源的存量和增量，对资源闲置、布局不合理的公立医疗卫生机构进行调整，同时需加大对欠发达地区卫生投入，实现卫生资源的优化合理配置。

（9）进一步探索"互联网+医疗健康"模式，促进基本公共卫生资源均等化分配。医疗资源是康养旅游产业发展的重要基础，通过互联网的大数据等功能实现医疗资源合理配置，能够为康养旅游者提供安心的旅游环境，为康养旅游业的进一步发展提供基本条件。

（10）有效利用全国文明城市、百岁老人、康养企业品牌等作为康养旅游发展的宣传点，建立城市和县区的自媒体平台，利用携程社区、马蜂窝等旅游宣传平台，充分宣传自己的优势和特色。

参考文献

［1］张帅：《云南省可持续发展指标体系研究》，云南财经大学硕士学位论文，2016。

［2］曹利军、王华东：《可持续发展评价指标体系建立原理与方法研究》，《环境科学学报》1998年第5期，第80~86页。

［3］潘洋刘、曾进、文野等：《森林康养基地建设适宜性评价指标体系研究》，《林业资源管理》2017年第5期，第101~107页。

［4］李素红、方洁、苑颂：《基于社会网络分析的城市养老地产开发适宜性评价》，《管理现代化》2017年第5期，第20～24页。

［5］贺广江：《康体养生旅游目的地评价指标体系构建及应用研究》，四川师范大学硕士学位论文，2017。

［6］何莽：《基于需求导向的康养旅游特色小镇建设研究》，《北京联合大学学报（人文社会科学版）》2017年第2期，第41～47页。

［7］李济任、许东：《森林康养旅游评价指标体系构建研究》，《林业经济》2018年第3期，第28～34页。

［8］徐秀明：《森林养生基地建设评价体系构建研究》，福建农林大学硕士学位论文，2017。

［9］赵东霞：《城市社区居民满意度模型与评价指标体系研究》，大连理工大学博士学位论文，2010。

［10］张文学、张飞飞、杨健、李正直：《宁夏卫生机构床位资源配置公平性分析》，《管理科学与工程》2018年第1期，第20～27页。

［11］宁夏回族自治区文化和旅游厅：《2019年宁夏旅游经济发展统计公报》，2020年2月28日。

B.14 新疆温泉县康养产业发展报告（2019）

于宝升 单雄强 张蓓*

摘　要： 近年来，温泉县秉持"中国温泉之乡"品牌和环境资源禀赋优势，大力推动县域基础设施建设、资源整合和产业升级，以"健康旅游""温泉养生""医疗康养""生态康养"为发展方向，同时将蒙医药文化同温泉康养产业发展相结合，实现健康旅游与康养产业融合发展。本报告从政策环境、自然资源和人文环境三个方面进行康养产业可持续发展潜力分析，研究认为温泉县康养资源具有很高的丰度和聚集度，原生态的绿色屏障亦为养心、养身、养生理念发展提供了产业基础。当地以特色资源为驱动、"温泉"资源为核心吸引物，打造以"浴"文化为主题、中医为支撑的医养康养产业体系，形成以康养为核心、多产业联动的康养新业态。温泉县未来将进一步以产业和重点景区为依托，以医养结合、旅游度假为发展方向，重点围绕温泉康养、医养服务、景观旅游等业态，大力发展旅游康养产业，把康养旅游业打造成为战略性支柱产业。

---

* 于宝升，温泉县党委常委、宣传部部长，研究方向：康养旅游，乡村振兴；单雄强，温泉县卫健委党组书记、副主任，研究方向：医养康养，大健康产业；张蓓，温泉县文联主席，研究方向：温泉康养，市场营销与推广。

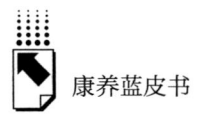

关键词： 温泉康养　康养旅游　产业融合　医养康养　医药文化

一　温泉县概况

温泉县隶属于新疆维吾尔自治区博尔塔拉蒙古自治州，位于新疆西北部，博尔塔拉河上游河谷地带，天山西段北麓、准噶尔盆地西缘。地理位置介于北纬44°40′21″~45°18′27″、东经79°52′52″~81°45′16″。县境总面积5881平方公里，东邻博乐市，南隔别珍套山与伊犁霍城县相傍，西部和北部分别以空郭罗鄂博山和阿拉套山西段为界与哈萨克斯坦共和国毗邻。县境海拔在696~4608米，县城海拔1359米。

温泉县历史悠久，气候宜人，境内旅游资源类型多、禀赋高，地域特色鲜明，涵盖了雪域温泉、湖泊峡谷、河谷湿地、森林草原、遗址胜迹、珍稀生物等。按照《中国旅游资源普查规范》的资源分类，温泉县的资源整体质量具有极高的丰度和聚集度，共占旅游资源分类标准中7个主类的87.5%、占19个亚类的61.3%，51个单元基本占全，拥有5.8万亩湿地、8000多亩河谷林地，还有大面积的森林、草原、冰川、高山草甸，更有得天独厚的温泉资源。县内现有国家4A级旅游景区1个、国家3A级旅游景区3个、知名旅游景区2个，是全国唯一以地热资源"温泉"命名的县，是新疆首个"中国温泉之乡"，是"中国避暑胜地"、全国民族团结进步模范集体、国家重点生态功能区、全国生态文明示范工程试点县、自治区生态文明建设试点示范县、自治区首批低碳试点城市、自治区全域旅游示范区，还是中国新疆北鲵的故乡、西迁戍边察哈尔蒙古人的故乡、蒙古族短调民歌之乡，被誉为"没有围墙的博物馆"。温泉县是新疆西北部绿色生态屏障，全县实现生态功能建设全覆盖，保持了原生态的环境，是养心、养身、养生的天然纯净乐土。

二 温泉县康养产业可持续发展能力评估

（一）康养资源

1. 林草资源

全县天然草场总面积4126.7平方公里，草原综合植被覆盖率52%；森林资源主要由山区天然林、平原荒漠林、河谷次生林和平原人工林四大部分组成，覆盖率为10%，总面积3.2万公顷，拥有野生植物6类113种。温泉县拥有丰富的林草资源，且与独特的河谷、冰川等风景线融为一体，"养眼"且"养肺"。

2. 水域康养资源

在水资源方面，博尔塔拉河和鄂托克赛尔河横穿温泉县，地表水资源量达8亿立方米，地下水储量3.1亿立方米。温泉县饮用水水源地水质达到Ⅰ类标准，达标率100%；地表水水质达到Ⅱ类标准，达标率100%。温泉县县城中拥有2.2平方公里的天然湿地，形成了"半边湿地半边城，城在景中景是城"的独特景象。水是生命之源，水质对健康有着显著的影响，温泉县在全新疆有着相对丰富与优质的水资源，这是温泉县发力康养产业的一大资源基础。

3. 农业康养资源

温泉县土地肥沃，物产丰富，无公害绿色有机农牧业发展迅速。全县80%的耕地为绿色农产品基地，通过"三品一标"认证且在有效期内的农产品有18个（其中无公害6个、绿色1个、有机11个），冷水鱼、黑小麦、食用菌等深受群众喜爱。其中，冷水鱼公园是以"冷水鱼科普＋生态观光＋品尝体验＋工业"为发展思路的国家健康养殖示范场，园区占地面积200亩，也是国家高白鲑保种繁育基地、自治区高白鲑良种场和水产良种场。公园内养殖14个冷水鱼类良种，其中有白鲑珍稀品种7个，有"喀纳斯水怪"之称的哲罗鲑，重达数十公斤的鲟鱼，以及金鳟、虹鳟、七彩鲑、日本白点鲑、美洲红点鲑和土居鱼等，养殖各种鱼类共40多万尾。种类丰富的冷水鱼是温泉县重要的特色农业资源。

温泉县有肥沃的米里其格草原和阿日夏特牧场，牛羊成群，牛羊肉品质优良。阿拉套山和别格怎山生长着众多的动植物，野生物种种类繁多，野生动物有5类116种，其中有比恐龙还要早、距今约3.5亿年的活化石"新疆北鲵"，在全球仅分布在新疆温泉县与哈萨克斯坦共和国交界处，种群数量处于濒危边缘，为国家一级保护动物。新疆除了著名的伊犁薰衣草，还有温泉县的香紫苏，在温泉县安格里格镇种植有2000余亩香紫苏，香紫苏花海是温泉县一道独特的风景线。香紫苏也是著名的香料作物，香紫苏精油是一种名贵的天然香料，2017年全县生产香紫苏精油逾1吨，香紫苏浸膏超21吨，可用于芳香疗养。

4.温泉特色康养资源

温泉县地热资源丰富，有自涌地热温泉147处，属于低温地热资源温热水，非常适合医疗、洗浴之用。2016年10月，在博格达尔山脚下打出自涌地热泉井，日涌泉量11400立方米，泉水温度达62.5℃。根据国土资源部反馈信息，这是中国目前打出的出水量最大的自涌地热泉。温泉县温泉资源不仅地理分布广，出水量大，而且品质高，类型多样。其中，最著名三处温泉分别是博格达尔"圣泉"、鄂托克赛尔"天泉"、阿尔夏提"仙泉"。"圣泉"泉水水温在45℃~50℃，出水量较大，对皮肤病有一定疗效；"天泉"泉水水温较高，在63℃~65℃，对胃病、关节炎、风湿病有一定疗效；"仙泉"泉水水温较低，在36℃~42℃，对女性不孕不育有一定疗效。温泉泉水中富含硫、钙、镁、锰、铁、锌及碳酸盐等微量元素和矿物质，水质润滑，具有显著的康体养身功效。

（二）康养环境

1.政策环境

近年来，温泉县确立了"旅游强县"发展战略，提出了"发展围绕旅游干，设施围绕旅游建，产业围绕旅游布，产品围绕旅游供"的工作思路，通过优化产业布局，加大投入力度，完善配套机制，积极打造康养游，着力推动旅游产业持续健康发展。

国家层面：2015年，"健康中国"被首次写入政府工作报告中，要求以"普及健康生活、优化健康服务、完善健康保障、建设健康环境、发展健康产业"为重点，加快推进健康中国建设。2017年，国家卫生计生委、国家发展改革委、财政部、国家旅游局和国家中医药局联合印发的《关于促进健康旅游发展的指导意见》提出，到2020年，建设一批各具特色的健康旅游基地，形成一批健康旅游特色品牌，推广一批适应不同区域特点的健康旅游发展模式和典型经验，打造一批国际健康旅游目的地；到2030年，基本建立比较完善的健康旅游服务体系，健康旅游服务能力大幅提升，发展环境逐步优化，吸引更多的境内外游客将我国作为健康旅游目的地，提升产业发展层级。

自治区层面：2016年，自治区政协牵头在乌鲁木齐县、奇台县和尼勒克县连续举办康养旅游产业先行先试区座谈会，选取了乌鲁木齐县、奇台县、尼勒克县、特克斯县和昌吉市5个试点县市，积极打造康养精品示范区和服务区，为推进自治区康养旅游产业发展进行了积极的探索实践。2017年，自治区制定出台的《新疆维吾尔自治区康养旅游产业发展实施意见》提出，到2020年康养旅游先行先试区达到10个县市，康养旅游示范基地达到3家，中医药健康旅游示范基地达到3家，中医药健康旅游示范项目达到10个。2017年3月，自治区党委、政府出台的《关于进一步加快旅游发展的意见》中，明确把温泉县旅游发展纳入天山廊道世界遗产旅游产业带，提出重点培育温泉县创建国家旅游度假区。

自治州层面：自治州党委、政府把旅游经济摆在更加突出的位置，提出旅游经济在自治州整体经济中"三分天下有其一"，大力支持和发展旅游产业，专门出台文件对温泉县实行差异化考核。并结合温泉实际，把重点发展旅游经济作为温泉县经济社会发展的主攻方向，从政策、项目、资金等方面给予全方位特殊支持。

温泉县层面：紧扣旅游发展方向，围绕"中国温泉之乡"品牌和资源禀赋优势，以提高地热资源产品供给质量为突破口，瞄准旅游市场，多次把发展旅游产业写入政府工作报告，先后印发了《温泉县党委人民政府关于进一步加快旅游业发展的意见》《全域旅游示范区创建工作实施方案》，加大县域旅游规划、产业升级、基础设施、资源整合的县级统筹，把"康养"列入发展规划，以康养为主线，编制《温泉康养产业发展规划》，提出"健康旅游""温泉养生""温泉康养""康养游"的发展方向，并提出要深入挖掘蒙医药文化，将温泉与中医相结合，倡导"医疗康养""康养生态游"，开发旅游康养服务，旅游业态不断丰富。同时在招商引资过程中，紧密结合温泉实际，把"康养"项目作为招商引资重点方向。

2. 文化环境

文化底蕴深厚。温泉县有丰富的文物古迹和历史遗迹，现有文物保护单位258处，其中全国文物保护单位3处，自治区级文物保护单位23处，县级文物保护单位92处，文物占地面积近2000平方公里，被称为"没有围墙的博物馆"。著名的文物古迹有石头城、草原石人、古墓群、本布图岩画与化石文化园、呼斯塔遗址、九槽墓群、穹库斯台墓群等。2013年阿敦乔鲁遗址与墓地考古项目入选2012年度全国十大考古发现。阿敦乔鲁遗址与墓地是新疆地区首次发现的青铜器时代早期的遗址与墓地，对于确认博尔塔拉河流域的古代文化具有非常重要的意义。

民俗风情浓郁。温泉县县域内聚居着24个少数民族，少数民族人口占人口总数的42.6%，无论生活方式、服饰饮食、婚丧习俗、音乐歌舞、节庆活动等，都具有鲜明的特色，察哈尔蒙古西迁戍边文化、红色卡伦文化、生态草原文化、民俗风情文化得到了不断的传承和弘扬，且保持着较好的原生态，特别是新疆蒙古族短调民歌、新疆蒙古族托布秀尔制作技艺、新疆蒙古族乳制品制作技艺、蒙古族传统节日那达慕4项文化遗存是自治区级非物质文化遗产，全县被列入州级非物质文化遗产名录的文化遗存达17项。

独特的民族康养文化。温泉县是少数民族聚居的地区，温泉县的少数民族特别是人口较多的蒙古族是逐水草而居的游牧民族,也被称为马背上的民族,善骑射与摔跤运动,热爱民族竞技运动是一大特色,有着浓厚的运动康养文化氛围。并且少数民族能歌善舞,1965年温泉县成立了新疆唯一一支乌兰牧骑,被誉为草原上的"红色文艺轻骑兵",他们是以广阔草原为舞台的演出队,用他们的歌舞和热情,为草原上牧民平淡的生活带来了激情和活力,送去了欢乐,被当地牧民亲切地称为"马背上的文艺宣传队"。在温泉县,天高云阔的广袤大地上,民族风情也是爽朗豪情,具有极强的感染力与吸引力,是独具民族特色的利于"养身""养心""养性"的文化环境。

3. 气候环境

温泉县康养气候条件与达沃斯、比利牛斯十分相似,在纬度、温度、高度、负氧离子浓度、空气湿润度、阳光度等方面都具备良好的养生条件,有着"天然氧吧""温泉之肺"的美誉。温泉县县城海拔1300多米,属于大陆性中温带半干旱温凉气候,日照充足,年平均气温4.1℃,6~8月常年平均气温18.3℃,高温日数0.1天,冬季无严寒,夏季无酷暑,空气湿润度适中、体感干爽,获得中国避暑胜地国家气候标志。温泉县年平均日照2925小时,日照率62%,阳光度好。温泉县的空气特别清新,大气中的负氧离子浓度高达22000个/cm^3。温泉县是国家重点生态功能区、国家级生态文明示范工程试点县,全县无工业污染,保持了原生态的环境,空气质量优良率100%,其中优秀率占70%以上。总而言之,温泉县有着全国范围内,特别是相对于沿海经济发达地区、长江经济带等区域而言优越的气候环境条件。

综合考虑气温、湿度、日照、云量等要素的影响,温泉县6、7、8月的气候旅游指数都超过80,7~8月接近90,属于非常舒适级别;6~8月的气候度假指数也都超过70,属于很适宜级别(见表1)。因此,温泉县在此期间的气候条件尤为适宜避暑、修养、旅游和度假。当然,其他月份也具有适宜康养活动的气候条件。

表1 温泉县人体舒适日数和气候度假及气候旅游指数常年值

月份	1月	2月	3月	4月	5月	6月	7月	8月	9月	10月	11月	12月
适宜温度日数(天)	0	0	0.1	7.6	24.1	27.6	27.1	28.3	22.3	3.8	0	0
人体舒适日数(天)	0	0	0	3.5	18.9	28.5	30.9	30.3	17.1	1.8	0	0
气候度假指数	57.5	57.5	58.8	64.2	68.4	73.1	75.3	76.3	71.3	64.9	59.8	57.8
气候旅游指数	41.3	45.2	48.9	60.3	69.3	85.8	89.6	89.5	68.8	57.4	46.9	40.5

资料来源：国家气候标志评估报告，国家气候中心，2018年10月。

4. 人居环境

温泉县县城景城一体，县城即是一个大景区，即温泉县的4A"圣泉"景区，景区配套设施与市政配套设施相互融合，互为补充。现有国内大多数康养旅游目的地为非技术支撑型，是依托优质康养资源发展起来的资源依托型康养目的地，大多呈现出中心市区与核心康养功能区的二元分化，存在核心康养功能区生活便利程度相对不足、基础设施投入大等问题。与之相比，温泉县具有资源集中度高的先天优势，县城景城一体的发展格局有利于全域康养发展和优质康养人居环境的打造。

此外，温泉县城城区面积5.5平方公里，人口密度1686人/平方公里，人口密度相对较低；城区公园绿地面积25公顷，人均公园绿地面积27.78平方米，绿化覆盖面积165公顷，建成区绿化覆盖率35.24%，城市绿化程度高。总而言之，温泉县县城集相对完善的城市基础设施、风景区优质风光与康养核心功能于一体，具有优越的康养人居环境。

（三）康养设施

康养设施的评价主要分为医疗设施、养老设施及休闲设施三大板块。根据《温泉县统计年鉴（2018）》，就公共卫生医疗及社会福利业而言，2018年全县共有11家相关单位，从业人数554人，比上年增长9.4%。就医疗卫生机构而言，截至2018年全县拥有综合医院2家，床位数132张，拥有基层医疗机构66家，总体来看，医疗设施基础较薄弱，缺少专门的民族医院和专科医院等医疗设施。2019年建设落成蒙医医院，院内设有蒙医特色科室，特别设有康养科，可以根据不同人群的需求与体质制定个性化康养方案，精心打造特色康养服务；同时引温泉水入院，成立以"蒙中医治病、养生保健"为核心的蒙中医药养生基地，可开展温泉浴、沙疗浴、康复、蒙医婴幼儿特色推拿、火针等30余项疗养服务，并有蒙药80余种，较大程度改善了县域康养医疗设施水平。就休闲设施而言，温泉县多年来发展温泉旅游，具有一定的产业基础，休闲设施在旅游业的影响下得到一定的丰富和完善，将在综合旅游休闲项目基础上增加康养业态，进一步扩建康养服务设施，为温泉县康养产业发展奠定坚实的基础。

（四）康养发展水平

区域康养发展水平主要通过区域健康水平、康养经济发展水平、康养品牌发展水平来衡量，是判断一个区域康养产业发展基础的重要维度。温泉县正处于温泉休闲旅游向康养产业转型的过渡阶段，并且呈现出"温泉旅游＋康养"的发展模式，相对较难从旅游经济贡献中剥离出康养产业的单独贡献数据，但是可以从旅游经济的增长一定程度反映康养经济发展水平。截至2019年12月，温泉县旅游人数206万人次，同比增长100%，是2016年同期的2倍；旅游经济收入53000余万元，同比增长480%，是2016年同期的5.8倍。就康养品牌发展水平而言，以温泉为特色的早期温泉休闲旅游发展打出了"中国温泉之乡""神山圣水中国泉都"的地方品牌，为进一步推出康养目的地品牌奠定了基础。然而温泉县暂时没有形成鲜明的康养产业品牌与形象，也缺乏知名康养企业。温泉县政府正在积极打造全域旅游示范区，逐步推动"温泉旅游＋康养"的发展，但尚未从康养产业发展的逻辑上来全面布局。总体而言，温泉县康养发展还处于初步布局阶段，在将资源优势转化为产业发展优势和经济优势方面具有较大的发展潜力，亟须建设形成完善的康养产业链并打造知名康养目的地品牌。

综上所述，温泉县拥有优质的康养资源与优越的康养环境，就康养设施而言，基本公共医疗及福利设施条件因为经济发展水平原因而受限，基础相对薄弱，但民族医院的发展能够带动当地特色医疗和中医药产业发展，并能够在联动医药温泉产业方面发挥重要作用。与此同时，当地基于全域旅游发展的旅游休闲及接待设施逐渐完善，能为康养产业的发展奠定一定基础。县域康养产业发展水平正处于由大众旅游向康养产业转型的初步布局阶段，尚有相当大的发展空间。温泉县县城景城一体的发展格局可以降低投入康养产业的沉没成本，康养产业的发展也有利于当地公共卫生系统及养老福利系统的升级，是一项具有经济与社会双重效益的事业。

三 温泉县康养产业发展现状

（一）整体发展历程与概况

近年来，温泉县立足于自身资源条件，最终明确了以特色资源（温泉资源）为驱动的发展模式，以温泉康养度假为核心主题，以五个一体化为主要抓手，修编了《温泉县全域旅游发展总体规划（2017—2030）》，通过全面规划，进一步提升圣泉景区风貌，着力提高县城旅游资源整合，提高旅游资源开发的综合效益，在发展大众精品游的基础上积极拓展中高端休闲度假旅游，着力打造西部生态旅游名县、中高端旅游目的地、生命养护中心、国家级生态旅游度假区。

2015年，圣泉景区被新疆维吾尔自治区批准为国家4A级旅游景区，圣泉景区内包括圣泉度假中心、河谷次生林地、芭提雅圣境温泉、圣泉湖、博格达尔山民俗风情园、北鲵科研宣教中心、温泉湿地、月亮湾、圣泉湖、湿地公园、冷水公园、"阿尔善"敖包等景点。

2016年，温泉县成功入选首批国家全域旅游示范区创建名录，不断推动旅游与康养相融合，着力打造以圣泉景区为主的休闲康养游，切实加大景区景点的投入力度，三年（2016~2018年）内启动了河谷林景观打造、旅游综合体、木栈道、博格达山浮雕文化墙、圣泉景区景观提升、天泉景区基础设施、阿敦乔鲁景区保护开发、康养酒店、直升机低空游览、"四馆一中心"等重点旅游项目77个，完成投资20.76亿元。2019年，实施了圣泉景区木栈道工程、全民健身中心、民俗运动场、博格达尔山绿化、河谷林休闲绿道等旅游重点项目31个，完成投资3.15亿元。星光夜市、影城、动物园、温泉礼物特色产品营销中心全面正式营业，持续丰富了康养产品的供给。

（二）康养产业发展特色与重点

温泉县以"温泉"资源作为核心吸引物，以"景城合一"作为发展新模式，全面推进文化、体育、农业、林业、科普教育、医疗康复等产业融合发展。将这些优质资源重新配置，形成了以温泉康养为核心、多产业联动的康养新业态。

1. 以"浴"文化为核心的温泉康养深入发展

温泉县重点发挥地热资源优势，推出以"圣泉""天泉""仙泉"为主的"温泉养生游"。推进温泉水进酒店、进民宿、进医疗中心，打造"浴"文化，促进天然地热资源与康养充分结合，开发温泉康复养疗、静养度假、健康体验体检、养生民宿等特色康养服务，"温泉水"取得不小成效，赢得不少美誉。目前，温泉县洗浴康养以芭提雅圣境温泉为主，以圣泉洗浴、三泉浴都为辅。同时，鄂托克赛尔温泉（"天泉"）作为开发较早、以治病康养为主题的传统温泉洗浴，景区内共有十八景，包括温泉疗养院、克鲁格野奢营地、纳仁撒拉瀑布、鄂托克赛尔河谷、莫生达坂冰川等区域，在巩固克鲁格营野奢酒店的基础上打造温泉县天泉景区天泉休闲度假综合体。

2. 以大型综合康养度假项目优化康养供给

坐落于温泉县圣泉景区内的芭提雅圣境温泉，是西北地区首个室内温泉旅游度假胜地，以"东南亚风情"为造园主旨，以推广"愉悦身心，温泉养生"的时尚生活特色为主导，以亚热带园林为主建元素，一年四季呈现盛夏海滨的奇观景象。园区共有功能性温泉12座、造浪游泳池800平方米，并配备有水上亲子乐园、高空滑道、鱼疗汤池、演艺舞台、茶艺厅、咖啡厅、水吧、自助餐厅等设施，豪华温泉客房、SPA理疗等项目。芭提雅圣境温泉作为全县旅游发展又一重大项目，是温泉康养度假的首选之地，对增强温泉县旅游吸引具有重要意义。同时，为不断完善"吃、住、游"多要素供给，在招商引资过程中，把握"康养"主题，着力引进高品质康养酒店，开发旅游特色的康养服务，旨在丰富旅游业态，推动温泉康养持续健康发展。

3. 以中医为核心的医疗康养不断完善

为弘扬民族中医优秀传统文化，开创蒙中医药健康养生新模式，打造具有地域特色集蒙中医康复医疗、养生保健、休闲旅游于一体的蒙中医养生旅游产业体系，温泉县于2017年开始谋划筹备蒙医医院的建设，于2019年正式成立。温泉县蒙医院开设蒙医特色科室，有全自动熏蒸仪、全自动药浴器、电子灸治疗仪、全自动腰椎牵引仪、全自动颈椎牵引仪、电脑中频治疗仪、微波治疗仪、复合脉冲导入治疗仪等理疗设备，还配有康复测评系统、中药浸浴设备、熏蒸（洗）设备、多功能治疗设备、运动训练器等。同时，成立以"蒙中医治病、养生保健"为核心的蒙中医药养生基地，设置康养科，根据不同人群的需求与体质制定个性化康养方案，精心打造特色康养服务，开展把脉、针灸、蒙医婴幼儿特色推拿、拔罐、放血、银针、火疗、足疗、蜡疗、康复、推拿、火针、康复等30余项疗养服务，并有蒙药80余种。

4. 以圣泉景区为主的休闲康养游不断发展

温泉县作为国家重点生态功能区，是新疆西北部绿色生态屏障，保持了原生态的环境，是养心、养身、养生的天然纯净乐土。圣泉景区（即温泉县城）康养条件与达沃斯、比利牛斯十分相似，在纬度、温度、高度、负氧离子浓度、空气湿润度、农副产品有机度、阳光度等方面，温泉县都具备良好的养生条件。紧紧围绕湿地，大力开展了以湿地为中心、以休闲养生为重要内涵的木栈道工程、水系工程，旨在打造以圣泉景区为核心的休闲康养游，让游客行走在木栈道上，慢下来、静下来，细细体会感受温泉湿地、温泉水等美景。为进一步发展"悠闲"文化，2017年，温泉县依托河谷林内原防火通道修建了河谷林绿道，总长5公里，依次经过沼泽湿地、泄洪河滩、大片沙棘、三人环抱的小叶密杨、茂密繁盛的河柳、野性生长的灌木丛。2019年，新建沿河道内林带呈东西走向的绿道，路面宽4米，路基宽4.5米，全长3.7公里。同时，围绕湿地木栈道，大力实施了景观美化、灯光亮化工程，休闲康养不断深化，让圣泉景区焕发出新的生机活力。

（三）康养产业发展不足与局限

1. 康养产品较单一，产业融合欠深入

温泉县现有康养产品是以温泉资源为核心，以温泉洗浴、温泉住宿为代表的温泉休闲度假康养产品。而温泉县优质的温泉水和一类水资源，优质农产品并没有直接转化为健康产品，即温泉"食养"；同样也缺乏独特的蒙医草药初级加工产品的大规模生产与流通，即"药养"；而以特色芳香植物香紫苏及工业加工产品为核心开发的芳疗产品、芳香疗法与芳疗服务，即"芳香疗养"等康养产品尚未得到充分开发与利用；同时还缺乏以民族特色运动开发的运动疗法等。温泉县现有康养产业发展暂未完全摆脱大众休闲旅游的发展思路，现有产品仍以第三产业旅游观光、旅游特色住宿接待、旅游餐饮、旅游节庆与赛事、休闲娱乐为主体，暂未打通与第一产业健康农业、第二产业健康工业的融合渠道，限制了康养产业的进一步发展。

2. 缺乏康养龙头企业，招商难度较大

康养产业链逐渐完善过程中的每一个环节都需要大量资金的投入，而温泉县以农业和第三产业旅游业为主，工业基础较薄弱，第三产业如物流配送、商业贸易受地理位置影响也不够发达。就温泉县现有经济情况而言，目前当地康养产业发展主要依靠向外招商和引进外来资本。当地政府需要给予足够的政策优惠和基础设施配套投入，以增强投资者信心，发展本地康养龙头企业，同时吸引品牌企业介入，进一步提升当地康养农产品、特色中药制药等康养产品向精品化、深加工、专业化、科学化等方向发展。

四 未来发展方向与建议

未来，温泉县可以发挥不断增长的旅游市场优势，依托现有"温泉"产业和重点景区，极佳的生态环境与气候条件，以康养度假为发展方向，重点围绕温泉康养、中医药疗养、运动康养、休闲康养等业态，大力发展以温

泉休闲度假游为引擎的康养产业,将康养产业作为县域战略性支柱产业进行科学规划与全力推进。

1. 加强规划引领,积极创建国家康养旅游示范基地

在《温泉县全域旅游发展总体规划(2017—2030)》的基础上,以创建国家康养旅游示范基地的高标准和高要求制定康养产业发展规划,科学谋划康养产业发展格局、重点与阶段任务,科学指引县域康养产业发展。加快补足在康养旅游核心区创建、地方特色康养产品培育与生产、康养服务住宿接待设施、康养知名度与品牌打造等方面的短板,加速推动温泉县康养产业发展,积极创建国家康养旅游示范基地。

2. 改善营商环境,加大康养产业招商力度

坚持政府工作围绕"以旅游为引擎的康养产业干、设施围绕康养产业建",按照"走出去、请进来"的原则,有针对性地开展旅游招商,主动出击、主动作为,切实加大招商力度,提高招商质量,确保引进项目早建成、早投产、早见效。目前,温泉县就温泉康养度假酒店类、景区景点开发及景区内文化娱乐更新项目类、地方特色产品类进行针对性的招商。随着温泉县近年游客量的迅猛增长,现有接待能力成为突出短板,温泉县将重点打造一座温泉假日酒店综合体、邻近圣泉泉眼的圣泉康养中心以提升旅游度假接待能力与品质,现已做好选址、土地划拨、四通一平等基础工作,均可引入温泉水;为了丰富现有休闲游娱乐设施,将重点打造面积5万平方米以上的温泉水世界综合体,政府给予土地出让金减免、建成后税收减免政策;为了发挥优质生态环境优势,大力推动地方特色农产品三产融合走向全国市场,将大力推动冷水鱼三产融合项目、温泉脆蜜苹果乐园等。温泉县着力完善产业扶持政策,在土地、资金、税收上制定针对性的惠企政策,从政策层面确保项目长效、持续发展,强化投资者信心。

3. 围绕"康养+",深入推进产业联动与融合

围绕"中国温泉之乡"品牌和资源禀赋优势,实施地热温泉水资源配置等工程,着力打造以"健康旅游"为主导的温泉养生、医疗康养、运动康养、观光体验等复合型康养旅游产品。围绕"浴养""食养""药养"

"疗养""动养""文养",以创新产品与品牌为抓手,以价值提升为核心,全面推进康养与多个产业相融合,丰富康养新业态,完善县域康养产业链,实现县域康养产业与发达地区相关产业技术、信息与市场的对接,加速推动温泉县康养产业的发展。

4. 结合全域旅游示范区创建,完善康养产业发展基础设施

康养产业发展及康养旅游示范基地的创建对基础设施提出了较高的要求,特别是医疗卫生设施和智慧旅游服务,结合全域旅游示范区创建构建县域智慧旅游体系,加大游客公共服务设施投入及全域旅游标识系统建设,逐步完善全域旅游项目建设,如温泉县特色民宿酒店建设项目、温泉滑雪场、温泉水世界综合体、河谷林自行车绿道、休闲自驾游营地、航空小镇等特色旅游项目,同时针对温泉县相对薄弱的医疗卫生设施,应积极引进康复医疗机构,提升地域医疗卫生水平。

5. 重点打造圣泉景区,进一步推动景城一体化发展

把圣泉景区作为康养发展建设的主阵地,以创建康养旅游核心区为主要发展方向,以"一泉、一地、一山、一林"(圣泉、湿地、博格达尔山、河谷林)为主要载体,不断完善"吃住行游购娱"六个方面基础设施建设及产品开发,推进温泉县圣泉康养中心项目建设,配套建设温泉县商务会议中心。大力投入圣泉景区品牌营销,擦亮圣泉景区温泉康养旅游度假区品牌,进一步提升圣泉景区全国知名度与影响力,将圣泉景区作为康养产业发展的龙头进行打造。

6. 大力发展蒙医药康养,积极创建国家中医药健康旅游示范基地

以创建国家、省级中医药健康旅游示范基地为目标,以蒙医院建设为主要抓手,创新蒙医特色疗法,积极探索尝试开展沙疗、盐疗等诊疗项目。同时,坚持把蒙医特色做大、做深,逐步扩建医院、购置设备,开展医护人员技术培训、中医药技术研究交流、中医药文化宣传及特殊群体的义诊义治。发扬特色蒙医药,选取经过时间考验的非处方蒙医药方,大力推广蒙医药,实现全域接待设施的蒙医药配备,并将其打造成地方特色吸引物,增强蒙医药康复疗养吸引力。

参考文献

[1] 何莽：《康养蓝皮书：中国康养产业发展报告（2018）》，社会科学文献出版社，2019。

[2] 那英：《温泉县生态文化旅游的调查与开发研究》，新疆大学硕士学位论文，2019。

[3] 钟雯：《温泉县天泉景区综合服务区项目设计》，新疆农业大学硕士学位论文，2017。

[4] 刘素针：《以新发展理念引领旅游产业提质增效》，《博尔塔拉报（汉）》2017年3月31日。

[5] 蒋小凤：《温泉县大力发展旅游业的调查研究》，《中共伊犁州委党校学报》2017年第1期，第76~80页。

[6] 舒伯阳、黄猛：《体验链条产业化：旅游吸引物构建的一种系统方法——基于新疆博尔塔拉温泉县的个案研究》，《人文地理》2013年第4期，第108~113页。

[7] 李小梅：《新疆温泉县民族文化生态旅游开发研究》，《乌鲁木齐职业大学学报》2014年第2期，第39~42页。

[8] 钟雯、陈玉兰：《温泉旅游服务区项目规划设计——以温泉县为例》，《中国市场》2016年第9期，第221~222页。

B.15
蜀道亚高原：2019年广元朝天区曾家山生态康养产业发展报告

兰正辉　沈　山*

摘　要： 曾家山有着天然的地理优势，在交通方面优势明显，且度假资源相对丰富，形成了气候独特、食材精美、物产多样、景观多彩的特征。其生态康养产业发展经历了乡村旅游经济带打造、国家4A级景区建设、全季公园发展导向和国际旅游度假区建设等阶段，沿着"集聚力量、建设导向品牌""设施为基、提升服务品质""节会聚气、创新营销宣传""全民参与、发展全季康养"的路径，以生态康养为核心，推进农旅、体旅、林旅、文旅等产业深度融合。当地从多个角度对曾家山进行了全方位的打造，进而形成真正具有地方特色的生态康养的产业模式和亚高原特质的发展特色。在生态康养产业领域，曾家山旨在打造出更具地方特色、在全国范围内更具影响力的生态康养基地，从而通过多方面的共同努力，将曾家山打造成世界级的亚高原山地康养度假旅游目的地和中国度假旅游名山。

关键词： 生态康养产业　乡村旅游　曾家山

---

* 兰正辉，四川省广元市朝天区文化旅游和体育局，研究方向：旅游开发与管理；沈山，博士，江苏师范大学教授，城乡规划学和人文地理学硕士生导师，主要研究方向：地域文化与旅游规划，康养政策与市场战略，人文交流与风险判识。

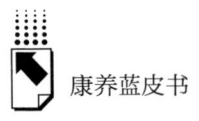

一 朝天区曾家山资源概况

曾家山地处秦巴南麓、川陕交界,总面积586平方公里,有七乡一镇6万余人。曾家山为隆起的高山台原,石林、石芽、峡谷、漏斗、溶洞、暗河等喀斯特地貌景观特色突出,平均海拔1400米,最高海拔1980米,有"蜀道亚高原""川北小西藏"之称。

（一）门户区位,交通便达

曾家山位于有"川北门户"之称的四川省广元市朝天区东南部,距朝天城区35公里、广元城区59公里,航空、铁路、高速等立体化交通通达。距西成高铁朝天站12公里,两小时直达西安、成都;距京昆高速七盘关站10公里,南至绵阳、成都,北达汉中、西安;距广元盘龙机场40公里,直航北京、上海、广州、深圳、贵阳、石家庄等12个城市。

（二）气候独特,生态优美

从气候来看,曾家山夏季平均气温23℃,是纳凉避暑胜地;冬季平均气温零下6℃,积雪时间达90天以上,是四川省文化和旅游厅规划建设的"中国南方滑雪场集群"核心区。曾家山植被茂密,森林覆盖率达74%,负氧离子每立方厘米达2万个以上,PM2.5全年低于$20\mu g/m^3$,空气质量优良天数达100%,是绿色的天然氧吧。

（三）资源富集,物产多样

曾家山自然资源富集,特色石林石笋坪、俏丽峡谷麻柳峡、漏斗天坑川洞庵、迷宫溶洞清河、地下暗河吊滩河、观景绝崖望远山等喀斯特景观特色突出,享有"溶洞王国""石林洞乡"之美誉。

曾家山文化底蕴深厚,是西部蜀道线上川西文化、丝绸文化、关中文化的汇聚点,有中国传统村落石鹰村、蜀道遗址洪督关寺庙和汉王洞、省文保单位寺包山崖墓，以及国家、省、市级非物质文化遗产麻柳刺绣、李家锣鼓、平溪傩戏等。

曾家山物产丰富多样，有自然原生植物3000余种、中草药400多种；其中核桃、甘蓝、土鸡是国家地理标志认证产品；拥有包括马铃薯、辣椒在内的国家绿色食品A级认证产品7个；现已建成全国绿色农业示范区、国家级绿色食品原料标准化生产基地、中国农业公园、供澳蔬菜生产基地。

二 曾家山生态康养产业发展历程

曾家山生态康养旅游产业发展自2006年开发至今可以划分为三个发展阶段。

（一）起步探索阶段：从乡村旅游经济带打造到国家4A级景区建设

2006年，朝天区委区政府作出了开发曾家山的重要决策，在地方财政极度困难的情况下实行资金统筹、项目统筹，整合资金1.9亿元，打造了"中子—平溪—曾家"30公里乡村旅游经济示范带。

2008年，曾家山是朝天区首个跻身3A级的旅游景区，同年景区共接待游客31.51万人次，旅游综合收入达1.8亿元。

2010年，为进一步将曾家山的资源优势转化为经济优势，启动4A级景区创建工程，对曾家山进行提档升级。改造提升旅游基础配套设施：新建曾家山游客接待中心、民俗文化广场和景区停车场；整治景区内进入主要景点的2条旅游公路；投入400万元解决景区供水、农电问题；按高山风情小镇风格对曾家镇进行风貌塑造，并在厕所、垃圾处理等配套设施建设方面继续完善。大力培育旅游业态：打造了曾家大院、曾家养生苑两家接待宾馆，乡村酒店8家，星级农家乐30家，其他家庭式农家乐20余家。

2011年，随着自身的不断发展，曾家山进阶为4A级旅游景区，知名度和好评度也节节攀升，并被评为"中国西部生态养生基地"。同年接待游客

62.13万人次,实现旅游收入2.9亿元,分别是2008年的2倍和1.6倍,同比增长97.2%和61.1%。

(二)全季公园导向阶段:从夏日清凉避暑地到冬季运动滑雪场建设

从夏日清凉避暑地走向全季公园建设。当地新鲜的空气形成了天然的氧吧,吸引了越来越多的游客,夏季平均气温23℃,适宜于夏日生活。全季公园总面积518平方公里,适合居住和康养,居住体验较佳,并且景观独特,适合游客前来观光休闲短居,使其获得良好的生态旅游体验。2012年之后,当地政府着力于打造"春踏花、夏避酷暑、秋观红叶、冬赏冰雪"的全季公园建设:打造森林康养品牌,开发森林避暑生态康养产品,创建国家级避暑基地和全国森林康养基地;打造山地运动品牌,发展滑雪等多项运动活动,致力于将其建设成为探险基地、体育旅游示范基地等。

滑雪场的建设点亮曾家山冬季旅游。2014年,通过招商引资建成曾家山滑雪场,打破了广元乃至川东北冬季旅游"休眠期",迅速成为大巴山区区域性的冬季热点。年游客接待人次由开业首年的5万人次增至2018年的32.48万人次,实现综合收入9600余万元。

(三)生态康养发展阶段:从全季公园建设到国际旅游度假区建设

曾家山全季公园建设,特别是夏季避暑公园名山和冬季滑雪场的建设累计为当地贫困人口创造各类就业岗位600余个,带动周边80余家农户开办了农家乐,从而为越来越多的贫困人口带去了福音。曾家山在旅游建设方面做出的努力以及带来的积极效应受到了多方的关注,并且得到了很多媒体的一致认可,认为这一模式对于精准扶贫事业而言可谓教科书般的存在,值得在全国范围内予以推广。

避暑旅游城市的评选活动往往通过科学的评判标准,切实对旅游城市进行严格的筛选和评定,这一评定活动的含金量较高,很多城市都以此为旅游建设的目标,将被评入排行榜作为城市旅游事业建设的荣耀。曾家山2017~

2019年连续三年荣登"中国十大避暑名山"榜单。之后，曾家山迅速成为投资热地，吸引了北京新华联、坤伍集团等多家知名企业入驻，总投资200多亿元的重大旅游项目相继落户朝天。其中，重庆坤伍集团投资70亿元建设的曾家山五星级国际大酒店预计2021年营业，康养度假综合体预计于2020年建成；投资30多亿元的五坊街美食城、原乡度假酒店集群、滑雪小镇等项目建设推进迅速。曾家山国际旅游度假区项目预计在建成之后，将会每年为政府创造税收6亿~10亿元，且在带动就业方面起到良好的作用，使得旅游扶贫真正成为可能，曾家山常住人口预计从现在的6万人增加到20万人。

三　曾家山生态康养产业发展模式

曾家山以生态康养为核心，以"蜀道亚高原　康养曾家山"为品牌，推进农旅、体旅、林旅、文旅等产业深度融合，打造多彩曾家山、运动曾家山、医养曾家山、文化曾家山、乡愁曾家山、口福曾家山，形成了独具特色的生态康养产业发展模式。

（一）农业+旅游

推进农区向景区、田园向公园转变。按照景区标准建园区，以"品种分区、相对集中、颜色多样"为原则，积极发展观光农业、体验农业、休闲农业，连片建成了平溪现代农业园、花千谷、蓝莓园等特色休闲农业观光产业园区5个、蔬菜百宝园3个、农耕体验园区10余个、多彩产业园6个。

挖掘和开发特色美食。依托曾家山天然有机食材，开发了"曾家山土鸡宴""曾家山养生蔬菜宴"等特色餐饮，并培育了曾家山菜系特色餐饮店16家和以"吃农家饭、住农家院、干农家活"为主要内容的特色农家乐213家。

举办大型节会赛事活动。连续承办中国生食蔬菜节、中国·曾家山生态美食烹饪国际邀请赛等活动，成功举办了中国农业公园与休闲旅游康养产业发展论坛、2019全国"村长"论坛，并积极筹备美丽中国田园博览会（第二届）。

（二）体育+旅游

建设国际赛事活动中心。曾家山打造国际越野跑、国际马拉松两大主题品牌，连续承办Maxi-Race中国曾家山国际越野跑和中国·曾家山国际山地超级马拉松比赛，有28个国家近万名选手参加比赛。建设中国门球之乡。曾家山建成了6个门球场，成功举办了"中国·朝天·曾家山杯"川陕渝冀豫5省市门球邀请赛，共有32支门球队伍近300名运动员同台竞技。曾家山荣获了"四川省门球之乡"称号。

建设中国南方滑雪场群核心区。配套建设曾家山特色商业街、"曾家山美食城"和"曾家山院子"等特色项目。连续举办了四届曾家山冰雪节，并成功举办了2018中国·曾家山首届全国滑雪邀请赛。

建设高山户外运动基地。建成曾家山军事拓展基地、攀岩基地、露营基地、山地越野跑赛道、山地自行车骑行道等，分区域建设了山地网球场、山地篮球场、山地足球场。创新推出了翼装飞行、丛林穿越、山地攀岩、自行车越野等运动体验活动，成功举办乡村乐跑、避暑养生露营大会、川陕毗邻市自行车越野赛等活动赛事。曾家镇成功入选全国首批运动休闲特色小镇试点。

（三）森林+旅游

建设国家康养旅游示范基地。当地依托鸳鸯池森林公园打造了林家坝山庄、经营所、伐木场等森林康养业态，开发了森林康养步道、森林露营、森林瑜伽等体验项目，在森林人家以及森林康养基地方面深耕，并且在省级范围内得到了广泛的认可和肯定。曾家山景区被评为四川省生态康养旅游区，并且在此基础上获得了多项荣誉，这些荣誉的背后，是曾家镇模式得到了广泛的认可，也进一步说明了曾家镇在自主创新的道路上取得了切实的成功，获得了在发展特色道路上的阶段性胜利。

以康养旅游会议来推动旅游发展。曾家山成功举办了广元建设中国生态康养旅游名市——森林康养旅游高峰对话，第二届四川生态旅游博览会，2018

百佳避暑小镇（曾家山）康养论坛暨避暑小镇"曾家山指数"发布会，会上发布的"曾家山指数"成为中国亚高原避暑小镇的唯一评价体系。曾家镇、李家乡、平溪乡、两河口乡荣登"2018全国百佳避暑小镇"排行榜。

（四）文化+旅游

做精做特传统手工艺品。依托传统民俗文化开发珊瑚玉等特色文创类旅游商品60余种，并培育特色旅游商品店10余家。国家级非物质文化遗产麻柳刺绣两度成为"国礼"，走进联合国和瑞士达沃斯论坛。

打造传统民俗文化表演。推出李家耍锣、李家狮舞、平溪傩戏、木牛推新娘等常态化演出，并举办曾家山民俗风情篝火晚会。

建立文化传承基地。建成麻柳刺绣传习所、曾家山民俗风情馆、曾家山养生文化展览馆。

（五）中医药+旅游

建设国家中医药健康旅游示范基地。投资4亿元打造现代化中医药健康旅游示范基地，新建汪家乡金银花种植基地1500亩、两河口乡山葵、百合产业园1000亩。建设有旅游配套服务设施，以康复医疗、康体养生为特色的康养型住宿20余家，开发了中医药膳、中医药饮品、中医药保健品等特色餐饮30余种。

打造曾家山中医养生馆。以"养生""健康"为主题，改造原有曾家山养老中心，将其打造成集中医药养生、康复、养老、健康体验于一体的曾家山中医养生馆。同时，开发多种功效特色的中医药温泉浴、药膳、药酒、药茶、杵针、刮痧、推拿、艾灸等康养产品，深入推进医养结合，建设"中国慢运动疗养基地"。

四 曾家山生态康养产业发展路径

曾家山生态康养产业发展路径，基本上沿着"集聚力量、建设导向品

牌""设施为基、提升服务品质""节会聚气、创新营销宣传""全民参与、发展全季康养"的路径。

（一）集聚力量，建设导向品牌

朝天区委、区政府在锚定发展目标的基础上，进一步集聚了既有资源，对每项决策一抓到底，一届接着一届干、一件接着一件办，推动曾家山旅游和生态康养产业的发展取得重大突破。

建设导向品牌成效显著。通过十多年的发展，曾家山先后被评为中国农业公园、省级地质公园、省级旅游度假区、省级生态旅游示范区、全国农业旅游示范点、全国十佳红叶观赏地、省级生态康养旅游区、四川省首批十大消夏度假旅游区等。曾家山旅游知名度和美誉度大幅提升，吸引了来自重庆、西安、兰州、汉中、南充、绵阳等地的大批游客前来避暑滑雪。2018年，曾家山累计接待游客228.59万人次，实现旅游总收入16.15亿元。

（二）设施为基，提升服务品质

全面改善基础配套设施。不断改善景区的可进入性和可达性，进一步拓宽进入曾家山的主通道，并实现了村村、户户通水泥路，规划建设的16米宽的曾家山旅游快速通道将于2020年完工通行。高标准打造成特色风景旅游廊道、总投资1亿元的曾家山生态旅游内环线已开工建设。此外，当地还全面进行了农网改造，景区电力保障大幅提升，过去遇风停电的情况不复存在，并实现了村村通自来水和天然气。同时提升景区通信水平，实现了4G网络全覆盖，建设空中缆索道项目、曾家山生态旅游环线，开通观光摆渡车，开展通用航空机场前期工作。

在服务品质方面予以提升。在服务功能方面不断予以加强和优化，从服务质量方面不断予以升级，从而让游客在旅游的过程中获得更为惊喜的旅游感受。在服务咨询体系方面予以加强，从而使得游客有需要时，可以及时获得相应的咨询帮助，减少游客在旅游过程中由突发原因带来的不便。切实在安全责任方面予以更多的关注，并且在重点领域联合执法方面不断强化落实。

（三）节会聚气，创新营销宣传

利用好节会的良好契机，进一步在品牌建设方面持续发力，切实将全息养生以及四季度假作为发展路径，定期开展系列活动，持续提升品牌效应。在春季，举办春季山花节暨石笋坪樱花节等多种多样的体验节活动。在夏季，举办中国生食蔬菜节、美丽中国田园博览会、全国"村长"论坛、嘉陵江国际文化旅游节、核桃文化旅游节、曾家山避暑节及国际山地超级马拉松赛等系列重大节会赛事活动。在秋季，举办秋季红叶观赏节，将曾家山作为农民丰收节固定举办地。在冬季，利用好南国冰雪开展系列比赛活动，从而打造出更为知名的滑雪场。

创新宣传营销，努力扩大影响、深化开放合作。坚持创新宣传营销手段、拓展宣传营销载体、丰富宣传营销方式，提升生态康养旅游影响力。健全营销机制，坚持"一盘棋"思想，健全宣传促销联动协调机制，强化对外宣传推介力度。壮大主流声势，在重点客源地市场投放旅游形象＋线路产品广告，加强与旅行社合作，积极争取加入世界旅游城市、国际山地旅游、世界旅游等联盟组织，从而在知名度打造方面形成更为正向的影响力。在宣传载体的建设和多元化建设方面也需要持续发力，切实利用好当前较有知名度的自媒体平台，积极打造推广网红打卡地。同时加强与中央以及地方电视台的合作范围，并且和知名度较高的互联网平台进一步开展深度合作。

（四）全民参与，发展全季康养

坚持绿色发展、融合发展的理念，从而进一步在康养方面进行专业性的攻克，并且在旅游规划的过程中以更高的标准来进行综合审视和考察。坚持曾家山生态康养旅游发展规划与全区总体规划、专项规划无缝衔接，实现"多规合一"。在方向把握上以更为多元化、多场景的农旅发展作为自身的特色，构建"一核、一廊、两心、十组团"的曾家山建设总体格局。

积极推动全民参与旅游扶贫事业的开展。在曾家山开发前，2005年当地农民年人均纯收入仅800余元，旅游行业的发展给农民带去了新的生活途径，不少农民纷纷转行，投身到旅游服务行业中来。曾家山率先实现全面脱贫，农民走上了足不出乡的致富之路，农民的收入渠道因此大大拓宽，可以就近在旅游企业、农家乐务工，也可以选择为农家乐提供餐饮服务。据统计，曾家山共有3万多人参与旅游和康养产业发展，其中，有1万多人直接从事旅游和康养服务行业，农户参与接待游客的床位达1.3万张，创造各类就业机会2000余个，带动周边群众实现人均增收3400余元。同时，旅游业的兴起为周边农户就近开展土特产的销售提供了良好的售货渠道，从而切实带动了农户的经济收入增长。

五 曾家山生态康养产业发展目标

创建曾家山山地康养国家级旅游度假区、中国南方滑雪场集群核心区、全国户外山地运动基地、全国知名生态康养旅游目的地等，将曾家山打造成世界级的亚高原山地康养度假旅游目的地和中国度假旅游名山。

（一）建成国家级旅游度假区

以山地康养旅游为主题，高规格建设曾家山山地康养旅游度假区，超常规集中投入基础设施，引进新业态、新项目，推进康旅、农旅、文旅、商旅和体旅融合发展，加快产业结构优化升级，争创国家级旅游度假品牌，助推区域旅游产业实现跨越式高质量发展。

（二）建成中国南方滑雪场群核心区

提升曾家山滑雪场，丰富业态，建成滑雪度假小镇，打造成川内最大滑雪练习场。开发望远山滑雪场，建成国际国内知名的滑雪赛事中心，具备承办大型冰雪赛事活动的能力。并配套建成主题度假酒店、山地运动乐园等项目，将曾家山建成中国南方具有重大影响力的滑雪旅游目的地。

（三）建成全国户外山地运动基地

依托国家级运动休闲特色小镇——曾家镇，瞄准世界一流标准，高标准建设一批户外营地、登山道、徒步道、骑行道等户外运动场地及相关服务设施，高端化打造登山、穿越、露营、攀岩、山地自行车、定向越野、滑雪等一批户外运动精品，培育一批国际品牌赛事，引爆山地户外运动旅游市场。

（四）全国知名生态康养旅游目的地

充分依托曾家山优势度假资源，重点植入山地户外运动、滑雪等人气旺的运动康养项目，开发甘蓝蔬果田园、大地花海、中草药园、茶海农园等新型田园养生产品，打造森林避暑、美食养生等高端生态避暑康养项目，以及巴蜀民俗、蜀道文化、宗教文化等雅致文化养心度假项目，适度配套"森居、田居、乡居、营居"等康养旅居创新业态，建设成为综合性康养旅游基地。

参考文献

[1] 蔡邦银：《关于将曾家山打造成"广元建设中国生态康养旅游名市"重要支撑的思考》，《广元日报》2019年11月23日。
[2] 黄佩芝：《基于游客感知的曾家山中国农业公园旅游吸引力评价研究》，成都理工大学硕士学位论文，2019。
[3] 胡春华：《生态康养旅游指标体系的构建与实证研究——以曾家山旅游区为例》，成都理工大学硕士学位论文，2018。
[4] 王建宏：《朝天区曾家镇：农旅文融合打造康游圣地》，《当代县域经济》2017年第8期，第52~53页。

B.16
风情土家　康养石柱：2019年重庆石柱康养产业发展报告

马益鹏　方嘉纯　王蕾　张紫雅*

摘　要： 石柱土家族自治县拥有良好的自然生态环境，政策环境利好，市场供给与需求富有潜力，为石柱康养产业发展夯实基础。本文结合康养产业可持续发展能力评价体系，对石柱观养、食养、疗养、文养、动养、住养和康养制造"6+1"产业体系进行可持续发展能力评估，发现当地康养产业支撑的发展方向在于着重打磨康养旅游精品、培育知名品牌与龙头企业、强化医药制造与疗养服务产业基础、突出运动康养特色、制定相应行业标准。总体而言，石柱县康养产业发展具有先发优势，并已在区域内形成初具规模的产业体系，但尚存在康养产业发展不完善、发展重点不突出等问题，应努力抓好人才资源和营商环境两大短板，吸引优质企业和项目"落户"，并与保险企业创新合作保障康养消费，推动康养产业更好更快发展。

关键词： 石柱土家族自治县　康养产业　"6+1"产业体系　可持续发展能力

---

* 马益鹏，中山大学旅游学院硕士研究生，主要研究方向：健康地理，国家地标产品；方嘉纯，中山大学旅游学院硕士研究生，主要研究方向：智慧康养，旅居康养；王蕾，中山大学旅游学院硕士研究生，主要研究方向：生态康养，运动康养，社会养老服务；张紫雅，中山大学旅游学院本科生，主要研究方向：旅居康养，老年人旅游。本调研报告由石柱县康养产业中心协助完成。

一 发展基础分析

（一）政策环境

1. 国家层面

（1）健康中国

2016年《"健康中国2030"规划纲要》出台，成为健康产业发展的重要指导，将助力推动老年人医疗卫生服务体系建设，推进中医药领域与康养领域的融合，以及全民运动健身事业的发展，将大众目光聚焦在康养领域。

（2）全域旅游

"全域旅游示范区"创建工作于2016年正式启动。就目前来看，旅游产业建设提升了石柱土家族自治县（以下简称"石柱"或"石柱县"）的硬件设施建设与整体环境，而塑造产业内核，则需要以康养旅游为抓手，充实旅游业态。

（3）养老政策

党的十九大报告首次将养老问题与就业、教育、医疗、居住问题并齐；2019年底，国家加快构建社区养老机构与居家养老相协调、医疗与康养相结合的养老供需体系，并鼓励社会、民间力量进入养老服务领域，康养产业的发展空间不断拓宽。

（4）乡村振兴

一方面，实施乡村振兴战略能有效激发全县创新氛围，大批基层劳动力以及科技创新等各类知识型人才返乡，成为康养产业发展的活力源泉；另一方面，康养产业的发展能吸引老年人群、高消费人群前往乡村，为乡村振兴提挡增速。

以上有利的政策大环境，在促进乡村基础设施建设与系统管理、医疗健康养老产业链完善和旅游节点与景观提升的同时，通过政府、市场与产业的三方联动，全方位助推康养产业，拓宽康养产业发展空间。而同时，康养产业的发展也能够兼顾政府、市场与产业。可以说康养产业是石柱县实施乡村振兴、建设全域旅游示范区的最佳支撑性产业。

2. 市级层面

重庆市积极调动资源、举多方力量，大力推进康养在市内落地生根，具体相关政策性措施如表1所示。

表1 重庆市关于支持康养产业发展的政策性措施

作用	举措	政策文件	实施与意义
奠定基础	深化医改健全全民医保制度与监管	《重庆市人民政府关于印发重庆市"十三五"深化医药卫生体制改革规划》（渝府发〔2017〕25号）	加快推进基本医保异地就医直接结算；深化医保支付方式改革，加大对中医医院、基层医疗机构医保总额的倾斜力度；完善重特大疾病保障制度、推动商业健康保险发展
		2019年4月17日《重庆市人民政府办公厅关于改革完善医疗卫生行业综合监管制度的实施意见》	加强对医疗卫生与养老、旅游、互联网、食品等领域融合产生的新产业新业态新模式的监管，完善对相关新技术的审慎监管机制
	深化文旅体制改革助力康养产业	2017年提出成立重庆康养研究院	2019年进一步规划办实重庆康养研究院，筹建重庆康养职业技术学院，为康养产业发展提供智力支持
营造氛围	全力推进全域旅游和全民健身	《国务院办公厅关于促进全域旅游发展的指导意见》（国办发〔2018〕15号）	发布37项重点任务分工，加快全市全域旅游发展，将推动旅游与教育、科技、卫生、文化、体育融合发展，加快开发高端医疗、康复疗养、休闲养生等健康旅游
		《重庆市人民政府办公厅关于加快发展健身休闲产业的实施意见》（渝府办发〔2017〕51号）	扎实推进《重庆市全民健身实施计划（2016—2020年）》，大力发展山地户外、水上、汽摩、冰雪、航空五大特色运动，形成水、陆、空一体化发展格局。加快健身休闲与旅游、文化、医疗、健康、养老、教育等产业的融合发展

续表

作用	举措	政策文件	实施与意义
产业导向	大力推进渝东南生态康养产业发展	2017年1月15日《关于进一步加大渝东南生态经济走廊建设力度的建议》	进一步加大绿特产业支持力度，打造高端康养消费品牌，助推特色效益农业、绿色生态工业和康养休闲生态旅游业发展
		《重庆市推动制造业高质量发展专项行动方案（2019—2022年）》（渝府发〔2019〕14号）	渝东南地区生态环境良好、气候适宜，加之旅游资源丰富，加快发展康养产业有良好基础条件，抢抓康养产业发展对推动渝东南片区经济社会发展具有重要意义
	重点推进高质量健康制造业领域	《重庆市推动制造业高质量发展专项行动方案（2019—2022年）》渝府发〔2019〕14号	智能制造装备、智能机器人、生物药、数字医疗器械、特色轻工消费品等均为重点发展领域；推进老年用品、康复辅具、适老设施、养老服务等领域产品研发生产，推动养老产品集聚区建设，逐步形成规模效应
	文化旅游、健康养生地产蓄势待发	2016年10月23日《重庆市房地产开发"十三五"规划》	文旅地产和避暑休闲地产在渝东南、渝东北和发展新区中成为重要的发展方向，为重庆市康养产业发展奠定土地资源等物质基础

资料来源：项目团队整理。

3. 县级层面

康养产业是巩固脱贫攻坚成果、助推经济社会高质量发展的有力支撑。石柱县响应国家以及重庆市相关政策文件要求，结合自身资源优势，推出一系列康养相关政策，努力把康养产业培育成全县支柱性产业（见表2）。

表2　石柱县市关于支持康养产业发展的政策性措施

作用	举措	政策文件	实施与意义
政策导向	推动康养休闲生态旅游	《关于印发石柱县建设全国著名康养休闲生态旅游目的地"十三五"规划的通知》（石柱府发〔2017〕11号）	将石柱县旅游业发展融入"渝东南旅游经济带"和"长江三峡国际黄金旅游带"格局中，树立"跳出旅游看旅游、立足康养抓旅游、围绕旅游促发展"的观念，以大力发展"康养"旅游为核心，以创建国家全域旅游示范区、国家康养旅游示范基地和黄水国家级民俗生态旅游假区为抓手，着力推动一批精品景区和有内涵的康养旅游项目，着力完善基础设施体系建设，着力开展旅游宣传营销，举全县之力推动康养休闲生态旅游业加速发展，把旅游业培育成为县域经济主导产业和战略性支柱产业

续表

作用	举措	政策文件	实施与意义
政策导向	推动康养休闲生态旅游	《关于2018年康养休闲生态旅游业发展的意见》（石柱委发〔2018〕9号）	以"转型康养、绿色崛起"为主题，以实现旅游快速发展向优质旅游转型和乡村振兴为目的，以发展全域旅游、康养旅游、四季旅游、节气旅游为引领，以康养产业与旅游业深度融合发展为路径，全力打造全国著名康养胜地
产业导向	全面发展康养产业经济	《石柱县创建国家全域旅游示范区实施方案》（石柱委办〔2017〕130号）	全面实施以康养为核心的全域旅游发展战略，大力开发"食养、观养、住养、文养、疗养、动养"产品，努力把旅游业培育成为全县第一牵引产业
		《关于印发2018年康养产业"六养"实施方案的通知》（石柱府办发〔2018〕124号）	大力实施"康养+"战略，深化"六养"要素，全产业全领域全地域做大做强康养经济

资料来源：项目团队整理。

（二）市场规模

1. 覆盖半径

石柱县属重庆市东部、居三峡库区腹心，东面与湖北利川市接壤，南面与重庆市彭水县相连，北面临近重庆市万州区，是渝东南地区通江达海的重要通道，更是国家"一带一路"倡议路线与长江经济带、成渝经济区等的重要集散点。

随着"四高一铁一港"的综合交通体系道路快速形成，将大大压缩交通成本及时间成本，缩短游客感知距离，扩大旅游半径，也为发展康养制造业提供了便利的交通、物流条件，石柱旅游将迎来飞跃发展[1]。截至2017年底，全县铁路运营里程63.5公里，实现了"1小时主城""3小时成都""4小时武汉""6小时郑州""8小时北京"。

便捷的交通为进一步做响"风情土家 康养石柱"品牌，巩固重庆主城和周边，以及湖北恩施、利川、四川广安、自贡、成都等老客源市场；拓展湖北宜昌、武汉、荆州和川南、川北等二级市场；培育上海、杭州华东市场和珠三角市场起到了积极作用（见表3）。

表3 石柱县周边市场分析

城市	常住人口	老年人口(≥60岁)	空间距离	时间距离
重庆市	3124.32万	643.61万	不等	不等
恩施市	337.80万	15.75万	约166公里	约2小时
广安市	324.10万	83.60万	约193公里	约2小时
成都市	1633.00万	315.06万	约472公里	约3小时
武汉市	1108.10万	187.94万	约689公里	约4小时
上海市	2423.78万	503.28万	约1511公里	约6小时

资料来源：项目团队整理。

2. 市场需求

（1）户外运动市场不断扩大

21世纪头两年时间内，全国户外产业实现了4倍增长，市场规模从6000万元扩大到3亿元，2005年更是突破近10亿元大关[2]。截至2012年每年的增速保持在30%以上。虽然近年来户外用品市场的增速放缓，2017年的增速仅为3.22%，但是整体市场规模据保守估算已经达到450亿元。中国参与户外运动的人数据统计年增长在12%左右，并且年龄跨度很大，受众广泛。

近年来，石柱县深入贯彻落实《重庆市全民健身条例》和全民健身国家战略，紧紧围绕"转型康养、绿色崛起"发展主题，充分发挥自然生态、人文历史等资源优势，不断完善体育基础设施建设，广泛开展全民健身活动，全力打造户外运动体育品牌赛事，助力大康养产业体系构建，加快把石柱建设成为全市乃至全国著名康养休闲生态旅游目的地。多次成功举办全国山地自行车赛、全国半程越野马拉松、石柱·黄水铁人三项赛、全市公开水域游泳赛等10多项国家级、市级体育赛事。其中，太阳湖公开水域游泳赛被重庆市文旅委、市体育局授予"体育旅游精品赛事"称号，以全国铁人三项邀请赛、太阳湖公开水域游泳赛、县民族传统体育运动会为代表的"动养"品牌赛事正在形成。

2019年，石柱县以黄水太阳湖水上运动基地、冷水滑雪场、千野草场户外运动营地等为依托，重点打造一批冰雪、水上、山地户外健身休闲体育赛事，大力推动以运动康养为主要内容的"体育+""+体育"深度融合发展，"体育+旅游"新模式正在形成，全年体育赛事带来旅游消费收入约500万元，体育企业实现营业收入4000万元。

（2）膳食康养市场潜力巨大

中国保健食品行业目前仍正处于快速发展阶段。自2015年至今，行业市场产值一路飙升。2009年行业产值尚未突破400亿元，到2016年已经达到2000亿元，目前仍呈快速增长趋势[3]。随着人们营养意识的提高以及对高质量生活的不断追求，保健食品的消费需求将持续旺盛，预计行业将继续保持两位数的增长。目前中国保健食品以传统产品为主，中国保健食品行业细分市场的体重管理和运动营养还处于起步阶段，未来将是新的一片蓝海。

石柱是"中国辣椒之乡"、"中国黄连之乡"和全球最大的莼菜生产基地，正努力建设全国有机农业示范基地县，全方位发展康养食材、挖掘康养菜品、推广康养美食，重点培育"源味石柱"品牌。2017年10月13日，石柱县在第27届中国厨师节上荣获中国烹饪协会授予的"中国康养美食之乡"的称号。近年来，石柱县利用绿色生态农产品资源和特色地域文化，坚持以特色、风味、养生为主题，规划布局发展品牌企业，着力打造特色突出、文化厚重、特色生态、健康养生的"康养石柱"食养支撑。

从总体看，中国康养产业的市场需求庞大，石柱正面临康养发展的重要市场机遇。户外运动已然融入人们的生活观念，成为快节奏生活下保持身心健康的一种重要途径。而随着多种类型的户外运动在国内的发展和推广，滑雪、素拓、越野、徒步等适宜中青年人群的康养项目发展迅猛；值得关注的是膳食康养需求的崛起，虽然中国的保健食品市场已初具规模，但与发达国家如美国、日本、澳大利亚等相比，目前中国人在保健食品上的人均消费偏低，这一市场具有巨大的开发潜力。

（三）环境承载

1. 水资源承载能力

石柱县水资源丰富。2019年末，石柱县户籍总人口54.88万人，降水量为1105.6毫米，地表水资源（水资源总量）和地下水资源量分别为19.5188亿、2.9755亿立方米，人均水资源占有量约3558立方米/人，高于全国和重庆市平均水平。丰富的地表水资源为康养产业中特色种养发展提供了充足的水源，而且随着石柱县全季旅游的推进，冬季雪景、滑雪项目发展也有赖于县区内丰富的降水量。

2. 水环境承载力

石柱县水源充沛，河流密集，总体水环境质量优越，为石柱的经济发展奠定了基础。总体水质方面，2019年7月石柱县市控考核断面总体水质、国控科研趋势断面总体水质均为优；集中式饮用水源地水质方面，3季度2个在用城市集中式生活饮用水水源地水质达标率为100%，同比持平；年度全县33个乡镇（街道）及以下集中式生活饮用水水源地水质达标率为100%，同比持平。

此外，石柱县将自身发展定位为"全国生态康养胜地"，并引导地区节水型社会发展模式、推进节能减排工作，石柱县水环境允许排放量测算结果如表4所示。

表4 石柱县主要纳污水体允许排放量

河流名称		理想环境容量(t/a)		允许排放量(t/a)		控制利用率(%)	
		COD	氨氮	COD	氨氮	COD	氨氮
长江（石柱段）		5700352	761634	2850176	380817	50	50
龙河	源头—藤子沟水库	10691	876	5346	438	50	50
	藤子沟水库—下路镇牛栏口电站出口	10156	1945	6094	973	60	50
官渡河		1232	236	616	118	50	50
油草河		5374	489	2687	245	50	50
马武河		3658	339	1829	170	50	50
毛滩河		733	87	367	44	50	50
悦崃河		923	105	462	53	50	50

资料来源：项目团队整理。

以上表明，石柱县总体水质在全国处于优秀等级，整体水环境质量稳定。政府积极展开节能减排相关工作，确保水环境安全，并努力提高优质水环境可持续能力,为"康养石柱"六养产业的发展提供基本水环境支撑。

3. 大气环境承载力

石柱县空气质量优良率高。根据《石柱县旅游环境质量检测分析报告综述》,石柱县空气质量为优,SO_2、NO_2、PM10、PM2.5、臭氧均远低于《环境空气质量标准（GB3095-2012）》中一级浓度限值,达到环境空气功能区一类区的标准。石柱县已荣获"中国天然氧吧""中国（重庆）气候旅游目的地（气候养生类）"等称誉。

石柱县大气环境承载力现状利用率较低,其原因与其工业刚起步,以及自身资源禀赋有关系,石柱县经济发展产业以工农业和旅游业为主。

4. 土地资源承载能力

（1）城乡建设用地分析

石柱县地域面积虽大,但可建设用地少,仅占总面积的20.75%,即622.8km^2。2013年编制的城乡规划城镇建设用地面积28km^2,占可建设用地比例为4.5%,故从城乡建设用地适宜性来讲,未来较长一段时间内仍有足够用于城乡建设的土地资源。近年来,石柱县加大对文旅地产等康养相关地产的开发,目前可供开发使用的城乡建设用地仍较充裕。

（2）土地资源人口承载力分析

基于国家和重庆市对于人均建设用地的标准要求,石柱县人均建设用地面积分别按照100m^2、115m^2、130m^2核算人口承载极限（见表5）。

表5 石柱县土地资源人口承载力

用地因素	可建设用地（km^2）	城乡综合土地资源人口承载力(万)		
		100m^2/人	115m^2/人	130m^2/人
用地适宜性分析	610	610	530	408
考虑耕地与基本农田保护因素	182	182	158	122
预留发展用地	91	91	79	61

资料来源：项目团队整理。

截至 2019 年，石柱县地域面积 3014km², 常住人口 37.9 万人，约占石柱县土地资源人口承载力的 47.97%。

（3）土地资源承载力生态敏感性分析

在不同人口密度界定的情况下，土地资源约束下的人口承载力如表 6。

表 6　石柱县土地资源约束下人口承载力

分区	面积（km²）	人口密度（万人/km²）	人口承载力（万人）
生态敏感区	1454	0.01~0.05	14~72
生态弱敏感区	1056	0.1~0.2	105~211
生态不敏感区	499	0.3~0.5	149~249
合计	3009	/	268~532

资料来源：项目团队整理。

截至 2019 年 10 月 10 日，常住人口占石柱县土地资源约束下、基于生态敏感性人口承载力的 15.35%~7.53%。

综上所述，一方面，综合环保、可持续等因素下核算的环境资源，水资源、水环境、大气环境和土地资源等基础环境资源均能满足石柱县未来较长一段时间内城乡发展所需资源，石柱县未来环境承载能力强。优质的环境资源与良好的环境承载力，将为石柱更好地探索"全产业、全领域、全地域"发展康养，构建大康养产业体系，全面打响"康养石柱"品牌奠定良好的环境基础。

另一方面，结合石柱县"转型康养、绿色崛起"的发展主题，未来石柱县整体环境质量仍将得到较好保持，政府也已在全县逐步开展各种环境安全行动，可以预见，"康养石柱"的发展将能较好地保持石柱县未来较强的可持续发展能力和环境承载能力。

（四）发展历程

石柱县康养产业脱胎于旅游产业，自 2012 年确立生态立县战略后，以生态旅游为起点，结合文化资源和农业优势，形成了集生态、文化、体育、健康和农业于一体的康养产业，可以划分为两大阶段（见表 7）。

表7　石柱县生态旅游产业2012年至今发展阶段

旅游阶段	年份划分	战略方向	目标定位	石柱形象	区域荣誉
生态休闲旅游发展阶段	2012~2015年	生态立县、开放兴县、工业强县、商旅活县	建设全国知名的生态休闲旅游目的地,民俗生态休闲旅游胜地	森林石柱&大黄水	石柱县:"最美重庆2011年度最受欢迎旅游区县""2012重庆非去不可十大旅游名片""2012最美休闲旅游区县""中国避暑养生休闲旅游最佳目的地";黄水旅游景区:"重庆市首批十大市级旅游度假区""重庆市五大避暑胜地""2012最美休闲旅游景区""乡村旅游扶贫市级示范区""2015重庆避暑休闲目的地最佳发展成就奖"
康养旅游发展阶段	2016年	转型康养、绿色崛起	建设全国著名康养休闲生态旅游目的地	康养石柱&全域旅旅	第二批国家全域旅游示范区创建单位
	2017年				"最美中国旅游目的地城市""重庆市避暑休闲首选地""中国康养美食之乡",黄水万胜坝"2017年中国美丽休闲乡村"
	2018年				"全国十佳生态休闲旅游城市""千野草场景区第一批重庆市智慧旅游景区创建单位,黄水万胜坝、中益全兴村第一批重庆市智慧旅游乡村示范点创建单位"
	2019年				国家园林县城,国家卫生县城,中国天然氧吧,中国(重庆)气候旅游目的地(气候养生类)

资料来源:项目团队整理。

1. 生态休闲旅游发展阶段

生态旅游发展格局初步形成,重点助推"大黄水"建设。

生态休闲旅游阶段着重把石柱县打造为民俗生态休闲旅游胜地,强力推进以黄水为中心的黄水片区旅游上档升级。

2012年,开启"大黄水"旅游推介阶段。石柱县开始征集"大黄水"旅游标识,旅游宣传方面更是主推"大黄水"旅游形象。大风堡景区成功创建国家4A级景区。

2013年,以"大黄水"5A级景区创建启动年为抓手,在"大黄水"区域推广"黄水人家"作为旅游新形象与新模式,乡村旅游焕发新活力。

2014年，举全县之力把旅游业培育成为石柱县经济支撑性和引领性产业，大力建设"中国·黄水国际民俗生态旅游度假区"，重点打造"中国土家文化旅游胜地"。

2015年，民俗生态休闲旅游业持续升温，黄水旅游度假区成功入围重庆市首批市级旅游度假区，黄水旅游景区也荣获重庆市年度避暑休闲目的地最佳发展成就奖项。

2. 康养旅游发展阶段

近年来，石柱县政府大力推进康养休闲生态旅游探索发展，统筹推进全域康养。

（1）旅游到康养的过渡

"十二五"期间实施"商旅活县"等四大战略，相应地，石柱县旅游发展目标为：把石柱县建成中国土家文化旅游中心、民俗生态旅游强县，建设森林旅游胜地以及避暑胜地，最终成为游客在西部地区休闲度假的终极旅游目的地，旅游业得到一定程度重视和发展。

从2016年起，石柱县整体向康养转型，至今仍处于石柱县康养休闲生态旅游初步发展阶段，正努力按照"全产业、全领域、全地域"的发散性思维，多方面探索发展康养休闲生态旅游业全新路径，最终建设成为全国著名的康养胜地。

（2）康养石柱全新探索

表8 "康养石柱"概念提出与确立历程

时间	主体	举措与意义
2016年6月	民革中央	在民革中央的指导下，石柱县在重庆市率先提出发展康养经济的发展战略，以康养为主题大力发展区域经济
2016年12月22日	石柱县第十四次党代会	确立"转型康养，绿色崛起"为石柱县当前和未来一个时期发展主题，奋力打造武陵山区特色生态经济强县、民族地区扶贫开发示范县、全国著名康养休闲生态旅游目的地[1]
2016年12月	县委、县政府	最终确立"发展康养产业、打造康养经济、建设康养石柱，加快建设全国生态康养胜地"转型发展思路，让石柱县走在重庆康养产业发展前列

资料来源：项目团队整理。

自确定"康养石柱"的转型以来，石柱县在2017年政府工作报告中提出，今后五年坚持把康养休闲生态旅游业培育为全县支柱性和引领性产业，以"绿色""康养""特色"为重要出发点，五年内实现"大康养"经济增加值在GDP中的占比达到50%以上的目标；重庆市委书记陈敏尔在2018年12月赴石柱调研时指出，"'风情土家·康养石柱'牌打得很好，价值定位很准，'六养'提炼很好，符合石柱实际，体现了'共抓大保护、不搞大开发'的战略导向，因地制宜找到了'产业生态化、生态产业化'具体路径"。为积极引导全社会向康养聚焦、举全县之力建设康养石柱，市政协分10个课题组，专题调研全市康养产业发展情况。目前，石柱县围绕"康养石柱"的全新探索可归纳为以下几方面。

丰富"康养石柱"内涵。2017年，石柱县制定并实施"三县一地"总体方案和"六养"方案，深度打造一批与"六养"中六个方面相关的康养旅游产品；编制全域旅游发展规划并率先在全市通过专家评审；开始培育"源味石柱"区域公用品牌，将以大黄水旅游区为主的农家乐发展为"黄水人家"社员（"黄水人家"乡村旅游专业合作社于2011年6月10日经市工商局特批登记注册，主要经营家庭宾馆、农家乐、旅游商品，是自愿组成的地方性、非营利性的服务组织。自2011年7月23日正式挂牌成立运行以来，得到各级各部门的充分肯定，并入选2012重庆非去不可"十大创新案例"。到2019年，社员总数已发展到1074余家，接待床位达20000余张）。《2018年"康养石柱"白皮书》制定观养、疗养、食养、文养、动养、住养以及康养制造"6+1"大康养产业体系，构建石柱县经济发展支撑性产业体系。

重推品牌创建和旅游营销。2018年，石柱县以实施全域旅游战略为主线，高质量发展康养休闲生态旅游业。围绕"5A级景区创建、国家级旅游度假区建设、国家全域旅游示范区打造"三大切入点，同时注重景区质量提升，不断开展景区基础设施和服务方面的重点项目建设，并在此基础上对外进行精准的旅游目的地形象投放，"康养石柱"旅游品牌逐渐打响。

三届康养大会的成功举办奠定了石柱在全国康养的引领地位。2017年5

月 31 日~6 月 2 日，以"中医药与康养经济"为主题的中国·重庆石柱首届康养大会得到中央 8 家媒体、地方 23 家网络媒体和 8 家纸媒的报道，全方位多角度地推介展示了石柱的"康养优势"，在全国层面发出了石柱引领康养产业发展的强劲声音。石柱的"康养优势"得到各界的高度认可和广泛赞誉，大会现场签约 6 个重点项目，引资 30 亿元。2018 年 8 月 25 日~8月 27 日，中国·重庆石柱第二届康养大会以"运动与康养"为主题，大会坚定信心，明确举全县之力发展康养产业、打造康养经济、建设康养石柱，并充分运用康养环境监测成果，加大康养因子理论研究并扩大宣传范围，选择性打造康养石柱亮点热点，形成石柱新名片。2019 年 7 月 23 日~25 日，中国·重庆（石柱）第三届康养大会围绕"气候与康养"主题，大会以民革中央、重庆市政协的名义举办，升格为国家级大会。这是石柱首次承办规格最高、规模最大、影响最广的专题盛会，现场签约 21 个康养项目计划总投资 550.5 亿元，较第二届大会增加项目 10 个、增加投资 327.4 亿元，并荣获中国气象服务协会、中国天气网授予石柱县"中国天然氧吧""中国（重庆）气候旅游目的地"两项殊荣，"康养石柱"品牌知名度、美誉度和影响力得到进一步提升。

"康养石柱"提档升级。2019 年，石柱县坚持全面打响"康养石柱"品牌，成功入选国家级园林县、国家森林康养基地，并且成为重庆市气候养生类重点旅游目的地。当地政府坚持高质量发展康养经济，持续实施康养产业发展行动计划；健全完善康养体系，初步探索形成涵盖指标体系、产业体系、政策体系、统计体系、绩效评价和考核办法等多方面的康养体系，为高质量发展大康养经济奠定体系基础。

3. 小结

国家、重庆市以及石柱县系列政策都对康养产业发展予以较高重视程度，为石柱县康养产业的发展提供了有利的政策大环境。

而随着"四高一铁一港"的综合交通体系道路建成，将为石柱县发展康养制造等产业提供了便利的交通、物流条件，同时扩展石柱康养市场辐射范围。以户外运动、膳食康养为代表的康养产业的市场需求庞大，为石柱康养产业发展提供重要动力。

城乡规划测算也表明，石柱县未来发展所需的水、大气和土地等资源充裕，环境良好，故环境整体承载能力强，为石柱县康养及其他产业提供重要环境支撑。

整体看来，石柱康养产业发展的起点是以旅游的发展为支撑，在"十二五"期间旅游得到一定重视和发展，而从"十三五"开始的从旅游到康养的转型，则使石柱县步入了"康养石柱"建设发展的一个极为重要的、全新的探索阶段，在此期间政府各方围绕康养转型的主题，展开了大量基础性和支撑性工作。目前，石柱县正处于康养休闲生态旅游初步发展阶段，正尝试探索"全产业、全领域、全地域"发展康养休闲生态旅游业，"康养石柱"品牌知名度正在提升，但仍存在5A级景区建设乏力等问题，品牌支撑力度正待进一步增强。

二 可持续发展能力评价

石柱康养产业围绕康养产业发展战略，依托得天独厚的自然养生资源，与健康养生文化相融合，构建观养、食养、疗养、文养、动养、住养和康养制造"6+1"产业体系。其丰富的森林、中医药、农业资源、适宜的生态气候、科学的产业政策、完备的设施建设等都推动了石柱康养产业的发展。基于前人的研究成果，康养蓝皮书调研小组总结构建了县域康养产业可持续发展能力的评价指标体系，主要包括资源、环境、设施、康养发展水平4个一级指标，与一级指标相对应的林草康养资源、水域康养资源、农业康养资源等14个二级指标，以及与二级指标对应的49个三级指标[4,5]。结合石柱康养产业的发展现状和特点，本报告将立足于县域康养产业可持续发展能力的评价指标体系，从资源、环境、设施和康养发展水平四个方面对石柱县的康养可持续发展能力进行评估。

（一）资源评估

康养产业高度依赖资源禀赋，其发展壮大通常需要以优良的自然资源为基础。石柱县依托森林植被、林草中药、温泉、湿地、农业产品等资源,建设太阳湖、月亮湖、千野草场等森林瑜伽体验区和七曜山掠奇探险体验区,发展康养食材、挖掘康养菜品、推广康养美食,打造康养旅游县城,推动石柱"观养""食养""住养""疗养""动养"等康养产业的发展。下面将从林草康养资源、水域康养资源和农业康养资源三个方面对石柱县康养资源可持续发展能力进行评估。

1. 林草康养资源

石柱县拥有丰富的林草康养资源,包括森林资源和中医药资源。拥有全国绿化模范县、全国绿色小康县称号的石柱县,林地面积21.56万公顷,森林面积17.80万公顷,森林覆盖率达60%;县内拥有大风堡等6个自然保护地,其中黄水国家森林公园是重庆市唯一的土家族少数民族旅游风景区。全县森林物种丰富,有国家级保护植物共53种,生长着被喻为"活化石"的水杉、珙桐、银杏,现有古树名木1004株,古树名木群5个[6]。依靠优厚的森林资源条件,石柱县森林康养产业得到了足够的资源支持。

县内野生中药资源丰富,在800余种中药资源中开发利用200余种,在地中药材面积约30万亩,年产量约20万吨,其中石柱黄连为中国药典黄连标准[6]。依托黄连、佛手、天麻等丰富的中医药资源,极大发展了石柱中医药康养服务产业。

2. 水域康养资源

石柱县水系发达,县内河流均属长江水系,流域面积超过50平方公里的河流共计26条,其中100平方公里以上的河流15条,1000平方公里以上的河流有长江、龙河、普子河(马武河)、磨刀溪(油草河)4条河流。可以充分利用当地丰富的水资源,以太阳湖为载体,打造高山湖泊水上运动基地。石柱县是全国著名的康养休闲生态旅游目的地,县内湿地面积达5059.6公顷,拥有重庆石柱藤子沟国家湿地公园。石柱县全域水系均可达到饮用水源地标准,森林片区达到国家一级水源标准。石柱县还拥有冷水温泉资源,富含大量的矿物质和微量元素,具有医疗康养价值。当地积极发展温泉养生文化,在冷水特色康养小镇打造以"疗养"为主题的雪原温泉康养度假区,作为重庆唯一的雪原温泉,提供给游客更独特的温泉康养体验,依托温泉资源推动康养旅游的发展。

3. 农业康养资源

在农业康养资源方面,作为"中国黄连之乡"、"中国辣椒之乡"、全球最大的莼菜生产基地的石柱县拥有丰富多产的农产品。常年种植辣椒达30万亩,年产辣椒29万吨以上;种植莼菜1.3万亩,年产莼菜1.3万吨,为康养制造业发展提供了充足的原材料保障[7]。构建特色产业全链式开发体系,拥有农业龙头企业83家,是全市第一个国家农业综合标准化示范县,其中莼菜作为石柱农业康养资源的一张代表性名片,在石柱实现了标准化种植,常食莼菜具有药食两用的保健作用。

石柱县2019年获"三品一标"等认证农产品34个,全县累计"三品一标"等品牌农产品234个。富足的农业康养资源加上农业标准化的体系建设使石柱康养食品用品制造竞争力不断提升(见表9)。

表9 石柱县"三品一标"等品牌农产品统计

农产品	数量(个)
无公害农产品	89
绿色食品	46
有机食品	11
地理标志农产品	2
农产品地理商标	2
其他品牌农产品品牌	84
总计	234

资料来源:石柱县农业农村委。

从整体上来看,石柱县拥有丰富的林草资源、水域资源和农业资源,以独特的康养资源优势推动康养产业的可持续发展,为石柱康养产业的发展打下了坚实的基础。

(二)环境评估

康养产业发展与自然环境、人文环境密切相关。宜人的自然气候环境通过对阳光、温度的开发，配套各种健康、养老、养生、旅游等相关产品和服务促进康养产业的健康发展。人文环境包括以国家政策为导向的政策环境、以人民为主要需求创造的文化环境和适宜居住的人居环境。政府通过制定相关政策对康养产业的发展起到导向和支持作用。康养文化是康养产业的内在灵魂，文化环境有助于陶冶情操、愉悦心灵，让人们具有幸福感。人居环境则是以满足人们居住、休闲、交通、管理、公共服务需要为目的，高质量的休闲环境是打造康养宜居环境的重要条件。以下将从政策环境、文化环境、气候环境和人居环境对石柱县康养产业的环境可持续发展能力进行评估。

1. 政策环境

党的十九大报告中明确提出了"健康中国战略"。习近平总书记指出，要"把以治病为中心转变为以人民健康为中心"，"把人民健康放在优先发展的战略地位"。发展康养产业是落实健康中国战略的具体实践，石柱县在重庆市率先提出以"生态康养"为统领，围绕"转型康养、绿色崛起"的康养发展主题，塑造"风情土家·康养石柱"的康养形象，大力实施康养战略，促进康养经济一二三产业深度融合发展。围绕康养产业发展战略，石柱县委县政府成立了康养产业发展专业研究机构（康养产业发展中心、重庆康养研究院、6+1产业部门），制定了康养产业发展战略规划，并出台《2018年康养休闲生态旅游业发展的意见》《关于印发2018年康养产业"六养"实施方案的通知》《关于印发石柱县建设全国著名康养休闲生态旅游目的地"十三五"规划的通知》《关于印发〈石柱县建设全国著名康养休闲生态旅游目的地实施方案〉的通知》康养产业相关文件，为推动康养休闲生态旅游和全面发展康养产业经济提供了强有力的政策保障。

2. 文化环境

石柱县立足土家民族文化、土司文化、宗教文化、农耕文化和中医药文化等康养文化资源，以文化提升康养内涵，以康养扩大文化消费，做精禅修养生、农耕养生、健康教育产业，培育康养会展、文化创意产业，构建起与"风情土家·康养石柱"相适应的现代康养文化产业体系，建成武陵山区康养文化高地。

2018年石柱县编制形成13个文养标准，新增市级文化乐园1家，培育文化产业基地1家、文化企业400余家。深入挖掘石柱文化，编撰出版了《石柱文化概览》《千年石柱》《千年古镇话西沱》，正在编撰《石柱土司八百年》《石柱白杆兵》《石柱土司三十六寨》《黄连之乡话黄连》《民间传说故事》等。经过不断地深入挖掘和梳理，培育了一批非物质文化遗产项目和代表性传承人，形成了比较完整的非物质文化遗产体系。目前全县有"石柱土家啰儿调""土家吊脚楼""玩牛"等3项国家级非遗项目，有刘永斌、黄代书、刘成柏、江再顺等4名国家级代表性传承人；有"石柱土戏""轿夫号子""土家竹铃球""马氏根艺""马武白酒"等22项市级非遗项目，有李高德、余长英、刘长珍等23名市级代表性传承人；有"土家水龙"等129项县级非遗项目，有马世福等195名县级代表性传承人。持续组织非遗项目参加各种展演展示活动，有效地传承和保护非物质文化遗产。推进西沱古镇、巾帼土司城、千年古刹银杏堂等文旅融合项目。浓厚的石柱文化提升了"康养石柱"形象和知名度，使之享誉全国乃至全世界。

除此之外，石柱县还正在积极筹办全国性康养论坛、学术会议，开展康养文化的保护传承以及康养文化和康养产业研究，为石柱康养产业的发展提供了科学有力的理论支撑。

3. 气候环境

在气候环境方面，石柱县立体山地气候特征明显，四季分明，夏无酷暑，冬无严寒，降水充沛，雨热同季，光照适中，空气湿润，气候适宜期长，全年均适于度假休闲旅游，境内以黄水镇为代表的海拔较高地区旅游、康养优势十分明显。

年平均气温16.4℃，最冷1月平均气温5.9℃，最热7月平均气温26.3℃；夏季高温日数（≥35℃）为15.6天，冬季低温日数（≤0℃）仅为7.4天；全年雨量充沛，年平均降水量1066.5毫米，年平均降雨日数192.9天，降水多以小雨和中雨为主，85%的降水为中雨以下等级；光照充足，年日照时数为1241.5小时，在西南地区属于光照较丰富地区；年平均无霜期281天；年平均相对湿度为79.6%，春、夏季较小，秋、冬季较大。

各月的空气相对湿度在76%~84%，较为均衡；石柱县全年空气优良率为95.7%，空气质量良好，达到环境空气功能区一类区的标准，含氧量在19.5%~20.7%，属于对人体健康"极有利"等级[6]。舒适的气候条件能使人体维持在舒适的状态，适合人类长期居住，对石柱康养产业的发展起到了支持作用。

4. 人居环境

在居住生活方面，石柱县土壤、噪声环境质量总体稳定。当地土壤中污染物含量低于风险筛选值，土壤肥力较好，适合生态农作物种植。全县白天噪声小于50分贝，夜间噪声小于40分贝，均达到0类声环境功能区要求，符合康复疗养区等安静区域要求。生活污水处理率、绿地率、绿化覆盖率和人均公园绿地面积等人居环境各项指标如表10所示，均达到良好的标准。

表10 人居环境各项指标

指标	值
城市生活污水集中处理率	96%
乡镇生活污水集中处理率	83%
区绿地率	33.95%
绿化覆盖率	38.36%
人均公园绿地面积	10.44平方米

资料来源：项目团队整理。

在休闲生活方面，石柱县拥有国家级亚高山康养运动中心和国家级户外活动营地，积极承办体育赛事，将环七曜山山地自行车挑战赛、亚高山山地马拉松赛、黄水太阳湖公开水域游泳赛等三大户外运动赛事打造为全国著名康养体育品牌赛事。以政府为主导，每年定期开展"风情土家·康养石柱"民族体育运动会，营造全民健身氛围。

在交通可达性方面，石柱具有较好的区位条件，是国家"一带一路"、长江经济带和成渝经济区、武陵山经济协作区的重要交会点，是渝东南地区通江达海的重要通道。县内交通便利，乡镇、景区间有良好的公共交通系统，居民游客出行方便。"四高一铁一港"的综合交通体系为发展康养旅游和康养制造提供了便利的交通、物流条件。

无论是政策环境、文化环境、气候环境还是人居环境，石柱无疑是一块适合康养产业发展的宝地，以政策环境为保障、以文化环境为特色、以气候环境为优势、以人居环境为亮点，坐拥天时地利人和。

（三）设施评估

石柱县依托良好的区位条件和生态环境，运用现代科技手段，集聚市内外优质医疗资源与养生养老深度融合，重点发展医疗服务、养生保健服务、养老服务、健康管理服务等疗养产业，是重庆知名的医养结合康养服务集聚区。康养产业的发展离不开医疗设施、养老设施以及休闲设施的支撑，以下将从这三个方面对石柱县康养产业的设施可持续发展能力进行评估。

1. 医疗设施

石柱县共有卫生机构48个（不含个体诊所、卫生室），实有病床3933张，在册卫生专业技术人员2693人，其中执业医师791人，执业助理医师259人，注册护士1217人，每千人拥有卫生技术人员4.91人[7]。石柱县还积极发展智慧医疗，引入现代信息技术，大力发展网上挂号、在线支付、远程会诊等医疗辅助信息技术服务，推动医疗服务智慧化发展。在此基础上拓展康复疗养产业，以重庆医科大学附属康复医院（黄水院区）为核心，以互联网为载体和技术手段，建成重庆知名康复医疗服务基地。2019年石柱县获得"国家卫生县城"称号。

在中医药疗养设施方面，石柱建有多家中医馆和中医药技术培训基地，中医药服务体系设施条件完备，拥有中医健康管理、食疗药膳、养生茶道等康养服务，中医药疗养服务能力强。除了中医药疗养设施建设，石柱还建有全国现代中药资源动态监测信息站，对中药材种植、价格、销量及走势信息等进行动态监测，提升中医药资源的利用整合（见表11）。

表 11　石柱县医疗设施

医疗设施	数量	中医药疗养设施	数量
二甲综合医院	1	精品中医馆	13
二甲中医院	1	中医药专家传承工作室	1
社区卫生服务中心	3	中医特色专科医院	1
乡镇卫生院	30	中医药适宜技术培训基地	1
民营医疗机构	13	全国现代中药资源动态监测信息站	1

资料来源：石柱土家族自治县卫生健康委员会。

2. 养老设施

在养老服务设施方面，石柱县合理布局养老机构与老年病医院、康复医院、护理院，构建健康养老服务网络，推动医养结合、社区养老与居家养老结合。现有养老机构33家（公办23家、民办10家）、床位数1749张（公办敬老院床位835张、民办床位914张），每千名老人拥有床位数18张。目前，政府运营的养老床位数835张，占养老床位总数1749张的比例为47.74%[7]。各养老机构护理型床位共503张，约占养老床位总数28.76%，积极发展医疗养老联合体，加快社区老年人日间照料中心、托老所等居家养老和农村幸福院等建设。除此之外，石柱县依托社区医院，结合基本公共卫生服务，对居家养老的65岁以上老年人建立健康档案，提供健康管理服务。总体来说，石柱的养老设施目前正在逐步推进建设当中，存在一定的发展建设空间（见表12）。

表 12　石柱县养老设施一览

养老机构	数量（家）	床位（张）
敬老院	23	835
民办养老机构	10	914

资料来源：项目团队整理。

3. 休闲设施

公共休闲设施方面，石柱县有城市广场6个，总面积6.19公顷；城市公园16个，总面积171.66公顷。围绕县城、乡镇（街道）、旅游景区（点）三级空间格局，完善体育场馆、全民健身中心、乡镇（街道）健身广场、社区多功能运动场、体育公园、户外活动营地等公共体育设施建设。截至2019年底，全县公共体育设施面积达744516平方米（存量为722266平方米），每万人政府公共体育设施面积达19644.22平方米（按37.9万常住人口计算）。充分利用山、水、林等自然户外"动养"资源，着力打造以太阳湖为载体的高山湖泊水上运动基地、以冷水Let's go滑雪场为载体的冰雪运动基地、以千野草场为载体的露营基地、以鱼池格林童话足球村为载体的足球运动基地，建设一批户外健身休闲场地设施。

石柱县依托较为完备的医疗设施、养老设施和休闲设施，为康养产业的发展提供了有力的支撑，但在养老设施方面竞争力不强，仍需进一步发展建设提升养老设施在石柱康养产业中的竞争力。

（四）康养发展水平评估

康养发展水平包括区域健康水平、康养经济发展水平和康养品牌发展水平三个要素。区域健康水平是对区域内人员健康情况的评估；康养经济发展水平可以衡量一个地方的康养产业发展情况；康养产业的发展需要深耕康养品牌，最终形成品牌知名度、美誉度和忠诚度。石柱县的发展水平将从这三个方面进行评估。

1. 区域健康水平

区域长寿情况。截至2019年末，石柱县户籍总人口54.88万人，出生率9.78‰，死亡率6.38‰，人口自然增长率3.40‰。百岁以上老年人24人，80岁以上老人15309人。居民人均期望寿命为77.02岁[7]。长寿老人较多，人民健康水平不断向好。

慢性病管理。慢性病治疗时间长，病性复杂易反复，对慢性病进行管理可以更好地掌握区域内居民基本健康状况，进一步采取防范治疗措施。石柱县注重对高血压患者和糖尿病患者的健康管理。截至2019年12月31日，全县对高血压患者规范管理率为67.38%，对糖尿病患者规范管理率为

67.71%,及时对慢性病进行规范管理提高区域健康水平。

2. 康养经济发展水平

石柱县大力发展"观养、食养、住养、疗养、文养、动养"和"康养制造"等康养产业,提供差异化产品和服务,不断促进石柱县康养经济的发展。2019年,全县大康养经济增加值达到78.1亿元,占全县GDP的48%[7]。产业结构持续优化,三次产业结构由2017年末的13.7∶43.3∶43.0调整为16.9∶27.9∶55.2,以康养服务为主的第三产业占比第一次超过第二产业。康养产业中,旅游业增加值8.54亿元,较上年现价增长7.9%;有机农业和生态养殖业产值13.2亿元,占农业比重达到31.1%;县外游客消费额78.24亿元,占全县旅游总收入的比重为83.9%;全县康养投资额占全社会固定资产投资的比重由2016年的36.6%提升至2019年的41.3%;旅游地产销售额4.33亿元,占全县销售额比重为16.2%。康养经济水平在全国具有一定的竞争力优势。

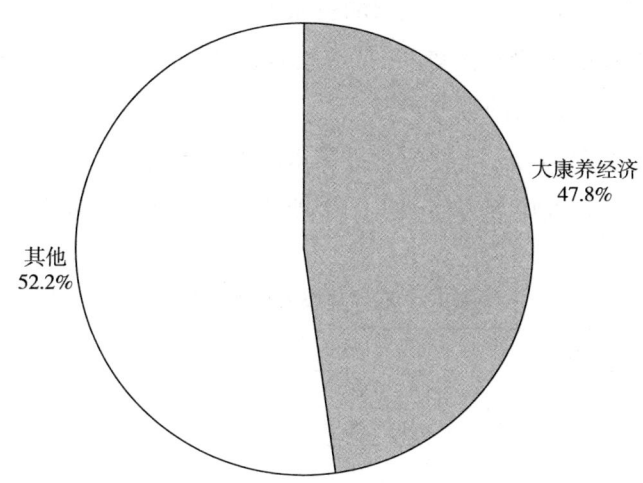

图1 2018年石柱县大康养经济占GDP比重

资料来源:《2019年康养石柱白皮书》。

3. 康养品牌发展水平

食品康养品牌竞争力不断提升。石柱县坚持以市场为导向,全力推动康养品牌建设，积极宣传康养石柱四季主题活动。形成"源味石柱"农产品区域公用品牌及"石柱莼菜""石柱辣椒""石柱黄连""石柱蜂蜜"等单品品牌，潘婆婆牌"莼菜"、"三星香米"、"康养渝"大米、陶大"金田粉丝"、"鄂渝"牌白萝卜、"石柱红"辣椒（鲜）、"石柱红"辣椒（干）、"石柱马铃薯"、北岭山牌"脆红李"等一批绿特农产品被认定为重庆名牌农产品。绿色、有机和无公害农产品等"三品一标"农产品达到234个，其中莼菜是石柱在康养经济发展中的代表性名片，为此石柱县成立了潘婆婆莼菜科技发展有限公司，打造莼菜 IP，进一步丰富康养石柱品牌。

打造全国性体育品牌赛事。引进专业的体育传媒公司，将亚高山山地马拉松赛、黄水太阳湖公开水域游泳赛等户外运动赛事打造为全国著名康养体育品牌赛事，品牌赛事影响力不断提升。

中国·重庆（石柱）康养大会。从2017年开始，石柱至今已成功举办以"中医药与康养经济""运动与康养""气候与康养"为主题的三届康养大会，奠定了石柱在全国康养领域的引领地位。康养大会以全方位多角度的推介展示了石柱的"康养优势"，打造康养石柱新名片，在全国层面发出了石柱引领康养产业发展的强劲声音。

康养相关奖项称号。石柱县积极探索康养产业发展道路，努力优化、深化康养发展条件，在康养方面获得了多项荣誉，所获荣誉如表13所示。

表13 石柱县康养相关称号

行政区域	年份	称号
石柱县	2019	国家卫生县城
	2019	中国天然氧吧
	2019	中国（重庆）气候旅游目的地
	2019	国家园林县城
	2017~2020	中国康养美食之乡
	2018	全国十佳生态休闲旅游城市
	2015	重庆市最美生态旅游区县
	2016	中国避暑养生休闲旅游最佳目的地
	2010	中国黄连药材产业之乡

续表

行政区域	年份	称号
西沱镇	2003	中国历史文化名镇
黄水镇	2019、2011	国家卫生乡镇、重庆市森林旅游十大树王
沿溪镇	2019	国家卫生乡镇
悦崃镇、黄鹤镇、三益乡、新乐乡	2019	重庆市卫生乡镇
黄水镇金花村、沿溪镇静观村、悦崃镇水桥村、黄鹤镇玉龙村	2019	重庆市卫生村

资料来源：项目团队整理。

从康养发展水平上看，在区域健康方面人民健康不断向好，在经济发展水平方面石柱县依托著名的康养品牌在全国范围内打开了石柱康养知名度，通过康养旅游、康养制造业打造康养品牌使康养经济产值不断提升。

（五）小结

石柱县拥有丰富的林草康养资源、水域康养和农业康养资源，在政策环境、气候环境、文化环境和人居环境的支持下，依托医疗设施、养老设施以及休闲设施的支撑，推动观养、食养、疗养、文养、动养、住养和康养制造"6+1"产业体系的发展，为康养经济发展做出了巨大的贡献。

从整体上来看，石柱县拥有丰富的林草资源、水域资源和农业资源，以独特的康养资源优势推动康养产业的可持续发展。石柱县应充分利用现有的气候、森林、中医药、温泉、农产品等自然资源，进一步加强对资源的监测、研究，推动石柱资源优势转化为康养旅游效益，充分发挥旅游与康养资源的富集优势，把石柱建设成为全国著名休闲康养旅游目的地。将康养旅游作为康养经济的突破口，实施"康养+""旅游+"，推动康养制造、康养住宿业、医疗保健业等产业进行深度融合、强强联合，全面推动石柱康养经济的发展。

在环境设施方面，石柱县拥有高质量的政策环境、文化环境、气候环境和人居环境，适宜康养产业发展，但仍需进一步完善医疗卫生、养老服务、文化体育等方面的基本制度，用政策制度推动资源配置实现效益最大化和效率最优化。在设施方面,完备的医疗设施、养老设施和休闲设施,为康养产业的发展提供了有力的支撑,但石柱在养老设施方面竞争优势不明显。

石柱县的康养经济水平在全国具有一定的竞争优势,依托著名的康养品牌和中国·重庆(石柱)康养大会在全国范围内打开了石柱康养知名度。虽然石柱县康养品牌竞争力不断提升,但是缺乏对康养各产业品牌的有效串联,应充分发挥各产业康养品牌优势,强强联合形成产业联动、品牌联动,协调各产业、各领域经济共同发展,优化康养经济发展空间格局,提供更加丰富和个性化的康养产品和服务。

三 产业支撑条件

(一)发展定位

石柱具有独特的生态康养资源基础、深厚的康养文化底蕴和"原生态、多元、和谐"的民族特色,坚持以"生态康养"为统领的战略目标定位,围绕"转型康养、绿色崛起"发展主题,聚焦"风情土家、康养石柱"形象定位。构建了观养、食养、疗养、文养、动养、住养和康养制造"6+1"产业体系,培育康养旅游业成为县域经济的先导性、支柱型产业,带动整个"大康养"经济发展,形成康养产业集群,全产业、全领域、全地域地做大做强康养经济,打造重庆康养产业发展先行试验区和全国著名的康养休闲目的地[8]。

根据目标定位,进一步厘清了发展战略。

(1)以生态为本底、生产为手段、生活为目的,以"三生融合"实现生产发展、生活富裕、生态良好的文明发展。利用优质的生态资源,打造精品景区,注重健康农产品、中药材的培育,拓展农产品加工及保健品制造,注重品牌推广、市场开发,使康养成为实现高品质生活的重要支撑产业。

(2)构建"防—治—养"健康全产业链条,以"三环联动"推进康养经济全产业发展。当下,从注重"治疗"转向重视"预防"是大势所趋,与此相关的智能健康监测、健康指导、运动健身、休闲健身、中医药防治、康复治疗、养老护理等产业都越来越得到市场的认可，注重"防—治—养"全产业链建设，更能适应时代发展的需求。

（3）发挥城区（集镇）、景区（度假区）和社区协同功能，促进康养产业发展、康养经济繁荣，以"三区协同"推进康养经济全域发展。城区的接待和枢纽功能越来越强大，各景区建设和旅游线路不断优化，社区服务日趋完善，当地居民对康养产业的认识和理解更加全面。目前全县上下达成了"绿色发展、康养转型"的广泛共识。

随着康养产业的不断兴起，石柱县应积极利用有利形势，实施差异化宣传，响亮喊出"石柱是一个可以天天康养的地方"；继续加强农产品的品牌建设，提升石柱的品牌竞争力；继续争取康养大会及森林康养产业大会的举办权，全力推进"康养石柱"品牌建设，提高知名度，提高石柱的社会认可度和市场影响力，将石柱建设成全国知名的康养旅游示范基地。

（二）产业体系

石柱立足自身的产业基础和资源禀赋，已基本形成观养、食养、文养、动养、住养、疗养以及康养制造的"6+1"康养产业体系（见图2）。以全域康养为目标，一二三产业深度融合，围绕"六养"要素，形成以"观养"为先导，以"疗养"为核心，以"食养"为基础，以"文养"为特质，以"动养"为提升，以"住养"为载体，以"康养制造"为支撑的大康养产业体系。并逐渐建立起康养经济发展的统计指标体系、康养产业发展的环境监测体系以及康养研究院等智力保障体系。

1. "观养"做先导

"观养"产业的实质就是康养旅游产业，旅游可以有效汇集人气，且与各个行业之间具有较强的联动性，因此"观养"在整个康养产业中具有先导性。石柱的康养休闲生态旅游业质量不断提升，旅游规模和收入不断上升，2019年，全年接待游客1517万人次（县外游客1213万人次），实现旅游综合收入93.24亿元（县外游客消费额78.24亿元），同比分别增长

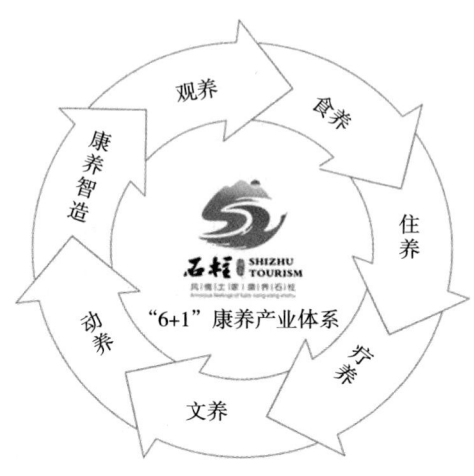

图2 "康养石柱"产业体系

42.8%、44.6%,旅游产业增加值8.52亿元,现价增长7.9%[9]。并获评"全国十佳生态休闲旅游城市"称号。

在康养旅游业的带动下,将旅游业的红利充分融合到相关行业,与食养、疗养、动养和文养等产业相互支持配合。以黄水国家级度假区创建、冷水特色康养小镇建设为重点,两个片区之间相互联动,通过开发休闲观光旅游、山地生态旅游、田园休闲旅游、温泉浴养旅游、自驾露营旅游等康养旅游产业,深度开发"两园一区一人一场一街一堂"(即黄水国家森林公园、七曜山地质公园,黄水民俗生态旅游度假区,巾帼英雄秦良玉,千野草场,西沱古镇云梯街,银杏堂)核心资源,推进大风堡—太阳湖国家5A级景区的创建,以"春赏花、夏避暑、秋观叶、冬戏雪"为主题的"四季游"格局正在形成。同时重视智慧旅游建设,努力打造创新示范中心,全县重点景区、星级酒店实现Wi-Fi覆盖,建立并完善"石柱旅游"微信公众号、"黄水人家"乡村旅游服务平台、石柱旅游服务网电子商务平台PC端。

石柱的观养产业的进步不断引导支持着石柱康养产业的融合与发展,形成康养产业集群,应充分利用当下的良好势头,做好生态旅游、民族风情游、乡村旅游。稳抓龙头景区,打造精品景区如太阳湖、西沱古镇、千野草场等,同时与精品旅游项目进行串联,如滑雪场、万寿山等,推出一系列优质旅游线路。在信息时代的背景下，不断优化自身品质，充分利用互联网平台，提升自身的知名度和服务能力。努力将石柱建设为全国著名康养休闲旅游目的地，成为重庆市"国际旅游目的地"的重要板块，实现"康养+旅游"的协同发展。

2. "疗养"是核心

疗养产业是直接服务于身体健康的产业，是康养产业的核心组成部分以及未来发展的支柱产业。全县野生中药资源丰富，800余种中药资源中开发利用的有200余种。其中，石柱黄连成为中国药典黄连标准。

在良好的中药资源基础上，石柱以重庆医科大学附属康复医院（黄水院区）为依托，充分发挥石柱生态资源和中医药资源优势，打造中医药健康旅游品牌，实行防、治、康、养四位一体全程健康管理，提供健康体检、运动指导、保健养生、康复治疗等服务，构建以中医药疗养为龙头的疗养产业体系。不断完善疗养基础设施和养老设施，吸引了大量消费者来石柱度假康复疗养。同时，在全市率先组建"老年人能力评估"专业团队，基层医疗机构与养老机构协议服务率达100%，医疗机构为养老机构开通就诊绿色通道达100%，对居家养老的65岁以上老年人建立健康档案，提供健康管理服务。

石柱具有良好的区位条件和生态环境，应重视医疗科技的创新和发展，将优质的医疗资源与养生养老深度融合，发展医疗服务、养生保健服务、养老服务、健康管理服务，建设成为连接渝东南、渝东北片区的区域医疗中心，重庆知名的医养结合康养服务集聚区，把疗养产业打造成为"康养石柱"的核心产业。

3. "食养"是基础

"食养"产业是为身体健康直接提供绿色健康食材以及为绿色健康食品、中成药、保健品等提供加工原料的产业，是康养产业的物质基础。石柱拥有"红、黄、白、绿"的农业主打产业，是"中国辣椒之乡"、"中国黄连之乡"和全球最大的莼菜生产基地。

石柱以创建"全国有机农业示范基地县"为抓手，以绿色有机产品和

特色饮食文化为依托，全方位发展康养食材、挖掘土家特色康养菜品、推广康养美食。根据县农业农村委提供的康养自然资源情况，石柱现有主要农产品包括：水稻、玉米、马铃薯、莼菜、蔬菜、辣椒、黄连、天麻、脆红李、柠檬、核桃、木本中药材、皱皮木瓜、茶叶、桃子、柑橘、柚子、百香果、蜂蜜、红薯、油菜、烟叶、中药材；猪、藏香猪、牛、羊、鸡、鸭、鹅、禽蛋、水产品等。形成了"石柱辣椒""石柱黄连""石柱莼菜""石柱大米""石柱蜂蜜"等石柱系列品牌。"三星香米"、"鄂渝"牌白萝卜、"石柱红"辣椒（鲜）、"石柱红"辣椒（干）被评选认定为重庆名牌农产品。石柱莼菜产业、石柱黄连产业、石柱辣椒产业被认定为重庆市首批特色农产品优势区。当地还成功组织石柱首届美食文化季，举办土司宴、山珍宴、药膳宴等系列美食主题活动，打造特色康养美食名店，"土家菌子鸡"被纳入渝菜标准，获评"中国康养美食之乡"称号，康养美食知名度和影响力不断提升。按照打造高品质、口碑好的农业"金字招牌"要求，重点打造"源味石柱"区域公用品牌，着力开发"源味石柱"微信小程序和线上线下平台，大力培育石柱优质康养绿特系列产品品牌，为康养石柱提供强有力支撑。新增农民专业合作社99家、家庭农场21家。建立上联市场、下联基地、中带企业的上中下互动共享的线上线下市场营销体系，激活生产、加工、销售市场要素，抱团优质产品线上线下交易，形成互联网产销链。

提供健康安全的食品是康养的基本门槛之一，为了进一步推动"食疗"产业的发展，石柱应更加注重优质农产品的生产和加工，注重食品安全监管，同时坚持不懈做好品牌建设和市场推广。

4. "文养"是特质

"文养"产业是文化与康养融合性产业，文化有助于陶冶情操、愉悦心灵、放松心情、让人们更具幸福感。康养文化，是康养产业的内在灵魂、内核和特质所在。石柱具有丰富的文化遗产，以及崇尚自然和谐、原生态的康养土家族文化和地域特色鲜明的农耕文化。

2019年文化产业增加值占全县GDP的2.8%。编制形成13个文养标准，新增市级文化乐园1家，培育文化产业基地1家、文化企业400余家，其中规上文化企业 15 家，康养石柱文化底蕴和特色魅力不断提升。石柱拥有土家文化、古镇文化、宗教文化、农耕文化、秦良玉的女将文化、万寿山的长寿文化等宝贵文化资源。同时，举办各类大型文艺活动，营造了浓厚的节日文化氛围。推进西沱古镇、巾帼土司城、千年古刹银杏堂等文旅融合项目，深度挖掘男女石柱、巴盐古道、土司文化内涵，积极推动文化元素植入景区景点、融入城市街区、嵌入美丽乡村。

"文养"产业的发展可以进一步凸显石柱康养产业的自身特质，应注重在康养产业开发过程中注入丰富的当地文化特色，使参与者在获得文化体验的同时，能够修身养性、回归本心、陶冶情操。同时，应定期举办休闲文化活动，可以丰富康养生活。

5. "动养"是提升

"动养"产业以体育运动为载体、以参与体验为主要形式，具有发展身体、促进心理健康、提高人的社会适应能力等功能，能够改善人类生命、生活方式，完善心理品格和促进人的现代化的实现，实现人的身体上、精神上、社会适应上的健全、健康状态。在康养产业体系中，"动养"产业对产业整体起到提升作用。

围绕打造"全国著名康养休闲生态旅游目的地"目标，完善体育基础设施、丰富体育赛事、推动体旅融合、推广传统体育，全力推进运动康养产业快速、持续、健康发展。2019 年，体育产业实现经营收入 4000 万元。现有西南地区最大的高山滑雪场——Let's go 游乐世界、国家足球特色学校 11 所、市级重点体育后备人才足球训练基地 1 个，先后 29 次捧得国家级、市级以上比赛奖杯。举办了足球、篮球、台球、象棋、桥牌、钓鱼、游泳、太极拳等全民健身赛事，统筹开发漂流、露营、滑草、滑雪等旅游项目，整合户外体育与旅游资源，以体育活动带动旅游所需人群集聚，有效地拉动了体育旅游消费需求。

石柱将进一步完善运动康养基础设施，积极举办品牌康养赛事，如自行车赛、马拉松赛等；同时要进一步开发具有自身特色的体育项目，如竹铃球、抢天地球、打莲箫、六红、扭扁担、板凳龙等土家民族传统康养体育项

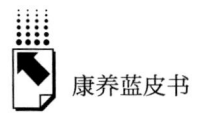

目；建立具有自身特色的运动康养拓展基地等。积极倡导全民健身，从根本上夯实"动养"产业。

6. "住养"是载体

"住养"产业是康养与地产融合性产业，为康养服务提供空间载体。石柱具有较好的区位条件，生态环境气候条件优异，旅游资源丰富景观优美，且在黄水等地已发展了一批避暑养生地产。

石柱的"住养"基础设施不断完善，房地产开发稳步发展，推进了康德·中央大街、旗山风情街、五方国际等15万平方米商业街区建设；推进林语岚山、凤凰栖、云美森林时光等15万平方米休闲旅游地产建设；启动财信城、碧桂园天麓府、中福黄金水岸、银河天街、天尧山水别院等100多万平方米中高端住宅项目。

石柱的"住养"产业，应以土家康养小镇、休闲旅游地产、康养主题酒店为重点，注重房地产开发中的康养配套建设，努力建成全国著名的住养产业发展高地，不断增强"住养"产业对石柱经济发展的支持作用。

7. "康养制造"是支撑

康养制造是为康养服务提供产品支撑的产业。发展康养制造产业不仅是完善石柱康养产业体系的要求，更是做大做强康养产业的战略支撑。

目前石柱的康养制造业尚处于起步阶段，现有的康养制造业主要为以辣椒、马铃薯、牛肉等农产品加工为主的绿色康养产品产业和以黄连、大黄等中药材加工为主的医药产业。其中以小天鹅食品、老川江食品等为代表的火锅底料、牛肉制品等食品加工产品深受消费者喜爱。现有的潘婆婆莼菜科技公司，主要生产以莼菜加工为主的饮料、化妆品等。升升药业、同和春医药等企业已完成厂房建设、设备装修等工作。泰尔森制药公司已成为重庆市第二大中药饮片生产企业。另有新引进的辣椒精深加工企业正在建设，康养制造业规模持续扩大。

石柱未来将结合自身资源优势、产业基础，打造以智能终端为重点的电子信息、以优质农产品和中药材为重点的精深加工、以风电为重点的清洁能源、以机械设备为重点的康养制造"四大生态工业产业集群"，进一步完善产业发展规划，重视康养制造业招商、集群培育等，努力争取康养制造方面的政策支持。

（三）重点方向

从短期发展来看，石柱已基本形成康养产业体系，"观养""食养""住养"产业支撑作用显著，"疗养"和康养制造产业培育初见成效，康养文化产业和体育产业协同发展，基本形成康养一二三产业融合发展格局，"康养石柱"形象深入人心；中期发展战略方面，"观养""疗养"和康养制造三大产业在康养经济中核心地位凸显，"住养""食养""文养""动养"等协调发展，基本形成覆盖全生命周期、内涵丰富、特色鲜明、布局合理的康养产业体系，基本满足人民群众的健康需求，康养产业成为支撑石柱经济社会发展的重要支柱产业；远期发展方面，将致力于打造成熟的康养产业体系，"观养""疗养"和康养制造三大产业成为康养经济三大支柱产业，"住养""食养"两大产业支撑基础夯实，"文养""动养"两大提升产业达到国内先进水平，"康养石柱"产业体系和产业发展保障体系更加完善。具体发展方向体现为如下几个方面。

1. 打造康养旅游精品

采用招商引资、PPP等模式，加快冷水特色康养小镇、七曜山国家地质公园、中国·石龙（国际）康养文旅目的地、冷水雪原温泉、万寿寨景区、巾帼土司城等重点景区景点建设。修编完成《乡村旅游总体规划》，打造高端乡村旅游精品线路，办好三河菜花节、鱼池荷花节、冷水莼菜节等乡村旅游活动。依托地质地貌、森林植被、优良空气等资源，建设太阳湖、月亮湖、千野草场等森林瑜伽体验区和七曜山掠奇探险体验区，增强"观养"内涵。加快公路、步游道等基础设施建设，有序推进旅游厕所革命、旅游环境整治、旅游管理培训等，进一步提升旅游服务管理水平。着力推进大风堡—太阳湖国家5A级景区、国家全域旅游示范区和黄水国家级旅游度假区创建工作，强化旅游业大数据智能化应用，提高"观养"知名度。

2. 培育健康美食品牌

坚持发展长效、有机、绿色、特色农业，巩固提升核桃、李子等长效增收产业，强力推动"全国有机农业示范基地县"创建工作，着重抓好有机、绿色食品和全国名特优农产品的培育，打造营养丰富、优质康养农产品，为食养夯实基础、康养提供支撑。打造冷水莼菜、桥头脆红李采摘体验区以及下路、悦崃、三星等有机水稻农耕体验示范区，举办农产品播栽节、采摘节、丰收节，拓展食养营销渠道。整合马武、黄鹤白酒产业，高标准打造"康养小酒"品牌。依托"酸甜苦辣"莼菜、蜂蜜、黄连、辣椒等特色产业，深度开发适于中年、少年等不同人群餐饮的早、中、晚康养美食名菜名品，构建类别分明、菜系健全的康养美食食谱。打造康养美食集中展示区以及黄水、鱼池四季康养美食小镇。

3. 塑造精品文旅品牌

推进西沱古镇文化植入和石柱万寿山秦良玉军寨文化建设，推进重庆冶锌遗址群保护利用设施建设，以及三教寺、银杏堂等文物修缮保护。挖掘创新土家民俗、农耕、餐饮、居住、运动、宗教等文化资源，打造独特的康养文化体系。规划建设大型康养文化展演馆，积极举办"啰儿调""摆手舞"等大赛和"全国土家民族文化旅游节"活动，不断满足游客精神文化需求。大力引进文化创意企业，支持建设各类文化创意园，着力培育规上文化企业2家以上。

4. 加快建设运动康养

有序推进太阳湖水上运动中心、鱼池格林童话足球村、环太阳湖自行车骑行道、黄水城市体育公园等户外运动项目，启动黄水亚高原训练基地、体育运动中心风雨篮球场、动养馆等项目建设。规划打造县城滨河康养大道（人行），以及黄水、冷水、鱼池等重点涉旅乡镇康养大道（人行）、康养自行车道，不断完善动养基础设施。建设个人体测中心，开出"动养"处方和"疗养"处方，增强全民身体素质。

5. 提升康复疗养水平

巩固提升黄水康复医院疗养基地，推进黄水国医馆改造，提供中医诊疗、理疗、慢病康复、护理等公共服务。按照疗养总体部署，将黄水镇中心卫生院原住院楼改建成集中医诊疗、中医养生、中医美容、中医心理治疗、健康管理、食疗药膳、养生茶道、学术交流等服务于一体的标准化国医馆。依托黄连、佛手、天麻等中药材资源，大力研发中医足疗、保健、养身等康复理疗项目，打造高端冷水疗养中心。围绕老年养老、中年养心、少年养身，分类打造一批中医理疗、针灸、按摩等疗养示范点。同时，加强与高等中医学院校合作，着力培育一批中老年护理护师、中医药理疗康复师等高级人才，提高疗养服务水平。

6. 高端打造住养产品

推进康养小镇建设，高端规划和打造黄水、冷水、鱼池、龙潭、枫木等乡镇"住养"产品，围绕乡村旅游精品线路，建设一批精美康养小屋，不断满足游客多元化住养需求。继续实施油化亮化绿化村镇工程、农村人居环境改善、农村 C 级 D 级危房改造、农村改厕。打造黄水、冷水、中益、石家、鱼池、悦来等民俗民居示范片区。

7. 提档升级康养制造

完善园区市政、教育、医疗、垃圾处理等配套设施。围绕"四大生态工业产业集群"，依托丰富的绿特农产品和中药材资源，加大招商引资力度，加快打造康养食品用品制造、特色中医药制造产业集群，引进培育智慧康养器械制造产业集群。启动"工业跃升"行动计划，鼓励并支持企业加快康养产品科技研发。规划建设康养制造体验区和产品展示园，提升康养制造影响力和市场竞争力。

（四）小结

石柱的发展一直秉持观养、食养、文养、动养、住养、疗养以及康养制造的"6+1"康养产业体系。以全域康养为引领，一二三产业深度融合，形成以"观养"为先导，以"疗养"为核心，以"食养"为基础，以"文养"为特质，以"动养"为提升，以"住养"为载体，以"康养制造"为支撑的大康养产业体系。

在实践中还有以下部分需要提升改善：产业发展应以政策为引导、企业为载体，优化资源配置，培育康养产业龙头企业，形成产业集群；充分制定更为完善的地方标准，如食材标准、菜品标准、制作流程等产业标准体系等；建立更完善的质量安全监管体系，健全农业标准、监管执法、检验检测、认证认可、应急处置、风险预警六大体系；可尝试推动土地政策的创新，如支持集体经济组织利用存量建设用地、"四荒地"、可用林场和水面等；通过多种融资方式建设旅游服务设施，发展乡村旅游；进一步争取产业基金及政府政策支持，推动康养产业的快速发展；更加重视人才的引进和培养；通过多种方式持续加强石柱康养品牌形象的推广。

四 经验总结与发展建议

（一）发展成就

石柱县自2016年提出了以"转型康养、绿色崛起"发展主题，把握住了乡村发展以及旅游升级转型的大趋势，依托良好的政策支持、独特的生态康养资源基础、深厚的康养文化底蕴和"原生态、多元、和谐"的民族特色以及切实的相关规划，石柱县逐渐形成了清晰且独特的康养形象，石柱康养产业也在此基础上蓬勃发展，结合康养产业的发展现状和特点，对石柱县的康养产业取得的成就进行如下总结。

1.全县在康养发展上达成共识

石柱县康养发展战略深入人心，紧紧把握以康养为核心的发展方向，为康养企业的发展提出了清晰的康养发展战略、目标定位以及战略思路，成立了专门的康养机构并出台了康养相关文件，为康养产业的发展起到了较好的引领作用。

在全市率先提出康养发展战略。石柱县基于党的十九大报告提出的"健康中国"战略，在全市率先提出以"生态康养"为统领，围绕"转型康养、绿色崛起"发展主题，聚焦"风情土家·康养石柱"形象定位[10]，大力实施康养战略，促进康养经济一二三产业深度融合发展，全产业、全领域、全地域做大做强康养经济，推进全县跨越式发展。

确定战略目标定位。石柱县以"生态康养"为统领，构建观养、食养、疗养、文养、动养、住养和康养制造"6+1"产业体系，把康养产业培育成为石柱高质量发展的战略性支柱产业，打造重庆康养产业发展先行试验区和全国生态康养胜地。

厘清战略思路。坚持推动"康养+"的思路，以"三生融合"实现生产发展、生活富裕、生态良好的文明发展。构建"防—治—养"全康养产业链条，以"三环联动"推进康养经济全产业发展。

达成广泛共识。上自国家，下至市级、县级领导，均对石柱县的康养发展方向给予了肯定、支持和重视，使得石柱县坚信打好"风情土家·康养石柱"牌，准确定位康养的发展价值，毫不动摇地进行康养产业发展。从石柱实际出发，提炼"六养"概念，体现了"共抓大保护、不搞大开发"的战略导向，最终探索出"产业生态化，生态产业化"的发展路径。围绕康养产业发展战略，石柱县委县政府成立了康养产业发展专门机构（康养产业发展中心、重庆康养研究院），制定了康养产业发展战略规划，并出台了《中共石柱土家族自治县委关于全面融入成渝地区双城经济圈建设和"一区两群"协调发展加快建设全国生态康养胜地的决定》《石柱县康养美食发展方案》等相关政策，在全县上下形成了"绿色发展、康养转型"的广泛共识。

2. 康养经济产值不断提升

2019年，石柱县大康养经济增加值达到78.1亿元，占全县GDP的49%，产业结构持续优化，三次产业结构由2017年末的13.7∶43.3∶43.0调整为16.9∶27.9∶55.2，以康养服务为主的第三产业占比第一次超过第二产业。康养产业中，旅游业增加值8.54亿元，较上年现价增长7.9%；有机农业和生态养殖业产值13.2亿元，占农业比重为31.1%；县外游客消费额78.24亿元，占全县旅游总收入比重为83.9%；全县康养投资额占全社会固定资产投资比重由2016年的36.6%上升至2019年的41.3%；旅游

地产销售额 4.33 亿元，占全县销售额比重为 16.2%[11]。

3.康养产业支撑体系不断完善

石柱县形成了以"观养"为先导，"疗养"为核心，"食养"为基础，"文养"为特质，"动养"为提升，"住养"为载体，"康养制造"为支撑的独特的大康养产业体系。石柱县结合本县康养产业特点与现状，近两年来建立并完善多种指标体系，包括康养经济发展的统计指标体系、康养产业标准体系、康养产业发展的环境监测体系和智力保障体系等。同时成立康养研究院和重庆广播电视大学康养学院，从产业规范发展方向为石柱县康养产业发展以及人才保障等方面提供了有利依据和保障。

在"观养"方面，石柱县康养休闲生态旅游业持续提质。石柱县对景区进行深度开发，全力打造康养旅游业精品景区，其中黄水国家森林公园日接待能力 25 万人次，连续两年成为重庆人首选的避暑胜地；并且通过利用不同资源、多元化景区和项目，突破了旅游季节性问题，以"春赏花、夏避暑、秋观叶、冬戏雪"为主题的"四季游"格局正在形成；此外，石柱县重视智慧旅游建设，努力打造创新示范中心，并且突出开展旅游扶贫，分享旅游发展"红利"。

在"疗养"方面，石柱县以重庆医科大学附属康复医院（黄水院区）为依托，充分发挥石柱丰富的生态和中医药资源优势，打造中医药健康旅游品牌，构建以中医药疗养为龙头的疗养产业体系。初步建成疗养示范基地，推进旅游和中医药融合发展。投入 3000 万元建设县老年养护院，使得全县养老设施建设更加完善，从组建老年人能力评估团队、开通老年人绿色就诊通道，建立老年人健康档案等措施加强老年人公共卫生服务。

在"食养"方面，石柱县以"全国有机农业示范基地县"为抓手，以绿特有机产品和特色饮食文化为依托，全方位发展康养食材、挖掘康养菜品、推广康养美食。构建了"3+3"现代山地特色高效产业体系，做大做强中药材、干鲜果和休闲乡村旅游三大主导产业，巩固提升以辣椒为主的调味品、以莼菜为主的有机蔬菜、以中蜂为主的生态养殖三大特色产业。不断扩大康养有机农业基地规模，使得康养农业品牌日益彰显。此外，还通过全链化开发，将绿色产品转化为系列生态康养产品，获评"中国康养美食之乡"称号，康养美食知名度和影响力不断提升。

在"文养"方面，石柱县通过改善公共文化设施网络，积极改变农村文化服务设施与农村精神文化需求不适应的现状；组织非遗项目参加各种展演展示活动，有效地传承和保护非物质文化遗产；举办特色节日，增加文化氛围；通过深度发掘土家文化、古镇文化、宗教文化、农耕文化等宝贵文化资源进行舞台和影视创作，使得康养石柱文化底蕴和特色魅力不断提升。

在"动养"方面，围绕打造"全国著名康养休闲生态旅游目的地"目标，完善体育基础设施、丰富体育赛事、推动体旅融合、推广竹铃球等当地传统体育，全力推进运动康养产业快速持续健康发展。通过统筹开发户外运动旅游项目，整合户外体育与旅游资源，以体育活动带动旅游所需人群集聚，有效地拉动了体育旅游消费需求。

在"住养"方面，以土家康养小镇、休闲旅游地产、康养主题酒店为依托，建设旅游县城、特色小镇、美丽乡村，并成功创建国家卫生县城。推进基础住养设施的完善、康养特色小镇的建设等，提高石柱县康养设施和环境质量。

在"康养+"制造体系方面，石柱县坚持采用大数据智能化推动以智能终端为重点的电子信息、以优质农产品和中药材为重点的精深加工、以风电为重点的清洁能源、以机械设备为重点的康养制造"四大生态工业产业集群"，实现了绿色康养产品的蓬勃发展，积极推进医药及医疗服务产业，辖区内有重庆市第二大中药饮片生产企业；积极引导企业开展"机器换人"行动，发展智能硬件、智能制造、智能网联汽车等智能产业项目12个，建成智能工厂1个，数字化车间6个。

4. 康养品牌影响力不断增强

石柱县通过在央视新闻30分、CCTV发现之旅频道、央视七套等中央媒体投放专题宣传片，到重庆、成都、武汉等城市举办康养旅游推介会等方式，加大康养名片推介力度，全力推进康养品牌建设，积极宣传康养石柱四季主题活动，使得康养石柱美誉度大幅提升。

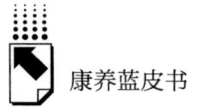

当地已形成"源味石柱"农产品区域公用品牌及"石柱莼菜""石柱辣椒""石柱黄连""三星香米"等单品品牌,"三品一标"农产品达234个,打造4A级景区3个、3A级景区3个,以此提升石柱康养品牌竞争力。

此外,石柱县成功举办三届康养大会和全市森林康养产业发展大会,积极邀请相关专家指导石柱康养产业发展,邀约《人民日报》等主流媒体进行报道,2019年康养大会成功升格为民革中央、市政协主办。同时,当地还举办康养美食文化季,承办全国铁人三项邀请赛等8项国家级、市级赛事等,提升石柱县节会影响力。

(二)存在的问题

1. 产业发展不足

不聚焦:康养产业发展不成集群。石柱的康养产业发展尚未形成产业集群,也就难以形成"拳头"产品,产业发展动力不足,难以打造康养经济综合体。尽管在旅游、制药或康养食品制造中,有小部分企业发展并起到一定引领作用,但整体产业数量较少、丰富度不足,大多康养产品处于中低端水平,尚未打开高端市场。而未来康养产业发展的重要趋势是由市场供给的中高端、个性化的康养产品与康养服务,因此需要培育康养产业龙头企业,进一步加快打造康养食品用品制造、特色中医药制造产业集群,实现传统食药品制造向功能型食品、保健品和新型高附加值产品转变;引进培育智慧康养器械制造产业集群,推动传统制造向智慧制造转变,以此推动石柱康养产业向高端化方向发展。

不完善:地方康养标准与监管体系不完备。目前已制定和发布的康养产业标准主要集中在区域标准,但真正落地和执行的标准是地方标准,因此需要在已形成的"通用基础、观养、住养、动养、文养、食养、疗养"等七大类标准体系基础上,以法律法规、国家标准、地方标准及行业规范为依托,继续推进康养石柱地方标准制定与发布,让康养石柱"有标可依",增强康养领域话语权。此外,"食养"作为石柱康养产业体系的基础,还没有形成当地的农业品牌监管体系。需要加强农业品牌全程监管,从建立健全农业标准、监管执法、检验检测、认证认可、应急处置、风险预警等方面入手,确保健康绿色食品"产地环境有保障、农产品质量有标准、生产有规程、销售有标志、市场有监测、过程有追溯"等要求落到实处。

不突出:部分康养业态竞争力不强,发展重点不突出。"动养"作为石柱县的康养产业提升手段,可以凸显其独特性以发挥更大的提升作用。目前主要以承办全国性的比赛,将户外体育项目与旅游融合等方面进行发展。组织形式和方式与整个重庆市内其他优质运动健康资源相比有同质化倾向,并且竞争力相对较弱,而石柱县作为土家族自治县,除全民传承传统项目外,也应该将土家族文化与动养相结合,打造属于石柱本地的动养项目。

2. 项目发展阻力

康养地产发展模式仍需探索。目前房地产企业中,还没有建立成熟的康养产业转型之路,甚至还没有一个可以成功复制的康养项目开发模式。房地产企业的土地储备、快速周转、高利润回报的运营模式,与康养项目长周期回报间尚未找到平衡点。无论是从房地产企业的供给改革,还是从康养消费的强大需求来看,房地产公司皆有投资康养项目、转型成康养产业相关企业的可能性与可行性,房地产企业向康养产业的发展与转型,是其产业发展的大趋势及未来发展方向。而现有石柱县的地产主要集中在房地产与康养特色小镇建设,吸引房地产商进入康养领域,对康养地产甚至康养项目进行投资,从而吸引康养人群,实现企业与地方的双重收益,也是未来的发展方向之一。

缺少金融类康养产品。康养产业涉及面广、覆盖领域多、产业链长,石柱县目前康养产业发展以膳食种养、休闲旅居、文化涵养等业态为主,高科技的康养制造也在逐渐发展中,但仍旧缺少金融资本进驻石柱。金融代表着更大的资金支持,金融企业在投资开发康养项目方面极具优势,对于康养项目的支持推动力度将不逊于地产企业。尤其是保险企业,与健康、养老等领域有着天然的联系,已有丰富的健康险和寿险等产品线,是为保险公司量身定做的商业模式。2019 年 8 月,君康人寿宣布加入康养战局,进军大健康产业,是君康人寿价值转型的重要一步。君康人寿计划 5 年内布局 5~10 家康养社区，预计总投资70多亿元打造君康年华康养社区，同时还推出了配合康养社区的专属保险产品计划——"君康幸福·里"保险产品计划。君康人寿采用的是轻重结合的模式，将保险产品、社区养老、医疗照护以及健康管理服务相互融合，是目前保险公司进军康养产业的常见模式。

3. 行业发展困境

休闲旅游：康养支撑力不足。"观养"是石柱康养产业的先导，石柱要充分发挥旅游与康养资源富集优势，但现有景区中存在5A级景区建设乏力的问题，作为石柱县重点景区的黄水大风堡风景区，以山地休闲观光、山地生态健康旅游为主导，素有"重庆市最美森林"的称号，而当地还未能充分开发利用其优质的森林生态资源，有待于进一步加强森林康养产业发展。

文化旅游、休闲旅游：品牌影响力有待提升。虽然石柱县康养品牌在近年来逐步提升，但其部分特色康养体系品牌影响力略显不足。以百度指数对于石柱县的搜索情况来看，人们对石柱县的石柱旅游、中国辣椒之乡、黄水、土家族等最感兴趣。其中，旅游已经成为石柱的代表形象，人们对于石柱作为辣椒之乡的感知也越来越强。但潜在游客对于石柱县的土家族文化和黄水的关注度正在下降。作为石柱核心康养农产品的莼菜与黄连，其搜索热度不高，说明这些项目所代表的文化康养、休闲旅游等康养类别的品牌影响力还有待加强。

养老机构：投资主体与水平待优化。养老机构在石柱县的发展，在一定程度上受限于当地经济，除医科大学附属康复医院和政府组建的养老机构外，其他养老机构一定程度上存在缺乏集团化、规模化、标准化的高端养老机构项目，一定程度上存在筹资路径少而难、服务止步于基础水平、收费水平较低、缺乏专业护工和深度医养结合渠道等问题。养老机构未来的发展需要在政策环境上给予较大的支持，引进更多的投资商和专业的运营团队，方能够建设满足不同长者需要的养老机构，更符合银发市场对老年生活的丰富需求。

4. 专业人才缺乏

专业人才是行业发展的强大动力之一。康养作为新兴产业，在专业人才的培养上具有较大的缺口。石柱县于2017年成立了重庆康养研究院，致力于石柱县康养产品经营及康养产业的拓展、投融资、开发建设等方面，对于康养石柱的发展发挥了重要作用，但由于成立时间不长，康养产业专业人才匮乏，导致石柱县康养产业人才缺口巨大，人才供给严重不足，很大程度上制约了康养石柱的发展。

（三）重点突破

立足产业基础和资源禀赋，石柱已初步形成观养、食养、文养、动养、住养、疗养以及康养制造的"6+1"康养产业体系。在康养产业发展过程中，要注意把握好全面发展和重点突破的关系，坚持扬长避短、发挥特色优势，做到有所为、有所不为，努力走出一条具有石柱特色、服务广大群众、具有市场竞争力的康养产业发展路子。

石柱县利用现有资源禀赋优势，优先发展"观养""食养""住养"，而需要在"文养""动养""疗养"方面重点突破。"观养"是石柱康养产业的先导，不断完善旅游基础配套设施，注重智慧旅游建设，打造精品景区；"食养"是石柱康养产业的基础，巩固发展食养食材产业，深度研究食养菜品，推出土家特色餐饮；"住养"是石柱康养产业的载体，着力开发县域优质住养地产，加快推进康养小镇地产建设进度，同时持续扩大黄水人家经营范围和建设规模。在"文养""动养""疗养"产业中重点突破，推进产业高端化发展。"文养"是石柱康养产业的特质，重点突破禅修、农耕养生和文化创意产业。"动养"对石柱康养产业起到整体提升作用，重点打造三大运动康养赛事品牌，发展山地户外运动和水上运动。"疗养"是石柱康养产业的核心，重点发展保健养生、高端养老、健康管理。

（四）对策与建议

1. 强化标准体系建设

需要进一步完善石柱县的康养资源质量体系、康养标准体系以及康养指标体系，提升石柱县的康养支撑能力，让康养石柱"有标可依"，并形成定义准确、体系健全、科学合理的康养产业指标体系，为石柱康养产业发展提供决策参考。

2. 推动土地政策创新

通过多种融资方式建设旅游服务设施来发展乡村旅游；对建设用地采取入股、联营等方式，发展乡村休闲旅游养老等产业；支持康养项目用地，强化康养产业用地保障；支持探索吸引返乡及城市下乡人员到农村开展农家乐、养生养老、文化创意等创业创新活动。同时结合拓宽新产业、新业态用地获取途径，降低康养产业用地成本等土地政策措施，盘活农村康养土地，推动康养项目尽早落地。

3. 坚持政府引导与市场运作相结合

发展康养产业，坚持"政府引导、企业主体、市场运作"的基本原则，走产业集群道路。结合石柱县产业优势、资金实力、品牌影响和渠道建设，政府牵头通盘规划、统筹协调，出台相关政策引导产业发展；调动市场积极性，培育康养产业龙头企业，整合资源，推进产业融合发展，提高市场竞争力，实现"大康养"经济在区域内国民国民经济主导地位；招商引资优惠政策倾斜，优先引进、大力扶持符合康养产业集群的企业，引进新鲜血液，壮大综合实力。

4. 强化财税政策扶持

设立专项资金用于康养人才培养、基础设施建设和品牌创造等工作，引导社会资本参与康养项目建设；完善康养产业发展扶持政策，吸引更多民间资本，培育和扶持康养机构和企业发展；加大资金倾斜力度，大力支持康养项目建设，重点发展主要康养项目建设；创新康养产业融资方式；强化政银企合作，引导各金融机构加大对康养产业贷款的投入，积极为康养企业打造具有创新性、针对性的金融产品和服务；整合上级资金，运用有限的县级财力，集中力量打造重点项目。

5. 引进康养消费保险

利用商业保险公司产品创新优势，面对商业健康保险对康养消费支撑不足的问题，鼓励开发康养消费型保险产品。借助保险产品开发创新，进一步提升居民康养产品消费能力，补充康养消费资金，助推康养产业发展。

6. 强化产业人才支撑

要做好康养产业的人才整合要从三个方面着手。一是培养，通过做实康养研究院，筹建康养职业技术学院，鼓励企业通过与高校、科研院所及培训机构的合作，为石柱县培训、培养各类高层次人才和产业紧缺技能人才；二是引进，建立康养人才数据库和工作联系制度，引进和集聚一批有利于产业发展的技术类、实用类、管理类人才；三是合作，积极与高校合作，以项目为载体加强康养产业人才、技术和智力引进，紧扣项目实施，推进人才合作，并借助专家的资源，结合"康养石柱"发展需要，聘请知名专家为顾问，建立"康养石柱"专家团队，指导全县康养产业发展。

7. 加强康养形象推广

开展"康养石柱"的形象设计，展示石柱文化特色与康养形象；并以投放主题宣传片、围绕休闲的"春夏秋冬"四季主题举办相关特色活动；打造集康养宣传营销、公共服务、专项服务、市场监管、商务运营、信用公开等于一体的多功能网络平台，覆盖县、镇（乡）、康养旅游目的地等区域，实现康养信息服务在线化、一体化、集成化；扩大康养推介会的区域合作力度，以此进一步提升康养石柱的知名度、美誉度，加强石柱康养品牌的影响力。

8. 努力提升营商环境

"康养石柱"事业的发展，要以企业作为推动平台。在市场经济日趋主导的今天，外来资本是托起区域经济社会快速发展的物质基础。石柱县的营商环境需要从三方面入手。一是惠政策，良好优惠的政策是吸引企业的重要措施；二是搭平台，需要搭建石柱县与商业精英和重点企业的合作共赢平台，用开展康养项目招商推介会等方式，来吸引国际国内商业精英和重点企业前来投资兴业，助力"康养石柱"建设；三是优环境，营商环境不仅需要政府进行宏观调控，还需要通过平台公司的管理来提升康养产业营商环境，创造良好的市场条件，达到同时提升康养石柱硬实力与软实力的目的。

参考文献

[1] 重庆日报:《加快"四高一铁一港一场"和农村公路建设,打造渝东鄂西交通枢纽》,https://www.cqrb.cn/content/2017-11/02/content_129808.htm,2017-11-02。

[2] 猎云网:《左驭资本:基于全产业链视角的中国户外运动旅游产业分析》,https://www.lieyunwang.com/archives/137057,2015-12-04。

[3] 艾媒网:《2019中国保健品行业发展现状与趋势重点分析》,https://www.iimedia.cn/c1020/65889.html,2019-08-28。

[4] 曹利军、王华东:《可持续发展评价指标体系建立原理与方法研究》,《环境科学学报》1998年第5期,第80~86页。

[5] 李济任、许东:《森林康养旅游评价指标体系构建研究》,《林业经济》2018年第3期,第28~34页。

[6] 重庆市石柱县人民政府网:《走进石柱》,http://cqszx.gov.cn/zjsz/,2019-08-29。

[7] 重庆市石柱县人民政府网:《2020年石柱土家族自治县人民政府工作报告》,2020-02-25。

[8] 重庆日报:《从夏季游到四季游,石柱成绿色康养基地》,https://epaper.cqrb.cn/html/cqrb/2019-01/27/029/content_223826.htm,2019-01-27。

[9] 重庆市石柱县人民政府网:《经济社会》,http://cqszx.gov.cn/zjsz/jjsh/202002/t20200224_5421040.html,2018-07-13。

[10] 重庆市石柱县人民政府网:《中共石柱县委十四届八次全会召开 加快建设全国生态康养胜地奋力开创高质量发展新局面 全会审议通过〈中共石柱土家族自治县委关于全面融入成渝地区双城经济圈建设和"一区两群"协调发展加快建设全国生态康养胜地的决定〉和全会决议》,http://cqszx.gov.cn/zwxx_260/qxdt/202006/t20200611_7564227.html,2020-06-11。

[11] 重庆市石柱县统计局:《2019年统计公报》,http://cqszx.gov.cn/zwgk_260/fdzdgknr/tjxx/202006/t20200608_7550634.html,2020-06-08。

后　记

　　2020年是极不平凡的一年，突如其来的疫情，打乱了原有节奏，增加了各种不确定性。原计划于2020年初发布的《康养蓝皮书：中国康养产业发展报告（2019）》，受疫情影响而搁浅至今。但疫情的暴发却打开了康养研究新视野，也验证了前两年报告的诸多观点：康养将会成为一种生活方式，康养经济将有望成为新的支柱产业。新冠肺炎疫情加速了康养理念的传播，双循环经济下的康养产业更受关注。编委会成员在此背景下几易其稿，尽管在每一稿的修订与完善中体现了对康养理论和康养产业的最新发现，还是无法完整呈现疫情下康养经济新变化，故决定以"疫情与康养"作为2020版《康养蓝皮书》的主题进行重新编纂时，姗姗来迟的2019版《康养蓝皮书》才有面世的机会。

　　疫情虽然增加了我们对未来康养产业发展的信心，但也增加了以线上方式进行《康养蓝皮书》采编、研讨与修订工作的难度。幸好有各位领导与同仁的鼓励与支持，才让我们在防疫期坚持完成第三本蓝皮书的编写任务。在即将付印之际，对支持和关心《康养蓝皮书》的领导以及参与编写的团队成员深表感谢。

　　首先要感谢中共中央组织部原部长张全景先生对中组部、团中央西部博士服务团共推康养业发展的认可。张部长亲自为本书作序，使得西部博士服务团受到极大鼓舞，坚定了我们扎根祖国大地、服务康养发展的信念。同时感谢以历届博士服务团成员为核心的编委们对编写工作的投入，更要感谢那些未列为编委的西部博士团的挂友们，他们为皮书调研提供帮助、积极为皮书编写出谋划策，默默关心和支持着《康养蓝皮书》的工作。

　　感谢社会科学文献出版社的领导和编辑们的辛勤工作和严格把关。感谢

参与本书编写的专家学者、业界精英和政界人士，为国内康养产业发展带来最前沿的研究素材和视角，更为调研工作提供了诸多便利。感谢《康养蓝皮书》副主编崔永伟副总工程师、沈山教授和彭菲博士为本书出版付出了大量心血。尤其要感谢副主编杜洁女士，作为全国中老年网总编，为调研团队获取权威的养老数据提供有力帮助，是我们编写团队坚强的后盾。更要感谢我的家人，是你们给予我源源不竭的前进动力。

还要感谢中山大学旅游学院对2019版蓝皮书编写工作给予的大力支持，尤其感谢中山大学康养旅游与大数据团队，自我2016年开始牵头组建以来，整个团队在编写《康养蓝皮书》过程中不断成长，现已形成50多人的团队规模，初步建立了"中国康养政策数据库""中国康养企业数据库""中国康养项目建设库"等多个数据库，为了能够圆满完成康养产业报告修订任务，疫情期间日夜辛劳，通过网络爬梳海量数据，做了大量信息收集和数据整理工作，也正是他们的无私奉献确保了《康养蓝皮书》编写与发布工作的可持续性。

每当完成新一版的《康养蓝皮书》编写工作时，我总会想起2016年4月25~29日，中组部、团中央第十六批赴川博士服务团在攀枝花开展了以"阳光康养·智慧旅游"为主题的集体调研活动，我作为代表在座谈会上作了主题发言，除了力推攀枝花发展阳光康养，也让挂友们在康养产业重要性上达成共识：要将西部地区的生态环境和康养资源转变成产业优势，让生态优良、经济发展相对落后的区域凭借康养产业实现乡村振兴。但我们在后续调研中发现，各地政府进行产业顶层设计、制定发展政策时，虽然已经明显意识到健康、养生和养老经济的潜力，却难以找到康养产业进入的着手点和发力点。为了共同推动康养事业和产业发展，沈山、崔永伟等博士团成员鼓励我发起并主编《康养蓝皮书》，由此成立了以历届博士服务团成员为核心的编委会。可以说，《康养蓝皮书》的编写工作充分发挥了一线基层调研的优势，实际上是西部博士团挂职锻炼、服务地方形成的集体成果之一。

时至今日，以西部博士团为核心的《康养蓝皮书》编委会历经四载，连续编写和发布的中国康养产业年度发展报告有力地推动了中国康养业的发

后　记

展：从理念上看，民众康养意识和健康认知已大幅提升，康养将融入人们日常生活中，未来旅游产品的康养需求将进一步上升；从载体上看，居家、机构、社区养老在疫情期间实现了稳定发展，未来将同智慧养老平台一起，进一步推动线下社区和线上虚拟社区的发展，而社区也将成为未来民众健康、养老管理和服务的重要载体；从内容上看，康养理念的推广意味着中华民族几千年来的养生文化和中医药文化的传承与弘扬，使人们重新审视"老吾老以及人之老"的家庭亲养和慈孝文化，人与自然和谐相处的生态文化得以实现并成为产业基础；从动力上看，人才及技术创新将是康养产业发展的核心动力，康养产业人才培养和储备将成为未来区域康养功能建设、释放康养产业潜力、提高康养竞争力的关键。未来康养产业发展将围绕人的全生命周期、全系统的康养生活方式进行打造，产业发展不断向着国际化、特色化、高端化、智慧化目标迈进。面对诸多挑战和机遇，如何进行形势评估和科学预判，为各地康养道路探索提供榜样引领和示范作用，以此减少探索期的弯路，是我们联合学界、业界和各地政府举办系列康养学术会议，编写并出版《康养蓝皮书》的初衷。

展望未来，唯有把康养业基础调研做扎实，把《康养蓝皮书》做成精品，才是对广大支持者的最好感谢。从目前对康养产业的调研来看，我们笃信：全球疫情结束之日，就是康养经济井喷之时。尤其在双循环经济体系下，康养将是刺激居民消费、促进内循环、扩大社会再生产的重要动力。因此，康养事业发展任重道远，康养产业推进势在必行，让我们一起不忘初心，砥砺前行！

何　莽

2020年9月

Abstract

2019, with the continuous implementation of a new round of Kangyang policies and persistent investment of Kangyang capital, regional Kangyang industry have had great changes in China. More and more cities and their subordinate districts and counties have joined the health care industry planning and construction and continue to make efforts in the fields such as medical Kangyang, residential Kangyang, smart medical care, and ecological Kangyang, contributing to vigorously promoting the integrated development of the Kangyang industry. To better grasp the development layout of China's regional Kangyang industry and provide experience reference for the Kangyang industry planning and project implementation, Kangyang 20 top cities and 60 top counties nationwide are selected by the project team based on the evaluation system for the sustainable development of the Kangyang industry. Meanwhile, it takes Kangyang *capital and market* as the entry point to deeply analyze the development situation of regional Kangyang industry and typical cases, and the content involved the latest development trends of core Kangyang fields, such as Kangyang tourist destination, Kangyang agriculture, forest Kangyang, Kangyang towns, combination of medical care and Kangyang, as well as Kangyang facilities, and then the characteristic regions with development potentials of Kangyang were selected to conduct the standardized analysis and industrial development analysis of the sustainable development ability of Kangyang industry. Finally, on this basis, The Development Report of China's Kangyang Industry (2019) was formed, which is divided into four parts.

The first part is the general report, which focuses on the evaluation of the sustainable development ability of regional Kangyang industry and the market analysis of Kangyang industry. Through collecting the information of 293 cities and 2800 counties (county-level cities, municipal districts) in China (excluding Hong

Abstract

Kong, Macao and Taiwan regions) and field visits, the project team conducted the data tracking of regional health policy library, large and medium-sized health project library, and Kangyang enterprise database for one year, revised and perfected the sustainable development ability evaluation system of the Kangyang industry. Then, 4 first-level indicators, 14 secondary indicators and 49 tertiary indicators were constructed by centering on the health resources, environment, facilities and Kangyang development level, and the analytic hierarchy process and expert scoring method were adopted to praise and elect representative top 20 cities and top 60 counties in China. Research reveals that despite the rapid development of our country's Kangyang market in recent years, some problems such as insufficient effective supply, weak economic foundation, imperfect industrial structure, and lack of professional talents are still faced. Therefore, based on the market demand, it is necessary to accelerate the cultivation of talents and the standardized construction of the market, strengthen technical support and the development of Kangyang cultural connotation, realize the complementation of regional advantages and win-win cooperation, and transform people's health care needs and the aging crisis into a driving force for economic growth.

The second part starts from an academic perspective. Through the analysis of the basic characteristics and needs of the Kangyang source group, the development model and path of the Kangyang industry are discussed from the perspective of integration, specialization, and differentiation. Simultaneously, combined with the in-depth interpretation of the two types of development models of the Kangyang industry, the tourism destinations of Kangyang, forest and agricultural Kangyang bases, and small towns and other on-site support for the development of the Kangyang industry are explored. Besides, market support and development strategies for constructing a tourism destination system for Kangyang are proposed. Furthermore, from enhancing the ecological environment, improving the Kangyang facilities, perfecting the medical Kangyang care system, and accelerating the training of talents, it solves the problems of the mismatch between the existing Kangyang needs and market development, so as to promote the innovation and sound development of the Kangyang industry.

The third part is the enterprise report. By taking the capital and the market as

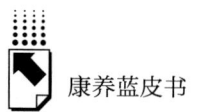

the entry point, the development mode of the Kangyang industry and the entry point of capital intervention are excavated through the analysis on the current situation of industrial development. From the perspective of industry and capital, the development of Kangyang industry has the potential of profitability, so the future capital intervention should be mainly asset-light and service-oriented enterprises. In the development of resources and industry, by taking the forest Kangyang in Hongyayupinshan as the practice foothold, the sustainable development of forest Kangyang industry is discussed from the perspective of policy, capital, technology, talent, product and market. In terms of technology and innovation, there is a large supply gap in the facilities of the existing medical institutions and old-age care institutions, and the Kangyang equipment and facilities have become an important factor restricting the development of the Kangyang industry. Therefore, the imbalance between supply and demand of the Kangyang industry can be solved from the perspective of the construction of the soft environment for Kangyang, and the intelligent and humanized development of equipment, etc.

The fourth part is a case study, which mainly uses case research methods to evaluate the sustainable development capacity of the Kangyang industry in Ningxia Hui Autonomous Region, the gateway to the development of the Kangyang industry in Northwest my country, and sort out and analyze regional standardization. At the same time, the emerging representatives of the Kangyang industry in Northwest of our country (Wenquan County of Bortala Mongolian Autonomous Prefecture, Southwest Kangyang Industry Development Model) are analyzed for the status quo and countermeasures of industrial development in Chaotian District of Guangyuan City and Shizhu Tujia Autonomous County of Chongqing City. The study believes that the development of the Kangyang industry in the case is based on a good ecological environment and resource base. After the development of the rural tourism economic belt to the integrated development of the Kangyang industry, the future development of the Kangyang industry will be guided by the ecological environment and supported by the improvement of medical and elderly facilities to break through the two major bottlenecks of human resources and business environment. Besides, combined with local health culture, a Kangyang industry development model with local characteristics would be established.

Development Report of China's Kangyang Industry (2019) centers on the "capital and market", which is the core problem, and through analyzing the domestic Kangyang policies, resources and environment, Kangyang industrial stage, characteristic project, as well as marketing, it discusses how the area makes full use of local resource advantages, accelerates the development of Kangyang industry and promotes the integrated development of big Kangyang industry through project and industrial park construction, aiming to make contributions to promote the construction of perfecting China's Kangyang industrial system, and optimize the regional distribution of the Kangyang project.

Keywords: Kangyang Industry; Kangyang Needs; Kangyang Market; Industry Investment; Regional Development

Contents

Ⅰ General Reports

B.1 Evaluation Report on the Sustainable Development Ability of
China's Regional Kangyang Industry in 2019
　　　　　　　　　　　　　　　　　　　　　He Mang, Peng Fei / 001

Abstract: In the context of healthy China and aging population, the construction of China's existing medical care and Kangyang system covers three core directions, including pension service guarantee, health promotion in China, and medical care and Kangyang consumption. The penetration of market and capital further drives China's Kangyang industry to develop towards the direction of industrial integration, urban-rural integration, as well as regional integration. To better evaluate the development level and sustainable development of Kangyang industry in various areas, the project team constructed 14 second-level indicators and 49 third-level indicators on the basis of revising and perfecting the sustainable development ability evaluation system of the Kangyang industry and centering on 4 first-level indicators such as resources, environment, facilities and Kangyang development level. Then through the analytic hierarchy process and expert scoring method, the weights of various indicators were determined, and finally the top 20 cities and top 60 counties with regional Kangyang development model were selected. The research indicates that the current development of China's Kangyang industry is facing problems such as regional development imbalances and mismatch between market and demand. Therefore, in the future, more attention will be paid to market demand, smart Kangyang and emotional care as support, talent training, and market regulation. Furthermore, more efforts are made to transform the aging crisis into a driving force for economic growth, achieving complementary regional advantages and win-win cooperation.

Keywords: Kangyang Industry; Sustainable Development Ability; Regional Kangyang Development

B. 2 China's Kangyang Market Analysis Report in 2019

Research Group on Kangyang Industry / 051

Abstract: As the aging problem becomes more and more serious, the pension pressure faced by the society is becoming larger and larger, and more and more attention is paid to the pension service. In terms of supply, with the introduction of many health-related policies, a large amount of capitals are invested in this field. According to the collation and analysis of health-related information and literature, and combining with the team's field investigation into many important health-related places in China, it is found that the current health-related market is still not mature enough. The specific manifestations are as follows: (1) insufficient effective supply; (2) weak economic foundation; (3) imperfect industrial structure; (4) lack of professional talents. The report analyzes the Kangyang industry market from the perspective of supply, demand and channel, and points out the problems and achievements in the Kangyang market, which is of great significance to guide the scientific development of the Kangyang industry in the next step. Meanwhile, the report also conveys relevant views on the rational understanding of the Kangyang industry, advocating rational layout of capital and prudent investment.

Keywords: Kangyang Industry; Kangyang Market; Supply Side; Demand Side; Channels

II Sub-Reports

B.3 Study on Urban Support System for Elderly Tourism Destination *Yang Dejin etc.* / 070

Abstract: With the rapid economic development of our country, both the aging situation of the population and the number of elderly tourists are increasing rapidly. However, the construction of the destination cities for the elderly has not kept up with the growth pace of their demand for tourism services. To solve this problem, through analyzing the market demand and supply status of the elderly tourism destination cities, this paper puts forward the construction of the elderly tourism destination city support system: the first is the elderly tourism destination urban resource system; the second is the elderly tourism destination urban product system; the third is the public service facility system of the elderly tourism destination cities; the fourth is the marketing system of the elderly tourism destination cities. Finally, the tourism for the elderly destination cities such as Sanya, Hainan are analyzed, and the shortcomings and improvement suggestions for Sanya. It is proposed to improve from the perspective of ecological resource protection, Kangyang & tourism product development, infrastructure construction, traditional media and community marketing.

Keywords: Elderly Tourism; Destination City; Support System

B.4 Research on Tourism Pension Destination Development

Hu Anan etc. / 087

Abstract: The issue of old-age care is about people's livelihood and it is also about harmonious development of the country and society. How to provide for the elderly, how to provide for the elderly with high quality, and how to make the elder people enjoy cares, dependence and enjoyments are the focus right now. Tourism pension is the integration of tourism and pension industry and takes into account the needs of elderly tourism and pension, so it is a new form of old-age care and tourism, which can not only solve the problem of severe aging and insufficient old-age beds in some areas as well as the shortcomings of traditional old-age care models, but also improve the quality of old-age care for the elderly. Based on the general situation of Dongshan and Jinting in Suzhou, and learning from the existing cases in the Yangtze River Delta, the development model and path of tourism pension destination are studied. Then the basic characteristics and needs of the elderly tourist source groups are selectively analyzed, and the development strategy of tourism pension market suitable for Dongshan and Jinting is planned, and specific suggestions are put forward from the perspective of characteristics and differentiation, thus promoting the construction of tourism pension destinations in the two towns.

Keywords: Ageing; Tourism Endowment; Tourist Destination

B. 5 Development Report of China's Kangyang Agricultural Base in 2019   *Cui Yongwei etc.* / 110

Abstract: Kangyang agriculture is an emerging industry based on agricultural production, aiming at meeting the needs of the public for safe food and healthy life, and giving full play to the economic, ecological, social and cultural functions of agriculture. The development of Kangyang agriculture need to adhere to the concept that "mountain, water, forest, farm, lake, and grass" are a community of life and the ecology is the most important thing, as well as the collaborative development view that "biology, ecology, production, living, and life" are integrated. Then ecological construction and environmental protection, tourism leisure, experience, education, and cultural inheritance are conducted, the industrial chain is extended, the value chain is improved, and the first, second and third industries have an integrative development. As an important part

of the Kangyang industry, Kangyang agriculture plays an important role in implementing the strategy of building a healthy China, building a moderately prosperous society in all respects and rejuvenating the countryside. Based on sorting out the concept of Kangyang industry, the characteristics and significance of Kangyang agricultural base were summarized, and at the same time, combining with practice, the development and construction of China's Kangyang agricultural base were analyzed, and then it was proposed that, on the basis of the construction of characteristic agricultural advantage area, the construction of Kangyang agricultural base should be quickened and the development of Kangyang agriculture should be promoted from the perspective of making overall planning, perfecting facilities, speeding up the cultivation of talents, efficiently and intensively using land, and attracting multiple inputs.

Keywords: Kangyang Agriculture; Kangyang Agricultural Base; Dominant Area of Characteristic Agricultural Products

B.6 Development of Forest Kangyang Industry: Global Vision and Practice in Zhejiang　　　　　　　　　　　*Lv Jiaying etc.* / 128

Abstract: Germany, the United States, Japan and The Republic of Korea explored the Kangyang industry earlier, and developed different models including forest medical treatment, forest Kangyang, forest bathing and forest welfare service to suit their respective national conditions. Compared with the research and practice of forest Kangyang in foreign countries, the forest Kangyang industry in China started relatively late on the whole. Under the guidance of the development policies of national forest Kangyang industry, some local governments have made continuous exploration by combining with the development of local natural resources, traditional Chinese medicine culture, as well as tourism and leisure industry. This study takes the development practice of forest Kangyang in Zhejiang Province as a case and divides it into two typical development modes: one is a top-down and consciously planned and built whole-area forest Kangyang bases, represented by Anji, while the other is a top-down and market-oriented forest Kangyang areas, represented by Panan County. The study finds that, although the development patterns of the two are different, they all follow the same development experience. The development of forest Kangyang industry is conducive to further improving the forest ecological environment and Kangyang living conditions, optimizing Kangyang experience projects and medical facilities and services, and further perfecting the functions of Kangyang towns and level certification system.

Keywords: Forest Kangyang; Kangyang Industry; Zhejiang Practice

B.7 Medical-nursing Combined Care: Research on the Development Path of Kangyang Service Industry

Yang Guoxia, Shen Shan / 152

Abstract: The combination of medical-nursing and Kangyang is a new direction of the elderly care service that the country will focus on in the 13th Five-Year Plan period. It is not only an important measure to further promote and improve the quality of elderly care services, but also one of the important paths for the development of the Kangyang industry. Through investigations into the status survey conducted of medical-nursing combined care in multiple cities, it was found that in practice, the medical-nursing combined care lacked an effective cooperation model and operating mechanism, the contradiction between supply and demand of specialized medical care services was prominent, the policy system was incomplete, and there was a lack of coordination and management mechanism between functional departments. In order to promote the innovative development of medical-nursing combined care elderly services with high quality, it was proposed to innovate the cooperation mode and operation mechanism of medical-nursing combined care, construct a multi-level professional medical personnel training system, establish a standard system of medical-nursing combined care and

aged care services, as well as improve the medical system and the administrative coordination mechanism for medical-nursing integration.

Keywords: Medical-nursing Combined Care; Elderly Services; Kangyang Industry

B.8 Discussion on the Development Model and Path of Travelling Pension

Wang Xuefeng, Yan Jinmin / 162

Abstract: At present, China's pension model has exhibited a development trend from single to diversified. With the increasingly sound pension system and the continuous expansion of the pension market demand, sojourn pension will also become the focus of the future pension industry development. This paper mainly focuses on the population characteristics, long-distance travel, and comprehensive characteristics of demand to classify the travel and pension development mode into four modes: migratory bird travel and pension, culture and art travel and pension, recuperation travel and pension, and sports travel and pension. The study indicated that living pension in our country is currently facing some problems; for example, infrastructure health conditions are not perfect, the elderly demand and market development does not match, and public service platform is not enough. Therefore, they should focus on the improvement of the old-age security system and the standardization of living standards while speeding up the training of sojourners and the promotion of sojourn, contributing to further improving the basic facilities construction, promoting the benign development of the industry, and enhancing the level of integrated services.

Keywords: Travelling Pension; Aging; old-age Security System

B. 9 Development and Practice of Kangyang Town: A Case Study
of Jiazhuan Town in Bama, Guangxi *Tan Huayun etc.* / 176

Abstract: The longevity country has a huge potential for the development of tourism economy under the background of healthy China and aging society. The longevity country, especially the centenarian, has a prominent symbolic value. By taking Bama County in Guangxi Zhuang Autonomous Region, which is China's most prestigious longevity country, for example, this paper firstly introduces the longevity villages in China, which is followed by the longevity villages and centenarians, as well as healthy geographical environment in Guangxi Zhuang Autonomous Region, which is the most prominent longevity province/autonomous region in China. Secondly, this paper expounds the general Kangyang environment and the integrated development of big-health industry in Bama County. Finally, the author focuses on the co-construction model of Kangyang town in Jiazhuan Town, Bama County. In addition, this paper is of the case demonstration significance to promote the big health industry to become the pillar industry development of the longevity township in China.

Keywords: Longevity Country; Kangyang Industry; Kangyang Town

III Thematic Articles

B. 10 Kangyang Industry Development and Capital Investment
Opportunities *Yang Zhengwei, Huang Kailun* / 194

Abstract: China's elderly population is growing at a fast speed, and the aging population is developing ahead of urbanization. However, at present, home-based care is still the main way. The existing pension ways are difficult to adapt to social development, and policies and industrial structure are still not sound. Under such a tough background, the relevant government policies continue to favor the pension industry, which is beneficial to the entire pension industry and various pension enterprises. As a popular industry, the Kangyang industry has a huge development space. Not only the Kangyang tourism industry is developing rapidly, but also the cooperation between different industries is closer, so as to realize the diversified and intelligent development of the pension. By analyzing the financial data of listed companies involved in pension industry, and according the case analysis that Yihua Health purchased Cherish-Yearn, Nanjing Xinbei purchased Ankangtong, it can be seen that there are no leading enterprises occupying a higher market share in the whole pension industry, and the whole industry is entering an investment window period. However, as the investment cycle of pension industry is long, and the early returns is low, the future capital intervention should be from the perspective of value investment, and take enterprise types paying less attention to assets and more attention to service.

Keywords: Capital Cut-over; Industrial Cooperation; Investment Window Period; Pension Diversification; Pension Intelligence

B.11 Practical Exploration of Forest Kangyang Industry Development in 2019　　　　　*Xie Dezhi, Wang Canna* / 228

Abstract: Forest Kangyang industry is not only one of the giants of Kangyang industry, but also the relatively mature one among many Kangyang industries. Discussing forest Kangyang from the perspective of industrial development can summarize the experience with reference and inspiration from the practice. Through the analysis of policy, capital, technology, talent, product and market, and on the basis of making full use of the existing policies, the new policies are expected to be more perfect and be able to adapt to local conditions; In addition to skillfully using policy funds, funds can also be widely absorbed by the society. At the technical level, the distinction between medical treatment and health management should be clarified first, a hierarchical service system should be established, and a set of unified standards with Chinese characteristics should be constructed. In addition to the input of new forces, the on-the-job training of the existing HR should be paid more attention to, thus realizing the talent transformation in situ. In terms of products and market, a platform of exchange and trading between the supply and demand sides should be built to realize joint construction and sharing.

Keywords: Forest Kangyang; Social Funds; Service System; Cultivation of talents

B.12　Difficulties in Industrial Development from the Perspective of Kangyang Equipment and Facilities　　*Mu Jie, Li Zhenni* / 249

Abstract: With the aging of China's population, the state of sub-health is becoming normal, the demand for Kangyang is strong and diversified, and the scale of Kangyang industry is growing rapidly. However, from the perspective of facilities and service capacity of multi-level medical institutions and pension institutions, there is a significant Kangyang supply gap, especially there is a lack of basic Kangyang equipment and facilities, so Kangyang equipment and facilities have become the key to the development of Kangyang industry. In recent years, China's Kangyang industry has formed a Kangyang industry chain including hardware manufacturing of Kangyang equipment products, integrated service of Kangyang management information system as wellas service operation of Kangyang platform. From the perspective of the whole process of equipment setting, Kangyang equipment includes three stages: supply, setting and maintenance. It is found that, in the early stage, the main body of China's Kangyang equipment manufacturing was mainly private small and medium-sized enterprises, with weak r&d and innovation ability, lack of leading enterprises and brands, and the middle and high-end products were mainly imported. In the middle stage, there were some problems such as unreasonable space layout and prominent safety hidden trouble in equipment setting. In the later stage, the shortage of technical talents has become the core restricting factor. According to the development experience of Japan, its basic service supply and equipment are sufficient, forming a situation of

symbiotic development of families, communities and institutions. The experience of mainstream scientific and technological manufacturing enterprises involved in the development and manufacturing of Kangyang equipment and equipment, humanized design and detailed care, and industrial specialization and subdivision is worthy of reference in China. Therefore, China should solve the problem of the imbalance between supply and demand of Kangyang industry from three aspects, including the construction of soft environment for Kangyang, the combination of medical care and medical care, as well as the two-way development of intelligent equipment and humanization.

Keywords: Kangyang Demand; Kangyang Supply; Equipment and Facilities; Kangyang Industry

Ⅳ　Case Articles

B. 13　Research Report on the Standardization of Kangyang Tourism in Ningxia Hui Autonomous Region Based on the Evaluation System of Sustainable Development Capacity of Kangyang Industry (2019) *Zhang Renhan, etc. / 270*

Abstract: The social background of China's aging, coupled with the society's general pursuit of healthy life, the Kangyang industry has shown its great potential, and more and more enterprises began to set foot in the Kangyang industry to explore a new development model of the Kangyang industry. To explore the sustainable development model of the Kangyang industry, the Kangyang tourism resource basis in Ningxia was sorted out and analyzed in a standardized way by taking Ningxia Hui Autonomous Region as an example and using the sustainable development ability evaluation system of the Kangyang industry. It is found that Ningxia has a good resource base in the development of Kangyang tourism, especially in the terms of forest and grass agricultural resources, policy and cultural environment, Kangyang brand, etc. In the future development, it should further consolidate its advantages, make up for the shortage of medical facilities and pension facilities, and realize the sustainable development of Kangyang tourism industry.

Keywords: Kangyang Industry; Kangyang Tourism; Sustainable Development; Ningxia

B. 14 Report on the Development of Kangyang Industry in Wenquan County, Xinjiang Uygur Autonomous Regionin 2019

Yu Baosheng, etc. / 287

Abstract: In recent years, the hot springs county grasps "the hometown of China hot spring" brand and environmental resources endowment advantages, vigorously promote the construction of infrastructure, the county resources integration and industrial upgrading, to "health tourism" "hot spring health" "Kangyang is a "ecological health ", is the development direction, at the same time will receive medicine combining culture with WenQuanKang raising industry development, realizes the health tourism and raise industrial convergence development. This report analyzes the sustainable development potential of the health care industry from three aspects of policy environment, natural resources and cultural environment, and concludes that the health care resources in Wenquan county have a high degree of abundance and aggregation, and the green barrier of the original ecology also provides an industrial foundation for the development of the concept of mind, body and health care. Driven by characteristic resources and with "hot spring" resources as the core attraction, the local government has built a medical, health and care industry system with "bath" culture as the theme and TCM as the support, thus forming a new health and care industry with health and care as the core and multi-industry linkage. In the future, it will further rely on the industry and key scenic spots, take the combination of medical care and tourism as the development direction, focus on the spa health care, medical care services, landscape tourism and other formats, vigorously develop the tourism health care industry, Kangyang tourism into a strategic pillar industry.

Keywords: Wenquan Kangyang; Kangyang Tourism Industry; Integration of Medical Care and Kangyang; Traditional Medical Culture

B.15 Development Report of Ecological Kangyang Industry of Shudao Sub-plateau: Zengjia Mountain in Chaotian District, Guangyuan Dynastyin 2019   *Lan Zhenghui, Shen Shan* / 303

Abstract: The advantages of Shudao sub-plateau and Kangyang Zengjia Mountain are excellent location, convenient transport, unique climate, beautiful ecology, rich resources and diverse products. The development of its ecological Kangyang industry has experienced the creation stages of building rural tourism economic belt, constructing national AAAA scenic spot, developing all seasons park orientation and constructing international tourism resort. Along the path of gathering power and building a leading brand, improving the facility-based service quality, gathering popularity at the festival and meetings, innovating marketing promotion, national participation and developing all-season wellness, the ecological wellness should be taken as the core, and the deep integration of agricultural tourism, sports tourism, forest tourism, cultural tourism to create colorful Zengjia mountain, sports Zengjia mountain, medical care Zengjia mountain, cultural Zengjia mountain, nostalgic Zengjia mountain, and gourmet-luck Zengjia Mountain should be conducted, thus forming a development pattern of ecological Kangyang industry with solitary living characteristics. The development of Zengjia Mountain ecological recreation industry aims to create Zengjia Mountain Kangyang National Tourism Resort, the core area of southern China ski resort cluster, national outdoor mountain sports base as well as national well-known ecological health tourism destinations, etc. Zengjia Mountain will be built into a world-class sub-plateau mountain recreational tourism destination and a famous mountain in China.

Keywords: Ecological Kangyang Industry; Rural Tourism; Zengjiashan

B. 16 Ethos Tujia & Kangyang Shizhu: Development Report of Kangyang Industry in Shizhu Tujia Autonomous County in 2019 ………………………………………… *Ma Yipeng, etc.* / 314

Abstract: Shizhu Tujia Autonomous County has a natural ecological environment, favorable policy environment, and strong market demand, which lay a solid foundation for the development of Kangyang industry. By combining with the sustainable development capability assessment of Kangyang industry, this paper evaluates the development of "6 + 1" industry system, including tourism, food, recuperate, culture, sports, living condition and Kangyang manufacturing. It is found that the development direction of local Kangyang industry support lies in emphasis on producing high-quality tourism products, cultivating well-known brands and leading enterprises, strengthening pharmaceutical manufacture and rehabilitation service industry foundation, highlighting the characteristics of exercise Kangyang, and taking the lead to develop industry standards. In general, developing Kangyang industry in Shizhu County has a first-mover advantage, and has begun to take shape in the territory. However, the development of Kangyang industry in Shizhu is incomplete, and the development focus is not prominent enough. Thus, efforts should be made to pay special attention to the human resources and business environment, attract high-quality enterprises and projects, and innovatively cooperate with insurance enterprises to guarantee Kangyang consumption, and promote Kangyang industry to development better and faster.

Keywords: Shizhu Tujia Autonomous County; Kangyang Industry; "6 +1" Industrial System; Sustainable Development Capacity

权威报告·一手数据·特色资源

皮书数据库
ANNUAL REPORT(YEARBOOK) DATABASE

分析解读当下中国发展变迁的高端智库平台

所获荣誉

- 2019年，入围国家新闻出版署数字出版精品遴选推荐计划项目
- 2016年，入选"'十三五'国家重点电子出版物出版规划骨干工程"
- 2015年，荣获"搜索中国正能量 点赞2015""创新中国科技创新奖"
- 2013年，荣获"中国出版政府奖·网络出版物奖"提名奖
- 连续多年荣获中国数字出版博览会"数字出版·优秀品牌"奖

成为会员

通过网址www.pishu.com.cn访问皮书数据库网站或下载皮书数据库APP，进行手机号码验证或邮箱验证即可成为皮书数据库会员。

会员福利

- 已注册用户购书后可免费获赠100元皮书数据库充值卡。刮开充值卡涂层获取充值密码，登录并进入"会员中心"—"在线充值"—"充值卡充值"，充值成功即可购买和查看数据库内容。
- 会员福利最终解释权归社会科学文献出版社所有。

卡号：533611536772

数据库服务热线：400-008-6695
数据库服务QQ：2475522410
数据库服务邮箱：database@ssap.cn
图书销售热线：010-59367070/7028
图书服务QQ：1265056568
图书服务邮箱：duzhe@ssap.cn

中国社会发展数据库（下设12个子库）

　　整合国内外中国社会发展研究成果，汇聚独家统计数据、深度分析报告，涉及社会、人口、政治、教育、法律等12个领域，为了解中国社会发展动态、跟踪社会核心热点、分析社会发展趋势提供一站式资源搜索和数据服务。

中国经济发展数据库（下设12个子库）

　　围绕国内外中国经济发展主题研究报告、学术资讯、基础数据等资料构建，内容涵盖宏观经济、农业经济、工业经济、产业经济等12个重点经济领域，为实时掌控经济运行态势、把握经济发展规律、洞察经济形势、进行经济决策提供参考和依据。

中国行业发展数据库（下设17个子库）

　　以中国国民经济行业分类为依据，覆盖金融业、旅游、医疗卫生、交通运输、能源矿产等100多个行业，跟踪分析国民经济相关行业市场运行状况和政策导向，汇集行业发展前沿资讯，为投资、从业及各种经济决策提供理论基础和实践指导。

中国区域发展数据库（下设6个子库）

　　对中国特定区域内的经济、社会、文化等领域现状与发展情况进行深度分析和预测，研究层级至县及县以下行政区，涉及地区、区域经济体、城市、农村等不同维度，为地方经济社会宏观态势研究、发展经验研究、案例分析提供数据服务。

中国文化传媒数据库（下设18个子库）

　　汇聚文化传媒领域专家观点、热点资讯，梳理国内外中国文化发展相关学术研究成果、一手统计数据，涵盖文化产业、新闻传播、电影娱乐、文学艺术、群众文化等18个重点研究领域。为文化传媒研究提供相关数据、研究报告和综合分析服务。

世界经济与国际关系数据库（下设6个子库）

　　立足"皮书系列"世界经济、国际关系相关学术资源，整合世界经济、国际政治、世界文化与科技、全球性问题、国际组织与国际法、区域研究6大领域研究成果，为世界经济与国际关系研究提供全方位数据分析，为决策和形势研判提供参考。

法律声明

"皮书系列"(含蓝皮书、绿皮书、黄皮书)之品牌由社会科学文献出版社最早使用并持续至今,现已被中国图书市场所熟知。"皮书系列"的相关商标已在中华人民共和国国家工商行政管理总局商标局注册,如LOGO( )、皮书、Pishu、经济蓝皮书、社会蓝皮书等。"皮书系列"图书的注册商标专用权及封面设计、版式设计的著作权均为社会科学文献出版社所有。未经社会科学文献出版社书面授权许可,任何使用与"皮书系列"图书注册商标、封面设计、版式设计相同或者近似的文字、图形或其组合的行为均系侵权行为。

经作者授权,本书的专有出版权及信息网络传播权等为社会科学文献出版社享有。未经社会科学文献出版社书面授权许可,任何就本书内容的复制、发行或以数字形式进行网络传播的行为均系侵权行为。

社会科学文献出版社将通过法律途径追究上述侵权行为的法律责任,维护自身合法权益。

欢迎社会各界人士对侵犯社会科学文献出版社上述权利的侵权行为进行举报。电话:010-59367121,电子邮箱:fawubu@ssap.cn。

社会科学文献出版社